LA
FIÈVRE PUERPÉRALE

ET LES

ORGANISMES INFÉRIEURS

PATHOGÉNIE ET THÉRAPEUTIQUE

DES ACCIDENTS INFECTIEUX DES SUITES DE COUCHES

PAR

Le Dr J. Amédée DOLÉRIS,

Ancien interne des hôpitaux de Paris,
Ancien interne de la Maternité de l'hôpital Cochin,
Médaille de bronze de l'Assistance publique,
Membre de la Société anatomique.

Avec 3 planches comprenant 25 figures

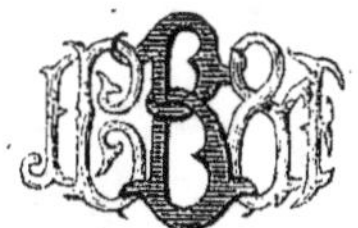

PARIS

LIBRAIRIE J.-B. BAILLIÈRE ET FILS

19, rue Hautefeuille près du boulevard Saint-Germain

1880

LA
FIÈVRE PUERPÉRALE

ET LES

ORGANISMES INFÉRIEURS

PATHOGÉNIE ET THÉRAPEUTIQUE

DES ACCIDENTS INFECTIEUX DES SUITES DE COUCHES

PAR

Le Dr J. Amédée DOLÉRIS,

Ancien interne des hôpitaux de Paris,
Ancien interne de la Maternité de l'hôpital Cochin,
Médaille de bronze de l'Assistance publique,
Membre de la Société anatomique.

Avec 3 planches comprenant 25 figures

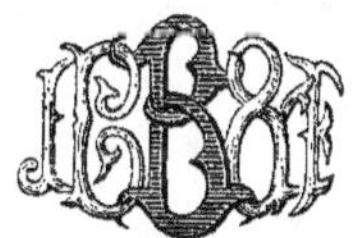

PARIS

LIBRAIRIE J.-B. BAILLIÈRE ET FILS

19, rue Hautefeuille près du boulevard Saint-Germain

1880

A M. PASTEUR

Membre de l'Institut,
Membre de l'Académie de médecine,
Grand officier de la Légion d'honneur.

En vous dédiant ce modeste essai, j'ai voulu, d'abord vous remercier des enseignements auxquels vous avez daigné m'initier, et vous prouver ensuite le respect et l'admiration que m'inspirent vos travaux, dont la science française s'énorgueillit et dont la médecine sera surtout fière lorsqu'après les avoir définitivement transportés dans son domaine elle en aura recueilli les fruits.

Mon travail contient sans doute des imperfections que vous apprécirez mieux que personne ; c'est un *essai* dans lequel il m'a fallu aller au devant de beaucoup d'objections, tenter des conciliations difficiles parfois, généraliser et souvent plus que je ne l'aurai désiré et risquer des interprétations que votre esprit rigoureux relégue parmi les choses inutiles pour ne compter qu'avec les faits.

J'espère néanmoins être resté dans les limites de la sagesse en faisant la part de la réalité et de l'hypothèse.

Je serai heureux que cet effort trouve grâce devant vous et que vous le considériez comme une preuve de la ferveur de votre disciple dévoué.

Je n'ai pas voulu m'inquiéter d'une *définition* ou d'une *dénomination* qu'il m'eût fallu discuter pour les rejeter ensuite peut-être. Je me serais trouvé dans l'embarras de celui qui n'a point de quoi remplacer ce qu'il a détruit.

On s'expliquera dès lors pourquoi j'ai usé sans distinction des termes qui s'appliquent en réalité à un ensemble bien connu quoique mal déterminé dans ses détails. Les mots de *fièvre puerpérale, typhus puerpéral, infection* ou *septicémie puerpérale, puerpérisme infectieux, accidents septiques ou infectieux des suites de couches*..... se retrouvent dans le cours de ce travail avec des applications identiques.

La division comporte deux parties ; l'une plus étendue que l'autre, et à laquelle j'ai donné tous mes soins *la pathogénie* ; l'autre qu'il m'a fallu abréger, et à laquelle je ne pouvais pas apporter beaucoup d'éléments nouveaux : la *thérapeutique.*

Les expériences ont été faites au laboratoire de M. Pasteur à l'Ecole normale, et au laboratoire de l'Hôtel-Dieu.

Je remercie MM. Chamberland et Roux de l'obligeance qu'ils ont montrée à mon égard en toute occasion.

Je remercie M. Bochefontaine de l'empressement avec lequel il a mis à ma disposition, les appareils et les animaux d'expérience qui m'ont été nécessaires.

Je remercie surtout M. Nocard, professeur d'obstétrique à l'école d'Alfort, de ses renseignements sur certaines questions de vétérinaire que j'ai eu occasion de mettre à profit dans mon travail, et de la générosité qu'il a mis à m'abandonner une partie de ses animaux d'*expérience*.

ESSAI

SUR LA

PATHOGÉNIE ET LA THÉRAPEUTIQUE

DES

ACCIDENTS INFECTIEUX

DES SUITES DE COUCHES

AVANT-PROPOS.

Au moment où semble se préparer une modification radicale dans la pathogénie de certaines maladies aiguës, en particulier de celles que l'on s'accorde à qualifier plus spécialement d'*infectieuses ;* au moment où en présence d'une doctrine nouvelle qui paraît destinée à changer bien des idées, où le monde médical se recueille indécis, partagé entre la foi et le doute, ma tentative d'*Essai sur la pathogénie des accidents infectieux des suites de couches* pourra paraître peut-être téméraire, mais non point prématurée, car elle a pour la précéder dans la voie scientifique moderne des travaux nombreux que la critique a définitivement consacrés.

Aujourd'hui que, pour beaucoup de médecins, pour les jeunes surtout, l'*étiologie*, la *nature* et la *thérapeutique* de bien des maladies sont, après de longs et infructueux efforts pour atteindre à la verité, tombées dans le domaine du scepticisme ou de l'indifférence, on pourra s'étonner que j'aie choisi pour texte de ce travail *la pathogénie et le traitement* d'une des affections dont justement la nature et la thérapeutique sont restées le plus obscures, malgré le nombre incalculable de travaux et de discussions qui encombrent la science à cet égard.

Le but que je m'étais proposé tout d'abord, il y a six ans déjà, alors que j'avais le bonheur d'être sous la direction de M. le professeur Depaul, était plus modeste et plus en harmonie avec les idées d'alors. J'avais eu l'occasion, durant mon externat à la clinique d'accouchements, de suivre attentivement un certain nombre de femmes atteintes de fièvre puerpérale, j'avais pu observer tous les degrés et toutes les formes de cette maladie, et, à l'aide du contrôle rigoureux de l'autopsie, j'avais pu consigner quelques remarques destinées à être mises à profit plus tard.

J'ai pu effectivement, pendant mon année d'internat à la maternité de l'hôpital Cochin et avec l'aide bienveillante de mon excellent maître, M. Lucas Championnière, reprendre la tâche que je m'étais assignée.

La première partie de mon travail avait été consacrée plus spécialement à des recherches anatomo-pathologiques, mais depuis, une nouvelle thérapeutique s'était implantée, et ses effets dévançant la démonstration de la doctrine qui lui avait donné naissance, venaient en sanctionner l'efficacité par d'éclatants succès dans la chirurgie. Je dois à

M. Championnière de précieuses notions et de judicieux conseils à l'endroit de cette doctrine, dont il s'est fait l'apôtre patient et dévoué. Je dois dire aussi que lorsque je pris une autre direction dans le but de rechercher la démonstration matérielle des termes du problème dont la solution paraissait si certaine ; lorsque je songeai à vérifier si les effets merveilleux de la méthode listérienne avaient leur raison d'être dans la suppression des organismes nuisibles de l'atmosphère, j'avais déjà la foi. Et, pourquoi ne l'avouerais-je pas ? La foi n'était venue qu'après le doute ; j'avais été incrédule et il m'était arrivé plus d'une fois de négliger quelqu'une des mille précautions que j'aurais volontiers taxées d'exagération ; mais je dois à la vérité d'affirmer que dans les rares cas où l'on voyait survenir un accident puerpéral même léger chez une accouchée, le plus souvent il était facile de remonter à la cause et l'on retrouvait toujours une négligence, une omission flagrante d'un ou plusieurs des détails ordinaires que M. Championnière apporte au soin de ses malades.

J'étais donc un adepte fervent et convaincu de la nouvelle doctrine, lorsque j'eus la bonne fortune de trouver dans l'illustre savant qui en est le père un maître aussi aimable que bienveillant.

C'est en pratiquant l'autopsie d'une femme morte dans le service de M. Hervieux, à la Maternité, vers le mois de mai, que je me trouvai pour la première fois en rapport avec M. Pasteur, qui cherchait à ce moment dans la culture des organismes de la fièvre puerpérale la solution d'une question soulevée à la tribune académique. Il m'engagea à entreprendre aussi l'étude de la question, ou de quelques-uns de ses côtés, persuadé qu'il était que la tâche était longue et difficile. Il m'offrit en même temps l'appui de ses précieux conseils.

J'ai donc pu fréquenter quelque temps le laboratoire de ce maître éminent, et puiser près de lui les quelques notions sans lesquelles toute recherche de ce genre m'était interdite, et quelque élémentaires que soient mes connaissances à l'égard d'une méthode dont la rigueur exige à chaque instant le concours d'une éducation chimique approfondie, j'ai pu néanmoins par l'imitation de sa pratique, par l'observation absolue des règles de sa technique, arriver à des résultats qui ne m'ont jamais laissé dans l'incertitude sur la constatation simple des faits.

Il s'agissait pour moi d'apporter quelque lumière à la question si controversée de la nature et de l'étiologie de la fièvre puerpérale. De longues années seront peut-être nécessaires à bien élucider le problème sous toutes ses faces et dans tous ses détails, mais j'ai pensé qu'il était utile de songer dès aujourd'hui à l'attaquer sur quelques-uns de ses points les plus accessibles à l'expérimentation directe.

D'après les conseils de M. Pasteur et sous son contrôle, j'ai entrepris d'abord l'étude des lochies au point de vue de l'existence des organismes plus ou moins en rapport avec les accidents de la fièvre puerpérale. J'en donnerai les résultats basés sur plus de cent observations,

J'ai été à l'affût de tous les cas de fièvre puerpérale qui pouvaient surgir dans les maternités et les services d'accouchements des hôpitaux. Je dois à l'obligeance de mes collègues d'internat d'avoir pu recueillir l'observation et faire l'autopsie d'un nombre assez considérable de cas de ce genre, malgré leur rareté relative, si on la compare à ce que c'était, il y a seulement cinq ou six ans.

C'est donc sur mes premières observations de 1874 à la

Clinique et sur celles de 1879 à Cochin, que sont basées les vues cliniques et anatomo-pathologiques du travail.

Quant à l'étude microbiologique, si je puis ainsi parler, elle s'applique à mes observations de Cochin et à quelques autres cas isolés, observés à la Charité, à l'hôpital Beaujon, à Lariboisière, à l'hôpital Tenon, dont l'étude a été faite au laboratoire de M. Pasteur; enfin à une série d'une dizaine de faits que j'ai pu recueillir cette année même à l'Hôtel-Dieu dans les différents services.

J'exposerai donc successivement ces résultats qui constituent à proprement parler le côté original de ce travail. Mais il me paraît bien difficile d'aborder tout d'abord et sans préambule une étude aussi spécialisée à l'heure qu'il est, sans la faire précéder d'une exposition sommaire du rôle des organismes dans la pathologie humaine, sans initier en quelque sorte le lecteur à cette science toute nouvelle qui née d'hier a donné déjà de si étonnants et de si merveilleux résultats. Je ne peux cependant pas faire l'histoire complète des travaux de Pasteur, qui résument à eux seuls tout ce qu'a fourni de réellement rigoureux et fécond l'étude des organismes inférieurs. Il me faudrait encore faire des excursions dans les travaux anglais et allemands pour fournir un historique irréprochable, et j'aurais à m'égarer dans une foule de travaux et d'expériences où les notions si importantes de la rigueur expérimentale sont méconnues absolument, où tout est superficiel, souvent rudimentaire pour vouloir être trop généralisé.

Je parlerai de l'influence des travaux anglais et allemands à cet égard, et j'aurai à constater que le scepticisme à l'endroit des travaux de Pasteur et de ceux de ses élèves qui suivent sa méthode est surtout le fait des innombrables erreurs nées de la précipitation et de la trop grande hâte à juger sur des apparences et à conclure d'après des études à peine ébauchées.

Mais je ne puis m'empêcher de croire que si la confiance de ceux-ci et leur désir immodéré de convaincre sans preuve suffisante, avec des apparences souvent trompeuses, sont pour beaucoup dans le délaissement de ce genre de recherches et le doute qu'elles inspirent, il en est d'autres, et c'est la grande majorité, qui n'éprouvent pas même le désir de se convaincre et qui condamnent en pleine ignorance de cause l'idée peut-être la plus féconde de notre époque.

Je me réserverai donc de présenter sous forme d'analyse comparée les considérations critiques que m'inspire l'appréciation des doctrines anciennes en regard de la théorie moderne, et je me contenterai de conseiller la lecture de trois ou quatre ouvrages où se trouvent contenus les principes de la théorie de Pasteur :

Une excellente revue critique sur ce sujet, qui a pour auteur mon excellent ami, M. Charles Talamon, en cours de publication actuellement dans le journal la *Revue mensuelle* ;

Le remarquable article *Fermentations* du dictionnaire des sciences médicales, par M. Duclaux ;

Les livres mêmes du maître ; ses études sur la bière et sur les vers à soie dont la lecture, que rien ne peut remplacer, est d'un immense profit pour le médecin.

Le premier de ces écrits a l'avantage d'être un résumé concis, et d'une grande clarté, des travaux entrepris jusqu'à ce jour, et que sa brièveté relative recommande aux gens désireux d'être rapidement initiés.

PREMIÈRE PARTIE

Revue critique de l'histoire de la fièvre puerpérale.

Avant d'aborder le côté principal de la question, il me paraît utile d'envisager, sous forme de *revue critique*, l'état actuel de la science sur les maladies puerpérales infectieuses, en rappelant, au préalable, les principales doctrines qui ont régné à cet égard aux différentes époques et dans les différents pays.

Ceci me tiendra lieu d'historique. (Je ne saurais mieux faire que de renvoyer dès maintenant à la bibliographie très complète de M. Quinquaud (th. de 1872) pour de plus amples renseignements.)

La doctrine hippocratique de la rétention des lochies et de la décomposition des débris placentaires comme origine des accidents puerpéraux était le prélude bien évident des idées modernes. Elle se répéta de siècle en siècle. Winckel dans son Traité des maladies puerpérales (Berlin, 1869, p. 284, ch. VII) énumère d'après Eisenmann (1837) la liste des adeptes d'Hippocrate : Galien, Avicenne (1000), Eucarius, Rhodion (1532), Mercatus (1570), Victor Trincavellus (1597), Roderic à Castro (1603), Michœlis (1615), Sylvius, Rivarius (1625), Boerhaave (1629), Sennert (1631), Sydenham (1683), Stahl (1690), Heister (1711), Mauriceau (1712), Strother (1718). Fried. Hoffmann (1742), Burton (1751), Smellie (1762), Astruc, Fauvarcq (1765), Johnson (1769), et Tissot (1795).

A l'idée première, qui était uniquement une hypothèse étiologique hasardée; s'ajouta avec le progrès scientifique une conception pathogénique plus réelle, celle de la *putridité* : les matières retenues par le fait de l'inflammation ou du spasme des vaisseaux utérins pénétraient de proche en proche (*l'intérieur*) et les organes; il en résultait une fièvre putride.

La théorie des métastases laiteuses que nous attribuons en France à Puzos (1686) n'eut qu'une vogue relativement éphémère parmi les médecins, si on considère surtout les racines profondes qu'a prises dans le vulgaire cette doctrine du lait répandu soutenue en France par Lieutaud (1750), Sauvages (1740), Astruc, Levret (1766), Deleurye (1777), etc.

Si on veut bien réfléchir que toutes les notions qui ont eu cours durant le xviii° siècle sur les fièvres attribuaient aux conditions atmosphériques et aux émanations miasmatiques de l'air le rôle pathogénique principal, il sera bien aisé dès lors de reconnaître que lorsque Strother, en 1718, créa le mot de *fièvre puerpérale*, la pathogénie de la maladie y était implicitement contenue, aussi complète qu'on est arrivé à la concevoir à l'époque actuelle. En d'autres termes, l'auto-genèse (lochies) et l'hétérogenèse (miasmes aériens) de l'infection puerpérale (fièvre putride puerpérale) étaient désormais trouvées. (On verra plus tard ce qu'il faut entendre par ces mots.)

A partir de la deuxième moitié du xviii° siècle jusque

vers le milieu du dix-neuvième, trois doctrines se parta-
gent l'opinion.

L'une, qui était née avec les progrès de l'anatomie
pathologique, ne voulait voir dans la fièvre puerpérale
qu'une lésion ou un ensemble de lésions évoluant séparément. S'assimilant plus tard la théorie du *phlogistique*,
elle définit la maladie comme étant une inflammation ;
seulement les opinions se partagèrent sur la localisation.
La métrite, la métro-lymphangite, la phlébite, la péritonite
eurent leurs partisans. Clarke, en 1787, groupa ces altérations diverses dans une vue d'ensemble et essaya d'en
former le faisceau des désordres anatomiques de la fièvre
puerpérale. Son travail est déjà un très bon résumé
anatomo-pathologique des grosses lésions.

L'autre, conservant l'idée médicale dominante, consi-
déra surtout le caractère général et spécifique en quelque
sorte de la maladie ; elle continua la théorie de l'*entité*,
mais elle en varia la formule. C'est ainsi que la fièvre
puerpérale devint suivant les époques la fièvre gastro-
bilieuse ou la fièvre entéritique séreuse, etc., etc.

Les deux doctrines ne furent pas sans s'influencer réci-
proquement et, lorsqu'à partir de 1779, Johnston et
Hunter avec leur nombreux adeptes de tous les pays eurent
concentré (et cette opinion fut réellement dominante) toute
l'importance de l'affection dans la péritonite, Schönlein
(1832) et d'autres n'admirent cette façon de voir qu'en
cherchant à y ramener l'idée ancienne. Ils considérèrent à
la péritonite puerpérale une forme *septique*, une forme
éréthique, une forme *syncopale*, une forme *typhoïde*, etc.
Pour eux, la maladie variait d'aspect suivant le génie
épidémique : la lésion, la péritonite restant d'ailleurs
toujours identique.

Cependant une troisième doctrine s'était discrètement transmise, qui avait conservé pour objectif principal, sinon unique, l'utérus, en s'efforçant de relier entre elles les lésions qui avaient pour origine la métrite. Elle se résumait en 1854, dans le travail de Meckel, de la façon suivante : métrite du col caractérisée par des lésions inflammatoires avec suppuration, donnant, sous l'influence de la décomposition putride des lochies, naissance à la forme grave de la fièvre puerpérale ; propagation de l'inflammation aux annexes ; de là : lymphangite, phlébite ; généralisation plus grande encore : arthrites purulentes, suppuration des séreuses, infection purulente généralisée.

Le traité de Meckel que l'on peut considérer comme à peu près parfait, et encore aujourd'hui il serait bien difficile d'y ajouter quoi que ce soit de bien important en fait de lésions macroscopiques, tout en rassemblant les éléments épars de la doctrine qui considérait l'utérus comme le point de départ des autres lésions, ne fut qu'une synthèse puissante surtout étayée par deux séries de travaux : les uns purement *anatomiques*, les autres plutôt du domaine de la *pathologie générale*.

Il faut citer pour ceux de la première sorte : Dance (1824), de Baër, Luroth (1827), Tonnelé (1830), Danyau (1829), Mercier (1838), qui étudiaient les altérations de l'utérus, l'endométrite inflammatoire et gangréneuse (putrescencia uteri de de Baër) ; Delaroche (1783), Bichat, Gasc (1801), Laënnec (1802), Pinel (1803), Capuron (1810), Beaudelocque (1830), en France ; Burns, Armstrong, John Davy, Franck, Wentzel, Horn, Haless, Siebold Grof, etc., à l'étranger qui envisageaient plus particulièrement la *péritonite*, dont ils firent la lésion importante de la fièvre puerpérale.

Enfin, dans le second ordre de faits, ce furent les premières théories accréditées de l'infection purulente, ses lésions, ses causes et son mode de développement ; théories appuyées sur la notion des lésions locales primitives dans le système génital, et sur celles des lésions secondaires plus générales, issues de la résorption purulente.

La conception de Meckel était complète.

Je néglige à dessein la théorie nerveuse de Sindelin, Dugès (1824), et Winterberger (1830), inspirée à ses auteurs par les phénomènes ataxo-adynamiques fréquents de la maladie.

Quatre ans plus tard, au signal donné par Guérard, se déroulait à la tribune académique médicale française la célèbre discussion que tout le monde connaît et qui fournit à de nombreux savants l'occasion de déployer un véritable talent oratoire dans ce brillant tournoi qui n'occupa pas moins de dix longues séances.

Je renonce à donner ici une analyse des discours prononcés à cette occasion ; j'aurai à revenir souvent dans le courant de ce travail sur les idées qui furent émises.

Il me suffira pour l'instant de mettre en relief l'essence des doctrines qui eurent chacune leurs défenseurs.

La première, celle de la *localisation* mise en avant par l'école anatomique fut représentée par Bouillaud, Cruveilhier, Cazeaux, Jacquemier, Legroux, Velpeau, Piorry, etc.; mais bien des variations s'opérèrent dans les esprits au cours de la discussion, et lorsque Guérard, à la fin, résuma les opinions, la plupart de ceux qui primitivement étaient localisateurs purs avaient subi l'influence de Trousseau, et ils se rangèrent à l'avis que la fièvre puerpérale relevait de lésions primitives génitales, compliquées par la suite

de lésions secondaires générales, du fait de l'infection purulente. L'assimilation de l'utérus avec une plaie chirurgicale fut le résultat de ces deux ordres d'idées.

Cazeaux seul resta nettement localisateur.

La deuxième doctrine fut celle de l'essentialité. Dubois,
Depaul la défendirent énergiquement. La fièvre puerpérale analogue au typhus dépendait pour eux d'une influence
extérieure primitive, exerçant d'abord son action sur le
sang et frappant ensuite l'organisme aux points prédis-
posés tels que l'appareil génital, le péritoine, mais exerçant surtout une intoxication générale par typhisation du
milieu sanguin et réaction morbide des organes. La contagion de la maladie leur paraissait démontrée. Il y eut
aussi des partisans éloignés des deux doctrines principales.
Ainsi Beau croyait à une diathèse inflammatoire dépendant de l'altération du sang, et reprenait de la sorte l'idée
de Voillemier.

Piorry, tout en admettant la théorie de la plaie utérine
avec des phénomènes de résorption secondaire, n'était pas
loin d'admettre aussi un *virus contagieux*.

Hervez de Chégoin n'y voyait que deux formes différentes d'infection septique, originaires de l'utérus malade :
l'infection purulente (pyémie) et l'infectiou putride (septicémie).

Néanmoins, à mon sens, la conception de la fièvre puerpérale, telle qu'on la comprend aujourd'hui à peu près
partout, fut celle de Piorry, basée à la fois sur le triple
élément : *pyohémie, septicémie* et *virus transmissible*.

Des points obscurs restaient encore ; il eût fallu établir
bien nettement la relation entre l'endométrite et les lésions
générales. Les travaux de Nonat, Botrel, Tonnelé, Béhier,
Duplay, Moreau, Cazeaux, etc., sur la lymphangite et la

phlébite visaient surtout ce résultat en expliquant par la diffusion de l'inflammation la diversité des lésions et la variété de formes de la maladie qui en dépendait.

Si les localisateurs avaient serré d'assez près le mécanisme anatomique de la pathogénie des lésions, les essentialistes eurent, il faut le leur reconnaître hautement, un mérite dominant à mes yeux, celui de ne pas perdre de vue les faits inexplicables encore par la théorie adverse, et de mettre en avant avec une grande hardiesse l'idée de l'action extérieure du miasme, du virus transmissible, que la science d'aujourd'hui a simplement expliquée sans la modifier notablement. Sur l'essentialité jointe à la transmissibilité, il était facile d'asseoir la doctrine de la contagion et de l'épidémie.

L'École française n'eut guère de préoccupations, il faut bien le dire, du seul côté pratique de la question, et entraînée par la discussion théorique sur la nature de la maladie, elle oublia ou peu s'en faut d'étudier les moyens d'y soustraire les nouvelles accouchées en prévenant le développement du mal ou en le jugulant.

Les discours de Dubois et de Depaul, les thèses de M. Tarnier et de Lorain marquèrent seuls un progrès réel dans ce sens.

Depuis 1858, époque de cette mémorable discussion, peu de travaux ont paru sur la question, sinon des traités didactiques et quelques excellentes monographies, grâce auxquelles l'étude des lésions a été poussée encore plus avant et sur lesquelles je reviendrai plus tard.

Il est difficile de croire que sur le terrain de la pratique les opinions ne se soient pas modifiées. Tout est oscillation et doute quand il s'agit du salut des malades, de l'application d'un remède à un mal dont la nature est ignorée ou à peine soupçonnée. Ce doute, ces oscillations sont ceux de notre époque.

Un grand courant a fini quand même par dominer dans la science à l'endroit de la fièvre puerpérale. L'étude de la septicémie basée sur les phénomènes découverts par Simpson, Velpeau, Bilroth, Verneuil, etc., complétée par les connaissances modernes sur les lésions anatomiques dévoilées par le microscope, ont fait confondre la pathogénie des accidents puerpéraux avec celle des accidents infectieux des plaies.

D'autre part, la doctrine de l'essentialité sous sa forme ancienne, abandonnée généralement, tend à revêtir un aspect nouveau avec le progrès scientifique. J'essaierai de montrer plus tard comment l'accord est possible entre l'école essentialiste ancienne et l'école moderne.

Tandis qu'en France, la question de la fièvre puerpérale était pour ainsi dire restée dans le domaine de la doctrine pure, elle avait été transportée à l'étranger sur le terrain de la vraie pratique.

Il faut reconnaître que la discussion suscitée par Guérard, en 1858, avait eu pour point de départ des travaux étrangers surtout.

C'étaient d'abord une lettre du professeur Faye (de Norwège), sur le traitement de la fièvre puerpérale (31 juillet 1841), ensuite une lecture de M. Arneth, sur le procédé employé par M. Semmelweiss, pour empêcher la propagation de la fièvre puerpérale dans les salles de la Maternité de Vienne (7 janvier 1851)

Vers la même époque les ouvrages de Eisenmann (1837), Meckel (1854), Gilberschmidt (1859), avaient déjà fait jus-

tice des opinions de leurs prédécesseurs, telles que celle de
la rétention des lochies avec Stahl, Hoffmann et les noms
cités en commençant pour défenseurs ; celle de la métastase laiteuse soutenue par Willis (1662), qui l'avait puisée
dans les idées plus anciennes de Mercurialis, et adoptée
ensuite par Van-Swieten, Boldinger, Schmucker, Plenk,
Henkel, Krantz, Sachtleben, Roër, Fisher, Hecker, Wenzel, etc. (xvii° et xviii° siècle) ; celle des partisans de l'hu-
morisme (les liquidistes), qui à la suite de Autenrieth,
Schmidtmüller, Carus, Jœrg, etc..., masquaient sous une
nouvelle doctrine l'ancienne idée de la métastase du lait et
des lochies ; celle de l'essentialité avec Stoll et ses élèves ;
enfin celle de l'entérite admise d'abord par Eisenmann lui-
même, mais bien vite abandonnée, qui avait pour auteurs
Wetfort et Harless. Au milieu du xix° siècle, l'école anatomique et l'école essentialiste mitigée se partageaient l'o-
pinion. La première, née des idées de Plater (1602), avec
l'appui de Funken, Nœgele, Windish, Lunz, Franck,
Wenzel et Haless ; la deuxième était représentée par
Schönlein, fervent adepte des idées de Stoll, et les élèves
de ce dernier.

Depuis cette époque, il n'y a guère à signaler en Allemagne de modifications dans les opinions sur la fièvre puerpérale. Mais les travaux nombreux que suscitèrent les
épidémies dans les services de chirurgie, l'implantation
croissante de la doctrine de la septicémie, susceptible d'atteindre toutes sortes de plaies, et les écrits auxquels elle
donna lieu, avaient progressé fortement et avaient en
même temps préparé l'avènement de la même idée dans
l'obstétrique.

C'était donc une opinion presque absolument établie
que la fièvre puerpérale des nouvelles accouchées ne dif-

férait pas des accidents chirurgicaux des plaies, lorsqu'eut lieu en 1878 la réunion du Comité de la fièvre puerpérale, nommé par la Société obstétricale de Berlin. Un rapport fut publié (in Zeitschrift für Geburtshülfe und Gynäkologie) et adressé à l'autorité compétente ; j'y reviendrai.

Quant à la thérapeutique et à la prophylaxie, elle avait été établie d'après les indications précises de Semmelweiss, sur lesquelles j'aurai à m'étendre à propos de la deuxième partie de ce travail. Il faut bien dire que malgré leur caractère rationnel, ces pratiques de propreté et de surveillance spéciale des nouvelles accouchées, aussi bien que de ceux qui les approchaient, étaient insuffisantes et leur apparente inutilité les fit tomber relativement en désuétude.

C'est un peu ce qui est arrivé à la chirurgie durant la même époque, lorsque les topiques antiseptiques connus, ne pouvant prévaloir contre l'infection et la mortalité dans les hôpitaux restant effrayante, les chirurgiens songèrent à abandonnerle couteau dans l'espoir de supprimer l'infection de la plaie en supprimant la plaie elle-même.

Mais il est incontestable que la préoccupation dominante en Allemagne, comme en Angleterre, resta celle de la prophylaxie. Boëhr, Leyden, Hildebrandt, Winckel, en ont indiqué et méthodisé les préceptes.

J'aurais à établir de la même façon la marche des idées en Angleterre : je ne m'y arrêterai que très peu, car j'ai déjà cité bien des noms attachés aux anciennes théories. Qu'il me suffise de rappeler ceux de Sydenham, Boerhaave, Smellie, à propos de celle des lochies anormales ; Hufeland, pour les métastases laiteuses. Mais la doctrine qui régna le plus longtemps dans ce pays, fut celle de l'essentialité de la fièvre puerpérale, que Millar, Manning, Buttler, Cooper et Denman considéraient comme une fièvre *gastrique bilieuse*, tandis que Jenner, White, etc., la rapportaient à une *entérite séreuse* fébrile.

Les anatomistes eurent leur tour et essayèrent de faire prévaloir la doctrine des localisations. R. Lee fut au début un fervent de cette manière de voir.

Malgré tout, l'idée dominante reste toujours celle de l'essentialité, liée elle-même à celle de la *contagion*. Car, tandis qu'en France, malgré le nombre et l'autorité des travaux étrangers, malgré les observations si frappantes pourtant, apportées par M. Depaul à l'Académie, malgré les importants écrits de MM. Tarnier et Lorain, on doutait, comme on continue peut-être à douter encore, de la contagiosité de l'infection, la question de nature mise un peu de côté était primée en Angleterre par tout ce qui touchait à la prophylaxie et à la thérapeutique de la maladie ; Gordon, Armstrong, Gooch, Ramsbotham, Holmes surtout et bien d'autres encore établirent et soutinrent successivement la doctrine de la contagion. Les relations de l'érysipèle avec la fièvre puerpérale, l'affinité de cette dernière maladie avec d'autres accidents septiques devenait une notion courante.

Etat actuel de la science.

Où en sommes-nous aujourd'hui des traditions du passé et comment les accorder avec les doctrines nouvelles? Tel est l'intéressant problème que je me propose d'étudier dans une revue rapide de l'état scientifique en France et à l'étranger sur la fièvre puerpérale.

Maladie essentielle, entité morbide, ou bien infection pyohémique et septicémique, la fièvre puerpérale, je ne vois aucune difficulté à employer ce terme, est, dans l'acception la plus complète du mot, une *intoxication*. Cette opinion est générale, elle ne compte pas aujourd'hui un seul adversaire. Les localisateurs les plus convaincus ont renoncé depuis longtemps à considérer dans la maladie la *lésion* seule.

La lésion n'est pour eux qu'un phénomène *nécessaire* : nécessaire, lorsqu'elle est primitive, comme la *plaie utérine*, pour donner *accès au poison* ou lui fournir un foyer de développement ; nécessaire, lorsqu'elle est secondaire, comme les métastases organiques, qui ne sont que l'effet de l'introduction du poison dans l'économie ; nécessaire, lorsqu'elle est intermédiaire, si je puis ainsi dire, comme la phlébite, la lymphangite, qui ne sont que les traces du passage de la substance toxique, de l'élément septique quel qu'il soit, et qui lui servent de portes d'entrée dans l'organisme.

La question se limite donc pour eux à l'infection par la plaie ; la condition *sine qua non* de la *toxémie* c'est une surface cruentée analogue, identique même à celle d'un traumatisme chirurgical : pas de *plaie*, pas d'*infection*. Je n'insiste pas pour l'instant sur ce que cette doctrine a d'exagéré, car elle laisse en dehors bien des faits de valeur incontestable, tels que la transmission de l'infection au fœtus, les cas d'infection avant l'accouchement, et ceux encore plus merveilleux en apparence, mais susceptibles de la même explication, de contamination en dehors de l'état puerpéral.

Dans les limites où ceux que j'appellerai les localisateurs modernes l'ont renfermée, la théorie exclusive de la septicémie d'origine utérine n'en reste pas moins la formule la plus générale et la plus fréquemment applicable aux accidents puerpéraux. Son histoire, ses particularités étiologiques ou anatomiques sont intimement liées à l'*histoire de la septicémie chirurgicale*.

En France, c'est une notion bien établie aujourd'hui que la nouvelle accouchée est dans le même cas qu'un blessé, avec cette circonstance défavorable que la *plaie*, plaie utérine, est d'une susceptibilité spéciale et qu'elle est peu *accessible aux pansements* usités pour les plaies. Par sa nature, sa situation profonde, l'impossibilité de sa détersion rapide et complète, la plaie utérine est dans le cas d'un traumatisme profond, cavitaire, et, pour l'une comme pour l'autre, les dangers de septicémie résultant du séjour et du contact prolongé de liquides altérés existent au même titre.

La phlébite et la lymphangite existent chirurgicalement et obstétricalement pour les mêmes motifs. Les lésions des lymphatiques utérins sont en connexion intime avec les lésions des séreuses voisines et des ganglions correspondants, comme la plaie septique, si minime soit-elle, est en relation non équivoque avec la lymphangite, l'érysipèle, le phlegmon diffus qui en sont parfois la conséquence.

La phlébite introduit dans le sang des éléments morbides, qui vont porter à distance le germe de désordres appelés *métastatiques*, et qui, d'habitude, se cantonnent dans les viscères ; le cas est commun à la métrite puerpérale et à la plaie chirurgicale.

De nombreux travaux ont établi ces faits, il n'y a plus à les mettre en doute ; il me faudrait citer des centaines de noms pour faire connaître tous les auteurs qui ont contribué à consolider définitivement la doctrine de l'assimilation complète de la plaie de l'utérus à un traumatisme vulgaire.

Je tiens à rappeler uniquement les recherches récentes qui ont établi le rôle respectif des veines et des lymphatiques, c'est-à-dire de la phlébite et de la lymphangite dans la pathogénie des lésions secondaires.

M. Lucas-Championnière, reprenant les anciennes idées de certains maîtres de l'école anatomique, a tenté, fort heureusement, d'ailleurs, de mettre surtout en relief le rôle de la lymphangite et de relier à l'inflammation des vaisseaux séreux les lésions des tissus appartenant au même système anatomique, c'est-à-dire la péritonite, l'adénite, qui devient, d'après lui, le point de départ de la plupart des phlegmons interstitiels du bassin. Cette solidarité aurait certainement pu être étendue à d'autres séreuses, telles que la plèvre et les synoviales, dont l'inflammation est fréquente, mais dont à la vérité il est difficile de montrer la connexion anatomique avec les parties du système primitivement affectées.

Je citerai encore le mémoire de M. Siredey (1875), qui résume la question d'une façon satisfaisante et qui est un plaidoyer convaincant en faveur de l'absolue similitude entre l'infection puerpérale et l'infection chirurgicale. Hormis ses vues exclusives, qui n'accordent aucune place à des modes d'intoxication autres que par la plaie utérine, l'opinion de M. Siredey est celle de la plupart des accoucheurs. Je rappelle aussi les travaux de MM. Quinquaud, d'Espine, Fiouppe et Bodé.

Cliniquement, il y aurait lieu de distinguer, a-t-on dit aussi, entre la lymphangite et son cortège de lésions secondaires, d'une part, et la phlébite avec ses altérations propres, plus tardives d'autre part.

Il y a dans cette vue un fait vrai, incontestable, mais la différence clinique ne s'affirme nettement, il faut bien le reconnaître aussi, que dans des cas typiques assez rares ; souvent les lésions se complètent les unes par les autres, et, par-dessus tout, il faut bien observer que, d'une façon générale, c'est la lymphangite qui est la plus fréquente, tandis que la phlébite, longtemps confondue avec elle, est la plus rare, sauf dans certaines épidémies, où elle a paru être, au contraire, la lésion dominante. Tous ces faits sont passibles d'explications, que j'essaierai de donner bientôt. Mais un grand point domine toutes ces considérations, c'est la question de savoir quel est l'élément d'où procède l'infection.

Car il n'est pas admissible qu'une plaie dépourvue d'une substance septique, à l'abri d'un contagium quelconque, puisse être l'origine d'une intoxication. C'est presque un axiome pathologique, que je ne m'attacherai pas à discuter, que certaines plaies sont susceptibles d'amener la septicémie, tandis que la plupart restent de bonne nature et sont d'un effet nul sur l'organisme. On pourrait dire d'une autre façon : qu'il y a des plaies qui deviennent des maladies (Leçons générales, septicémie), tandis que les autres restent uniquement des plaies (Lésion locale).

Quel est l'agent septique ? Est-ce le pus, est-ce l'air, est-ce un gaz extérieur ou développé dans la plaie ? Est-ce un contagium visible ou invisible, susceptible d'analyse, ou bien de nature mystérieuse et devant échapper à toute sorte d'investigation ?

Voilà l'état du problème pour ce qui concerne l'*agent* septique. Beaucoup de médecins, et je devrais dire la plupart des médecins, se contentent d'une idée vague sur la nature du poison ; ils y croient, ils s'en préservent ou le combattent de leur mieux : voilà leur rôle unique. Je suis loin de prétendre que ce ne soit là déjà le commencement de la véritable sagesse en présence de l'ignorance absolue où l'on est de la nature de l'ennemi ; mais il y a une sagesse au-dessus de celle-là, c'est celle qui *s'efforce de bien connaître le mal pour le mieux combattre.*

Un deuxième point, qui est en quelque sorte le complément du premier, est la question de savoir si l'infection est transmissible, et cette vue embrasse toutes les considérations sur l'étiologie accidentelle de la contagion, ses divers modes et les conditions qui la favorisent, la retardent ou l'empêchent de se produire. J'en ferai l'objet d'un chapitre à part.

Auparavant il n'est pas sans importance de montrer que l'unanimité est à peu près complète sur les éléments principaux de la doctrine, dans le monde savant étranger.

En Allemagne, Winkel, dans l'édition de 1873 de son Traité, établit la doctrine qui, comme je viens de le dire, règne en France aujourd'hui.

Les accidents puerpéraux des femmes en couches (*fièvre maligne des accouchées*), dit le comité de la fièvre puerpérale de Berlin en 1877, sont dus à l'absorption par les vaisseaux lymphatiques et sanguins des matériaux septiques engendrés dans l'utérus par la décomposition putride. Lorsqu'une quantité notable est absorbée, il y a empoisonnement de tout l'organisme. Les auteurs du rapport sont les hommes les plus remarquables qui représentent l'obstétrique en Allemagne aujourd'hui, Underhill, Schröder, Fasbender, Martin et Löhlein.

En Amérique, la même opinion règne sans conteste. Il suffit de lire les comptes rendus de la Société d'obstétrique de Philadelphie et les nombreux travaux qui sont annuellement publiés dans ce pays de progrès pour s'en convaincre. J'aurai à revenir sur un grand nombre d'entre eux.

En Belgique, en Italie, même accord. La consécration de la doctrine pathogénique y est au moins aussi en honneur qu'en France, et la méthode prophylactique aussi bien que le traitement antiseptique y sont appliqués avec une rare sollicitude. (Lire les Bulletins de l'académie de Belgique, 1878, et les nos 5 et 6 de la Rivista clinica di Bologna, mai et juin 1878.)

En Danemark, en Suisse, les savants sont d'un avis semblable. (Voir Prophylaxie de la fièvre puerpérale. Warming Hospital's-tidende, 1877. — Soc. méd. de Zurich, avril 1876.— Corresp. Blatt für schweiz. Aertze, oct. 1876. Mesures prophylactiques pour combattre la propagation de la fièvre puerpérale.)

Mais c'est en Angleterre que l'esprit pratique des médecins de cette nation s'est surtout pénétré de la doctrine de l'infection, C'est là qu'est née la véritable méthode antiseptique, c'est de là qu'elle a rayonné sur toute l'Europe. Ses applications premières ont été d'abord transportées dans le domaine de la chirurgie, mais elles n'ont pas tardé à s'étendre à l'obstétrique. Elles étaient basées sur une idée d'origine française, celle du rôle des germes animés de l'atmosphère. S'emparant de la théorie féconde de Pasteur, Lister a, par le résultat de sa thérapeutique, devancé en quelque sorte la démonstration complète de la réalité d'une doctrine qui tend à pénétrer de jour en jour plus avant dans la science.

Dans une séance de la Société obstétricale de Dublin (1878), à propos d'un mémoire de sir Jos. Johnston, sur la forme rémittente de la septicémie puerpérale, les docteurs Atthill, M. Clintock, Macan, Grimshaw furent d'accord pour admettre que la fièvre puerpérale n'est qu'une septicémie ayant sa source dans *l'ichorrémie.* Il suffit de lire le remarquable discours prononcé à l'ouverture de la Société d'obstétrique de Londres, par Priestley, en 1876, pour voir à quel point cette conviction s'est emparée de l'esprit des accoucheurs anglais.

Malgré cette presque unanimité, il reste encore des partisans de l'essentialité, mais leur nombre diminue de jour en jour. M. Hervieux, qui a défendu cette thèse, dans son livre sur la fièvre puerpérale, et mon excellent maître, M. Depaul, pensent qu'il y a autre chose qu'une septicémie d'origine locale dans les accidents puerpéraux. Quant à la doctrine de la source extérieure du germe morbide, elle est liée à l'idée même de l'essentialité ; seulement la formule en est vague : *miasme, émanation, encombrement,* sont des termes qui ont besoin d'une détermination précise. Je suis donc obligé maintenant d'envisager de plus près cet élément primordial de la pathogénie de l'infection puerpérale : la nature du poison. Il faut rechercher le corps du délit, le *materies morbi*.

De la nature du germe morbide dans les accidents puerpéraux.

En s'efforçant de démontrer l'existence d'une fièvre puerpérale, les anciens partisans de l'essentialité ont eu peut-être tort en ce sens qu'ils faisaient de l'infection puerpérale une entité morbide unique, tout en lui reconnaissant cependant des modalités diverses ; mais il faut avouer qu'ils avaient conçu plus exactement le phénomène, qu'ils avaient mieux saisi les grandes lignes de la question et s'étaient montrés certainement plus pathologistes dans le sens général du mot que ceux qui s'en tenaient à la lésion et se montraient satisfaits par la constatation d'une métrite, d'une phlébite, d'une salpingite, d'une lymphangite, etc.

Ceux qui ont confondu les accidents puerpéraux avec les accidents des plaies ont établi un fait qui doit être considéré comme vrai, et cet essai de généralisation, basé sur la dialectique des faits les moins contestables, n'a cependant simplifié la question qu'en établissant que la solution de l'une entraînerait fatalement la solution de l'autre. L'inconvénient de la doctrine essentialiste était de s'en tenir, je l'ai déjà dit, à des idées vagues sur la pathogénie réelle, tandis que la démonstration de la lésion, rendue palpable, nette, évidente par les localisateurs, restait inattaquable.

Il ne s'agissait dès lors que d'établir le mécanisme physiologique de l'infection partant de la plaie ; c'est ce à quoi ces derniers ont tendu, c'est ce qui les a rapprochés de la doctrine adverse. En effet, les essentialistes veulent une fièvre spéciale qui résume tout, englobe tout, tient sous sa dépendance des lésions variées ; qui, différente suivant des conditions ignorées, dans son intensité, sa marche, ses localisations, et semblable en cela à la fièvre catarrhale, ce protée d'une école jadis brillante, emprunte suivant le génie épidémique une forme spéciale à l'évolution symptomatique. La pneumonie, la pleurésie, la métrite, la péritonite, la lymphangite, ne sont plus que des sièges d'élection morbide, variables suivant les épidémies ; l'étiquette *puerpérale* complète, en la spécialisant, la détermination du mal. Et dans une autre forme, la plus foudroyante de toutes, les lésions disparaissent, l'autopsie est muette. Discutons donc les principes de cette idée avec leurs auteurs.

Dans quel milieu s'est opérée la lutte du principe morbide et du principe vital ? Dans le sang, disent-ils. Est-ce donc le sang qui, subissant un trouble profond dans sa composition, a spontanément engendré le germe délétère dont le seul effet peut s'arrêter à la dyscrasie spéciale et entraîner la mort sans lésion ? Quel est donc ce produit de nature mystérieuse, solide, liquide ou gazeux qui naît d'un phénomène de décomposition inconnu et circule dans le sang, dans les organes pour y porter la mort dans un délai souvent rapide ? Les auteurs de cette théorie, qui rappelle tout l'ancien échafaudage des liquidistes et la doctrine ancienne de l'altération du sang par la bile, l'atrabile, etc., admettent-ils une prédisposition première, subjective, une détermination *spontanée* du sang à se vicier, en raison des modifications que ce liquide subit pendant la gestation ? Ou bien, comme ces auteurs, vont-ils jusqu'à admettre l'influence atmosphérique, les variations de température, la direction des courants, l'état hygrométrique ou électrique de l'air, etc. ?

Assurément, cette idée n'a jamais suffi aux pathologistes, car elle rendrait compte tout au plus de l'épidémicité, de la multiplicité des cas; mais resterait à expliquer la *contagion*. Or, la contagion n'est pas niable, je me hâte de l'ajouter, et les essentialistes ne la nient pas.

Or, les médecins du xvii° et du xviii° siècle, Huxham (De aere et de morbis epidemicis), Sydenham, Stoll, etc., n'ont pas réussi à se satisfaire de la théorie de la *spontanéité* des maladies, et c'est à tort, je crois, qu'on leur prête cette idée. Les mots de *miasme*, d'influence de l'air vicié, et bien des corollaires de ces prémisses, tels que l'*agglomération*, l'*encombrement* qui expriment uniquement la condensation du génie morbide, répondent pour eux.

Pour eux sûrement la maladie a une origine première dans un germe extérieur. Ce germe est dans le milieu ; quel est-il ? Voilà l'inconnu, jusqu'alors impalpable, invisible, hors de l'atteinte de l'analyse, mais à coup sûr il existe, puisqu'il se concentre pour agir, avec plus de véhémence, dans le milieu vicié, puisqu'il se régénère et se transporte de ce milieu dans un milieu sain.

A moins d'une contradiction flagrante, les partisans de la fièvre puerpérale essentielle ne pouvaient admettre la contagion sans admettre le principe transmissible et la nature extérieure de la cause.

Tous ont conçu l'idée du contage qui conduit inévitablement à celle de son existence nécessaire en dehors de l'économie. Le germe morbide est donc extérieur : voilà le premier fait réel.

Voici le second. Dans quelles circonstances, dans quels milieux, de quelle façon agit-il ? Son action locale s'exerce en un point quelconque de l'économie qu'il peut atteindre ; son influence générale s'exerce sur les milieux liquides, lymphe et sang. Voilà la réponse qu'il est permis de supposer exacte dès maintenant, et que pas un essentialiste ne pourrait contester.

Que sera le sang par rapport au principe morbide ? N'en sera-t-il que le véhicule qui le transportera tel quel dans l'économie ? Ou bien, sous l'influence de ce principe, le sang subira-t-il une transformation, secondaire celle-là, et de l'altération secondaire du sang, modifié par le germe primitivement extérieur et désormais disparu, va-t-il se produire un nouveau principe morbide, engendré par la décomposition même du fluide sanguin ? Cette interprétation a été tentée. Elle ne paraît pas acceptable.

Que ce soit le principe primitif introduit dans le sang ou le principe secondaire résultant de sa décomposition, il importe peu du moment que le premier est indispensable au second. Je ne puis voir là-dedans que deux hypothèses dont l'une est commandée impérieusement par l'éclatante lumière des faits, celle du germe extérieur ; et dont la seconde est plutôt issue du désir d'accorder à l'organisme vivant un rôle qui se trouverait effacé par l'exclusivisme de la première.

Il n'en serait pas de même si les essentialistes n'admettaient pas le miasme *contagieux*, car ils pourraient affirmer que, l'influence extérieure étant d'ordre immatériel ou nulle, la formation du principe morbide par altération du sang est faite de toutes pièces par le milieu organique, par l'économie elle-même.

Ceci me ramènerait à une autre conception, la *sponta-néité* des maladies ; je ne m'arrêterai pas longtemps à cette discussion plus obscure, plus inutile encore.

Car alors on se demande si la première fièvre puerpé-rale ayant surgi spontanément et ayant produit le *contage* par son fait, il est utile que cette spontanéité reparaisse pour chaque cas, et cela revient à discuter en bloc l'*origine* spontanée de toutes les maladies contagieuses.

Je laisse aux métaphysiciens le soin de démontrer que les maladies ou les conditions génératrices des maladies, le *germe* ce qui revient au même, furent créées en même temps que la matière ; mais puisqu'une fois admise, cette explication devient inutile par la suite, pourquoi faire in-tervenir de nouveau la spontanéité de la maladie dans chaque cas particulier ? Ou bien, en d'autres termes, puis-que la première femme qui fut atteinte de fièvre puerpé-rale engendra le germe puerpéral et le reproduisit, que ce germe nous suffise : il vit, il est susceptible de reproduc-tion, nous le voyons certes éclater dans ses effets, sévir ici ou là, et s'éteindre en apparence pour reparaître plus loin avec une nouvelle intensité. Et si maintenant on me l'ac-corde, ce qui ne peut faire l'objet d'un doute, matériel et vivant, la question qui se pose, c'est de le démontrer sous une des formes quelconques que peut revêtir la matière : solide, liquide ou gazeuse. Une fois démontré, la réconci-liation sera faite entre la fièvre puerpérale d'hier et l'infec-tion puerpérale d'aujourd'hui qu'un rien séparait. Le *miasme*, la cause mystérieuse devient un *germe vivant*, susceptible de se reproduire ; partant, la *contagion* n'est plus que le transport de ce germe d'un individu à un autre et l'*épidémie* ne représente plus que la multiplicité de la contagion.

En dehors de l'idée du *germe vivant*, il ne reste plus que trois manières de voir sur la valeur desquelles je laisse à chacun le soin de prononcer :

1° M. Pidoux a dit : « La condition essentielle de la maladie, c'est la *spontanéité* et l'autonomie inséparables. La *maladie naît de nous et en nous.*

Chauffard a fait du *germe la représentation virtuelle non d'un être mais d'un mode ; germe d'un nouveau genre, destiné à rester sans analogue dans l'ensemble des faits scientifiques....* » Qu'on lise son discours prononcé à l'Académie dans la séance du 29 mai 1877, et que pour mon compte je renonce à commenter. Qu'on essaie de saisir une idée, une notion nettement exprimée, raisonnablement interprétée du *germe morbide* dans les paroles du dernier apôtre de la spontanéité. Quant à moi, je ne saurais y parvenir et M. Gueneau de Mussy, à la séance suivante, dans une réponse spirituelle, fit victorieusement justice de ces idées qui se dérobaient derrière des formules vagues et insaisissables.

J'admets que l'on invoque une intervention surnaturelle dans la production des phénomènes et de la maladie tout aussi bien ; mais, qu'on s'efforce par des ambiguïtés incompréhensibles de faire concorder les faits d'observation, parce qu'on ne peut en nier la rigueur, avec une doctrine aussi absolue, et cela en torturant les mots, les faits et la logique, voilà ce qui est au moins inutile; autant vaut s'en tenir à l'*indifférence*.

2° D'autres pensent que le *doute* perpétuel et l'abstention définitive dans la recherche des causes, autorisés en apparence par l'inanité des résultats, doivent dominer la science et la médecine en particulier ; c'est encore une manière de voir que je ne saurais partager,

Le scepticisme en médecine, ce scepticisme qui renonce à expliquer quoi que ce soit, laisse la conscience fort à l'aise assurément, mais il n'est guère consolant, si l'on songe que la lumière des conditions étiologiques des maladies est seule de nature à éclairer rationnellement la thérapeutique, unique but de la médecine.

3° Enfin si, pour certains, l'affection puerpérale a pour cause, pour élément pathologique, un *miasme*, un *génie*, un je ne sais quoi d'inconnu, mystérieux et terrible à la fois, auquel nous ne pouvons nous soustraire parce que nous ne le connaissons pas, qu'on nous dise ce qu'est le *miasme*, qu'on le définisse : l'esprit ne saurait se satisfaire d'un terme aussi vague.

Et puisque de ces trois doctrines : la *spontanéité*, le *scepticisme indifférent*, le *miasme*, rien ne ressort de clair, de net, de satisfaisant, pourquoi ne pas se laisser convaincre par l'éloquence des faits ?

Le germe vivant, dont le rôle est aujourd'hui démontré, ne réalise-t-il pas merveilleusement les conditions multiples du problème de la pathogénie ?

De l'influence de la doctrine de Pasteur sur la pathogénie des maladies transmissibles.

Tant que l'on ignora la cause véritable des fermentations on crut à une détermination toute spontanée des matières en décomposition, de même que la spontanéité des maladies était rapportée à l'organisme lui-même. Néanmoins il était difficile d'expliquer de la sorte l'*épidémicité et la contagiosité* de certaines d'entre elles. Or les faits étaient trop nombreux pour que l'on songeât à mettre en doute la transmissibilité de ces affections aussi bien dans l'espèce humaine que chez les espèces animales. Aussi l'influence atmosphérique, l'air vicié, l'encombrement furent-ils longtemps le thème unique sur lequel se fondèrent les idées de miasmes, de contages etc., nécessaires pour expliquer les phénomènes observés. L'inoculation positive du produit pathologique des plus contagieuses de ces maladies, de la variole, la rage, la morve etc, démontra en même temps que l'affection reproduisait, régénérait dans l'organisme de l'animal inoculé un *contage*, un virus qui était aussi apte que le premier à la transmettre de nouveau.

Le livre de M. Chauveau ne laissait aucun doute à cet égard et montrait le rôle prépondérant des éléments solides

des virus dans la transmission de la maladie mais il n'expliquait pas la régénération du germe. Lorsque en 1857 Pasteur eut découvert un nouveau genre d'expérimentations et ouvert une voie nouvelle à la chimie en isolant le ferment lactique et montré que ce ferment était *vivant*, ce fut un trait de lumière dont l'éclat ne fit qu'augmenter à partir de cette époque.

La découverte du rôle des *infiniment petits* dans la circulation de la vie, dans le mécanisme des transformations incessantes de la matière : telle est l'œuvre de Pasteur.

Mais ce n'est pas seulement la matière morte qui est atteinte par ces myriades d'êtres microscopiques qui nous entourent ; la matière vivante devient aussi sa proie lorsqu'elle se trouve dans des conditions spéciales de passivité ou d'infériorité qui amènent son défaut de résistance.

Après avoir élucidé le rôle des ferments organisés des fermentations lactique, alcoolique, butyrique, acétique ; après avoir mis au clair la pathologie des liquides précieux nécessaires à l'alimentation de l'homme, tels que le vin et la bière ; après avoir démontré le mécanisme de la décomposition de la matière organique, de la putréfaction, et prouvé par des expériences célèbres que la génération spontanée des êtres n'existe pas, mais que l'air, l'eau, la terre sont les grands réceptacles des agents de la fermentation, Pasteur aborda l'étude des maladies du règne animal. Son livre sur la pébrine et la flacherie des vers à soie est un précieux document dont la lecture est féconde en enseignements pour le médecin. Pasteur a dans ce remarquable ouvrage établi sans contredit, la formule réelle de la contagion, de l'épidémie, et d'une forme de l'hérédité morbide. En substituant à des idées obscures à des termes vagues, la simplicité du fait observé jusque dans son extrême limite, il sauvait en même temps une industrie.

Ses différents travaux sur le charbon, la fermentation de l'urine, la septicémie, la suppuration et tout récemment encore sur le choléra des poules et la fièvre purpérale, ne sont que de brillantes étapes d'un progrès scientifique auquel la sûreté de la méthode et la solidité du point de départ (c'est surtout cela qu'il ne faut pas oublier) assurent une marche certaine.

C'est la rigueur de la méthode qui a permis à Pasteur de maintenir inébranlable un édifice que n'ont cessé de miner des adversaires beaucoup moins soucieux de la vérité que du triomphe d'une doctrine philosophique, ou des savants trompés par des apparences et dont Pasteur n'a cessé de rectifier les erreurs expérimentales.

Découvrir le germe de toute maladie transmissible, l'isoler, l'étudier, l'expérimenter, et tout cela à l'abri des causes innombrables de nature à troubler le résultat de semblables recherches, tel était le problème qui semblait devoir se poser tout naturellement au monde médical après les dernières études de Pasteur; je parle de celles qui datent déjà de plusieurs années. Le vaste champ des maladies contagieuses s'offrait à défricher. La médecine française a craint d'aborder la tâche; c'est à peine si on compte quelques travaux insignifiants sur la septicémie, encore sont-ils conçus avec l'ignorance absolue des conditions élémentaires de l'expérimentation dont le maître avait tracé l'exemple ; et tandis que Pasteur poursuit avec une sage lenteur des recherches longues et de plus en plus complexes, tandis que quelques jeunes savants, à peine, se succèdent autour de lui, l'Allemagne, l'Angleterre ont saisi ardemment la doctrine, elles s'en sont emparées. La graine française a fructifié sur le sol étranger, mélangée parfois, il est vrai, de l'ivraie de l'erreur, mais, elle a prospéré néanmoins et aujourd'hui on peut dire que des notions encore douteuses pour les plus enthousiastes et les plus jeunes des savants français sont courantes ailleurs. Elles sont dans la langue, elles sont dans les livres. Que les résultats aient tort ou raison, ces doctrines ont une origine sûre et il était au moins utile de les contrôler avant de les condamner ou de les admettre. Le manque de rigueur dans les procédés expérimentaux pouvait laisser des doutes sur les découvertes des savants étrangers dans ces questions délicates, car les Allemands, les Anglais ont marché avec une rapidité vertigineuse, si bien qu'on pourrait croire qu'ils sont déjà revenus de cette rapide incursion dans le domaine nouveau des fermentations morbides.

J'ai déjà insisté suffisamment sur les périls d'une semblable précipitation.

Et cependant il semble qu'on veuille faire un crime au savant français, dont les travaux lents, mais sûrs ont résisté à vingt-cinq années de contradictions, d'être en retard sur nos voisins dans la voie des découvertes qu'il a ouverte le premier. Le critérium de la valeur de la doctrine des germes vivants paraît être, pour beaucoup de gens, dans la démonstration du ferment de toutes les maladies infectieuses ou contagieuses.

La rage, la peste, le choléra, le typhus, la morve, la fièvre typhoide, les fièvres éruptives, la diphthérie, etc., devraient, à les entendre être déjà connus dans leur élément étiologique organisé..., le terrain de la pathogénie générale devrait être déblayé, les mystères de la cause morbide, élucidés, la science, en un mot, devrait être subitement inondée de la lumière de la vérité. A cette condition seulement ils consentiraient peut-être à croire à la doctrine.

Les Allemands ont déjà tout fait, tout vu ; les vibrions, les bactéries, les micrococcus ont été dessinés, décrits, classés morphologiquement et physiologiquement, à ce qu'on dit. Et alors surgit une nouvelle objection : si l'organisme existe partout, s'il a la même apparence, son rôle est nul, ce n'est plus qu'un accessoire banal qui n'explique rien.

C'est ainsi que de la précipitation et du manque de solidité dans la démonstration est né le doute.

Ce n'est pas à dire que beaucoup de bonnes choses ne soient sorties de ces recherches, mais il leur manque bien évidemment la consécration du temps et du contrôle, par la méthode sévère de Pasteur, la seule incontestable dans ses résultats.

Tels qu'ils sont ces travaux sont à citer à côté des découvertes du maître français; j'y joindrai le nom des savants de notre pays qui ont contribué à l'éclaircissement de quelques questions relatives aux maladies infectieuses. Cela donne déjà une idée de l'importance de la doctrine des germes vivants.

Dans l'étiologie *du charbon* : Pollender, Brauell, Delafond, Davaine, Sanson, Boulley, Collin, Koch.

— *De la fièvre typhoïde*, Tigri, Cose et Feltz, Hallier.

— *De la typhose du cheval* ; Signol, Megnin.

— *Du cow-pox et de la variole* : Keber, Hallier, Zürn, Cohn, Weigert.

— *Du typhus récurrent* : Obermeyer, Lebert.

— *De la diphthérie* : Œrtel, Buhl, Hueter, Tredelenburg, Nassiloff, Eberth, Hueter, Thommasi, Burdon-Sanderson.

— *De la fièvre intermittente* : Burdon-Sanderson.

— *De l'endocardite ulcéreuse* : Heiberg, Maïer, Gerber, Birsh-Hirchfel.

— *De la pneumo-entérite infectieuse du porc* (Rouget) : Klein.

— *Du choléra des poules* : Perroncito, Megnin. Toussaint, etc., etc.

Quoique les microbes générateurs de ces maladies paraissent se ressembler morphologiquement, ils ne restent pas moins distincts les uns des autres par la spécificité de leur action. Beaucoup d'entre eux sont expérimentalement inoculables à des animaux d'espèce différente et tous reproduisent sur les individus de l'espèce à laquelle ils sont spéciaux la maladie primitive.

Du rôle des microbes dans l'infection puerpérale.

Il est juste de reconnaître que la préoccupation de la recherche des causes de la maladie date déjà d'un certain temps. Lorsqu'il fut à peu près établi que la fièvre des femmes en couches et la fièvre des blessés relevaient d'une origine identique, on s'inquiéta de dégager nettement l'élément pathogénique primitif, et naturellement on le rechercha au niveau de la plaie elle-même.

Il y a dix ans environ que *Mayrhofer*, s'appuyant sur ce fait que les lochies des femmes en couches malades offraient tous les caractères de la putridité, y découvrit, par des recherches multipliées, le *corpus delicti*, le vibrion, qui d'après lui devait être l'agent de l'intoxication. Il se convainquit par un certain nombre d'expériences sur les lapins que l'altération produite par les organismes se répétait expérimentalement, et allait même jusqu'à faire périr les animaux en expérience.

Il poussa plus loin ses recherches, et faisant reproduire le vibrion dans une solution ammoniacale, il pratiqua de nouvelles inoculations, qui toutes ou à peu près furent positives.

Recklinghausen, mais surtout Waldeyer, firent faire un

nouveau pas à la question, en démontrant l'existence d'organismes dans les liquides morbides des malades qui succombaient.

Ils décrivirent la bactérie *moniliforme* dans les exsudats péritonéaux, pleurétiques et péricardiques. Presque en même temps en France (1872), M. D'Espine répétait les essais de Mayrhofer, au moyen des lochies injectées à des animaux. M. Quinquaud, qui dans une thèse remarquable sur le puerpérisme infectieux a touché le caractère réel de la maladie par plus d'un côté, inocula de même des lochies fétides à des chattes, à des lapins et à des cobayes ; les résultats ne furent pas douteux, les écoulements putrides des femmes malades amenaient la mort avec un cortège de lésions se rapportant à merveille à la septicémie vulgaire.

Mais la plaie n'étant protégée par rien contre l'air extérieur, il était naturel de prévoir que la première objection à faire à ces expériences était justement celle qui leur fut opposée : La bactérie existe, leur dit-on, elle est incontestable ; les germes sont partout, ils pénètrent de tout côté ; il n'est donc pas étonnant qu'il s'en rencontre dans un foyer de décomposition, qui d'ailleurs paraît être un milieu favorable à leur développement ; mais conclure de sa présence à son action nocive, c'est dépasser les limites du raisonnement scientifique. Il faudrait tout au moins la montrer, dans les milieux vivants de l'économie, accomplissant son œuvre délétère.

L'opinion des auteurs que je viens de citer n'était pas à vrai dire une pure induction, car s'ils avaient été amenés à accorder une certaine valeur dans la pathogénie des accidents, à la présence des organismes dans les lochies, c'est parce que l'écoulement des femmes bien portantes sur lesquelles ils avaient procédé à un examen du même genre n'en contenait précisément pas. Orth, en 1873 étudia Bonn une épidémie de fièvre puerpérale et arriva à découvrir dans quelques cas seulement, il est vrai, que le sang des malades contenait des organismes. Les liquides purulents du péritoine, des lymphatiques, des plèvres dans certaines occasions lui démontrèrent également l'existence d'un microbe, que, je ne sais vraiment pour quelle raison, il s'attache à spécialiser d'une façon insistante.

Il fait remarquer à plusieurs reprises que le germe animé de la fièvre puerpérale est un *micrococcus*, organisé tantôt en points globulaires mouvants, isolés, tantôt accouplés en nombre indéfini, de façon à constituer des chapelets dont il donne une description avec des figures à l'appui. — Il ne saurait admettre la présence des bactéries cylindriques dit-il, et si par hasard il en est parfois apparu dans ses préparations, c'est qu'elles venaient de l'extérieur. —On s'étonne vraiment, lorsqu'on sait que ses études consistaient en de longs examens sous une simple lamelle, de trouver Orth si exigeant sur un point aussi délicat. J'aurai à revenir longuement là-dessus plus tard.— Quoi qu'il en soit, l'auteur eut le mérite de mettre la question plus en relief qu'elle ne l'avait encore été. — Si la plupart de ses examens du sang pendant la vie avaient été négatifs, il faut bien reconnaître que le soin qu'il avait mis à le recueillir, de même que les autres liquides, tout de suite après la mort, donnent une valeur réelle à ses autres observations. Mais on aurait tort de supposer que le problème fût résolu ; à peine était-on en droit de le poser même, si l'on songe à la méthode défectueuse qui fut employée, et sur laquelle pourtant on fondait des conclusions.

Je dois ajouter en outre que Orth se livra à des expériences assez décisives, mais en très petit nombre. — L'injection dans le péritoine de deux lapins, de quantités fort minimes de l'exsudat péritonéal, recueilli à l'autopsie détermina la suppuration, et l'on retrouva en même temps des micrococcus dans le cœur et les gros vaisseaux. — Ce fut tout le travail de Orth.

Heiberg, de Christiania, fit des expériences analogues, et déjà il fondait sur leurs résultats une théorie complète de la septicémie. Son travail est de la même époque (1873), et passible des mêmes reproches que celui de Orth.

En 1876, Haussmann, de Berlin, expérimenta sur des lapines les effets d'injections septiques dans le vagin et l'utérus. Il choisit des animaux après le part et d'autres en dehors de la parturition. Chez les premières, les résultats furent positifs et révélèrent, sur les lésions observées, le mécanisme grossier de l'infection, tandis que chez les autres, l'injection n'eut point d'effet positif, grâce à l'intétégrité du tapis épithélial de la muqueuse. Mais si, chez ces dernières, on venait à léser la surface extérieure du vagin, l'infection se produirait comme chez les premières. Ce sont là des faits fort intéressants, sans doute, mais auxquels il eût fallu l'appui de la méthode rigoureuse. L'injection de matières putrides, sang, tissus, organes en décomposition, ne prouvait quoi que ce soit qu'en faveur de la septicémie, or il fallait justement démontrer que c'était la septicémie qui se produisait chez la femme infectée, *isoler l'organisme* suspect et l'expérimenter ensuite : c'est ce que j'ai fait dans quelques essais pour reproduire chez des animaux les lésions du puerpérisme infectieux. J'en rendrai compte tout au long dans un paragraphe spécial.

La même année (1876), M. Spillmann présenta à la Société médicale de Nancy, des préparations de sang pris a l'autopsie, sur une femme morte de fièvre puerpérale dans le service de M. le professeur Stoltz. Ce sang, qui fut par la suite expérimenté par M. le professeur Engel, contenait de petits bâtonnets mouvants, de véritables bactéries. Afin que l'on ne pût supposer que le développement de ces organismes était postérieur à la mort, M. Spillmann pratiqua avec le même soin des recherches semblables sur d'autres cadavres, 24 à 36 heures après le décès, sans rencontrer trace des mêmes éléments.

Je dois encore citer l'édition du Traité de Winckel, paru à la même époque, dans lequel l'opinion de la nature parasitaire des maladies infectieuses des nouvelles accouchées se trouve mentionné.

En 1876, Kehrer étudia en particulier les lochies des malades, et reproduisit en partie les idées émises autrefois par Mayrhofer, et Carl Rokitanski jun. qui en 1874 s'était livré aux mêmes recherches.

Hugh Miller, d'Edimbourg, reprit la question deux années plus tard, en novembre 1878, et son opinion sur le rôle des bactéries et des vibrions, dans la décomposition des lochies, diffère peu de celle de ses prédécesseurs.

Ce fut l'année dernière seulement qu'au cours d'une discussion nouvelle, portée à l'Académie, sur l'infection purulente et la septicémie, Pasteur parla pour la première fois du microbe puerpéral, qu'il avait eu l'occasion de voir une seule fois.

Son opinion n'était pas fixée encore, et c'est dans le courant de l'année 1879, et du commencement de 1880, que de nouvelles recherches auxquelles j'ai pris quelque part, (je le remercie d'avoir bien voulu en informer l'Académie), lui ont permis d'en exposer tout récemment le résultat devant cette Société savante. M. Feltz pensait avoir aussi découvert le microbe puerpéral : M. Pasteur qui a contrôlé ses expériences a pu le convaincre qu'il y avait eu une erreur grossière de commise, car l'organisme de l'envoi de M. Feltz était la bactéridie charbonneuse comme les expériences l'ont prouvé.

Je signalerai encore la thèse d'agrégation de M. le docteur Raymond (1880), où l'auteur a réservé une place à la théorie du rôle des microbes, à laquelle M. Pasteur a en la complaisance de l'initier. Ce travail d'ensemble sur la *puerpéralité* ne juge nullement la question ; cette réserve était nécessairement commandée par le genre surtout critique de l'ouvrage.

Je dois à mon tour m'expliquer sur la nature de mes recherches et détailler les points les plus saillants des résultats que j'en ai obtenus.

L'infection puerpérale, tout le prouve, est une infection qui n'emprunte rien de spécial à l'état particulier des nouvelles accouchées, si ce n'est qu'elle est plus ou moins liée à l'affaiblissement que la parturition entraîne, et qu'elle trouve dans la diminution de la résistance aux agents morbides une condition favorable à sa production.

Les accouchées sont des blessées, et elles sont en outre des blessées à part : l'hémorrhagie, la nature du traumatisme, le choc nerveux, l'épuisement dû au travail, joints à l'hypoglobulie et à des circonstances spéciales tenant à d'autres modifications du sang aussi bien qu'à celles des tissus eux-mêmes, constituent le premier groupe de conditions prédiposantes générales. La nature de la plaie, sa situation profonde, l'existence de matières en voie de désintégration ou de décomposition : caduque, caillots sanguins ; la rétention assez fréquente de débris placentaires qui ajoute encore des matériaux morts à ceux qui existent déjà dans la cavité utérine ; la production de plaies extérieures, à la vulve ou à l'entrée du vagin, plaies exposées au premier chef et difficile, à garantir du contact des germes extérieurs ou des liquides intérieurs qui recelaient ces germes avant même l'accouchement ; les contusions profondes des tissus mous environnant le canal vagino-utérin qui déterminent des processus nécrobiotiques ou compromettent notablement la vitalité de ces tissus ; l'existence de nombreux méats vasculaires ouverts à la surface de la matrice ; le rôle énergique des vaisseaux absorbants qui commence après l'accouchement et d'où dépend la *restitutio ad integrum* de l'utérus, telles sont les circonstances qui constituent le deuxième groupe des causes prédisposantes *locales*.

Cela ne veut pas dire que toujours et en toute situation l'infection procède des lésions locales, de la plaie ; ce serait méconnaître les notions pathogéniques générales les plus incontestables ; mais à coup sûr les cas de l'infection par l'utérus, de la septicémie d'origine utérine, sont les plus fréquemment observés.

Quelles sont les conditions immédiates de l'infection ?

L'observation les a admirablement établies en ce qui concerne la question du moment de sa production. Mais il est important de les envisager à un point de vue plus scientifique, plus intime s'il est possible. J'y arriverai et je parlerai alors des conceptions nouvelles auxquelles certains savants sont arrivés sur l'inflammation et sur les infarctus métastatiques.

Pour l'instant il m'importe de donner brièvement à entendre ce qui ressortira nettement plus tard des faits que je vais exposer.

Je ne pense pas, ai-je déjà dit, que la septicémie d'origine *utérine* soit la seule modalité de l'infection.

Je suis en mesure de démontrer que cette modalité est cependant la plus fréquente, et que ce n'est qu'exceptionnellement, dans les milieux contaminés à l'excès que l'infection peut se produire par d'autres voies.

L'infection n'est pas toujours identique. Ses variétés relèvent de plusieurs conditions dont les principales sont: le degré de résistance et la qualité du terrain (sujet) ; le soin que l'on apporte à augmenter d'une part cette résistance, à modifier la qualité du terrain, ou à combattre la cause (thérapeutique) ; par dessus tout la nature de la cause elle-même, la nature du germe morbide.

Comme on le voit j'accorde une influence prépondérante à la différence étiologique, à la variété spéciale du *germe*.

S'ensuit-il que je me croie autorisé dès maintenant à hasarder le démembrement de cette entité immense et à établir une classification nouvelle sur les bases de l'ancienne conception pathologique de l'infection puerpérale ? Oui et non. M. Pasteur l'a dit, guidé qu'il était par les faits d'observation positive : la maladie est complexe comme les causes qui lui donnent naissance. Dès lors songer à tout découvrir du premier coup serait le fait d'une présomption inexcusable. Mais il n'en est pas moins vrai que le nombre des matériaux que j'ai rassemblés, quoique insuffisant pour tout expliquer, est très respectable déjà, et le soin et la persévérance que j'ai mis à en tirer le plus grand parti possible n'ont pas laissé que de me donner des résultats féconds. Ce sont ces résultats dont je ne craindrai pas de tirer des conclusions qui me paraissent certaines. Leur certitude est, pour moi, un encouragement à persévérer dans la voie de ces recherches.

Je le répète néanmoins, beaucoup de faits restent et doivent rester en dehors : c'est une puissante raison pour attendre du temps et des nouvelles expériences la sanction des premiers et la lumière sur les autres.

Je dirai que de toutes les observations qui font la base de ce travail et des expérimentations que j'ai établies sur ces observations, un fait non douteux se dégage : c'est la *présence et l'action des organismes inférieurs*. D'accord en cela avec les travailleurs qui m'ont précédé, je peux affirmer que le germe morbide de *la maladie*, toujours présent, ici ou là, chez la femme malade, manque toujours chez la femme bien portante ; que ce germe est un organisme vivant susceptible de reproduction dans des conditions non équivoques de rigueur expérimentale, et capable de reproduire à peu près constamment des lésions en rapport avec les phénomènes observés chez les malades qui le recelaient ; que le germe morbide diffère suivant les différentes formes de la maladie, dans une certaine mesure, et j'ajouterai suivant les lésions de la maladie, ce qui me paraît plus exact.

Ainsi le pus contient toujours un organisme défini ou, si l'on veut, une forme déterminée d'organisme : c'est le micrococcus en couple. Il peut contenir d'autres formes si ce phénomène est lié à un problème non encore élucidé dont l'importance est pour moi secondaire, puisque je veux m'attacher surtout, ici, à démontrer que l'infection, d'origine extérieure toujours, a toujours pour cause un microbe vivant.

Certainement pour que rien ne laissât à désirer, il faudrait faire de chacun de ces microbes, ou de ce microbe unique susceptible de variations morphologiques, l'*histoire naturelle* complète ; éclaircir les particularités de leur existence, des conditions qui leur sont favorables ou qui leur nuisent, les détails de leurs transformations suivant leur milieu de culture en dehors de l'organisme et dans l'organisme ; la nature des lésions qn'ils font subir aux tissus qu'ils attaquent, celle des réactions et des décompositions auxquelles ils donnent lieu, etc., etc. Mais ce serait là une œuvre immense qu'il restera à compléter. J'ai dû décliner la compétence du rôle de naturaliste et de chimiste. J'ai noté les gros faits, j'ai consigné aussi judicieusement qu'il m'a été possible les circonstances intéressantes qui m'ont frappé dans le cours de mes recherches ; ce sont tout autant de jalons, de points de repère, dont l'utilité sera peut-être appréciée et qui ont, en tout cas, le mérite de caractériser suffisamment, pour l'heure, chacun des petits organismes dont j'ai maintenant à étudier le rôle.

Du milieu. — Les organismes vivants de l'air et des salles d'accouchement.

L'air est le grand véhicule, et le plus important à mon pointde vue, qui charrie, transporte et conserve les germes de toute sorte, en particulier ceux qui dans les salles des services de chirurgie et des maternités sont les générateurs des infections multiples qui s'y observent.

Leur nombre et leur variété est considérable, mais assurément ces circonstances diffèrent suivant les lieux, le temps, et les conditions plus ou moins favorables à leur développement.

Je n'ai pas fait d'expériences à cet égard, quoique cela m'eût été cependant facile ; voici pourquoi. Des analyses comparatives de l'air d'un milieu vicié avec celui d'un milieu plus sain ou tout fait pur établiraient necessairement le plus ou moins de dangers que l'abondance plus ou moins grande de germes y crée, c'est vrai ; mais voici les objections que des résultats absolus basés sur de pareilles expérimentations suscitent dès l'abord.

En premier lieu, il est tout à fait vraisemblable que la composition de l'air d'une salle diffère notablement aux différents moments de la journée, par exemple lorsque l'atmosphère est calme et reposée ou lorsqu'elle est agitée par un courant. On sait aussi que le balayage, le nettoyage des meubles et des tentures, mettent en mouvement les particules les plus ténues, les germes par conséquent, attachées au sol, aux murs, aux rideaux, etc. : à ce moment l'air fourmille d'organismes ; de nombreuses expériences le démontrent. Je **ne** citerai que les travaux de **Chalvet** et de Réveil (1863), Lemaire (1867), de Ranse (1868-69), Quinquaud (1872), ceux plus récents de M. Perrin, qui tous concluent à la présence constante de vibrions, de bactéries, de micrococcus de toute sorte dans les salles d'hôpitaux.

Le maximum de danger paraît donc devoir exister à ce moment; mais comment le constater? L'effet des microbes n'est pas immédiat, à supposer qu'ils puissent arriver au contact des points dénués d'une protection suffisante, plaie, vagin, poumon, etc. La période d'incubation que subissent les contages avant que la réaction de l'organisme ne se révèle est très variable. Leur action locale est impossible à constater immédiatement, dès qu'elle s'accuse. Donc là rien de certain.

Rien de certain, je me trompe, car on sait fort bien que dans des circonstances opposées les dangers diminuent ou cessent complètement.

Je rappellerai brièvement l'expérience de Tyndall, un adversaire autrefois de la théorie de Pasteur; elle est suffisamment détaillée dans l'article de M. Duclaux que j'ai déjà signalé. Cette expérience démontre que lorsque l'air est au repos, les particules animées ou inanimées tendent à se déposer sur les parois de l'appareil fermé dont Tyndall s'est servi, et une matière fermentescible ou susceptible de décomposition, qui au début de l'opération (c'est-à-dire lorsque les germes n'étaient pas immobilisés sur les parois enduites de glycérine) entrait en fermentation immédiate, restait intacte dans la seconde partie de l'expérience, c'est-à-dire après l'immobilisation des germes.

Pasteur, L. Joubert, avaient déjà en 1860 demontré les variations obtenues dans ce genre d'expérimentations, et établi de la façon suivante la différence de composition de l'air : « L'air ordinaire ne renferme que ça et là, dans aucune continuité, les conditions de l'existence première des générations dites spontanées. Ici il y a des germes ; à côté il n'y en a pas ; plus loin il y en a de différents. Il y en a peu ou beaucoup selon les localités. La pluie en diminue le nombre. Pendant l'été après une série de beaux jours il y en a considérablement. Là où il y a un grand calme prolongé de l'atmosphère les germes sont tout à fait absents et la putréfaction n'existe pas, du moins pour les liquides sur lesquels j'ai opéré. » Je ne puis résister au désir de citer encore quelques expériences pour répondre d'avance à l'idée de certains médecins qui opposent à la théorie des germes et de l'action nuisible de certains d'entre eux une fin de non-recevoir basée sur ce que ces germes existent partout. Je cite textuellement l'excellent résumé que donne de ces faits M. Ch. Talamon, dans la revue dont j'ai déjà recommandé la lecture : « Sur vingt ballons contenant une matière fermentescible et préparés par Pasteur suivant la méthode, ouverts en pleine campagne, huit seulement ont renfermé des produits organisés. Sur vingt ballons ouverts dans le Jura, cinq en contenaient. Enfin sur vingt ballons semblables remplis au Montauvert près de la mer de glace, *un seul* a été altéré. Donc à mesure qu'on s'élève, le nombre des germes en suspension diminue; ainsi on voit aussi que même dans les plaines les germes ne sont pas répandus uniformément partout, puisque sur vingt ballons douze n'ont présenté aucune trace d'être organisé.

D'autre part on peut comparer l'abondance du même germe dans des localités voisines, en étudiant l'altération d'un même liquide exposé simultanément à l'action de l'air pris dans ces différentes localités. Voici une des expériences de Pasteur à ce sujet. « On ouvre et on referme trente ballons contenant du *moût* conservé depuis la dernière récolte, — dix au fond du jardin de l'école normale, dix sur le pallier des appartements du deuxième étage, dix dans la salle principale du laboratoire dont les poussières du plancher ont été soulevées et agitées par le balayage de la pièce. — Au bout de vingt jours, des dix ballons du jardin, un seul était altéré ; des dix ballons de l'intérieur de l'école, quatre étaient altérés ; les dix ballons du laboratoire étaient tous altérés. »

Je signale, dans cette expérience, le fait du balayage et l'importance du lieu. Il est bien certain qu'il y a une comparaison à établir entre une salle d'hôpital et un laboratoire de culture comme celui de M. Pasteur. Dans l'un comme dans l'autre de ces endroits les organismes abondent.

Quant à l'altitude et à son influence, elle est d'une application bien connue dans certains cantons de la Suisse, à ce que j'ai entendu raconter par un médecin distingué de ce pays en présence de M. Lucas-Championnière. Les habitants de la vallée sont dans la coutume de transporter à une certaine hauteur, sur le sommet des collines, les viandes dont ils veulent obtenir la conservation ; elles y sèchent sans se putréfier, tandis que dans la vallée elles se putréfient avec la plus grande rapidité.

En me livrant au laboratoire de l'Hôtel-Dieu à la composition des liquides qui devaient me servir de milieux de culture il m'est arrivé plusieurs fois, malgré mille précautions pour l'éviter, de constater que les ballons qui me servaient pour ces sortes d'opérations se troublaient souvent dès le lendemain, et j'y pouvais à l'aide du microscope découvrir des myriades d'organismes.

D'où venaient-ils? Assurément de l'air, puisque l'air seul avait eu accès dans les ballons, pendant un temps souvent très court, mais néanmoins suffisant pour l'introduction des organismes dont un seul était nécessaire pour en remplir le liquide.

J'ai voulu, en outre, me livrer à des expériences analogues à celles de Pasteur.

Dans la salle du laboratoire, je dispose en des endroits différents vingt cristallisoirs préalablement flambés à la flamme d'un bec de Bunsen et remplis, les uns d'urine neutre, les autres d'un liquide légèrement alcalin propre à la culture, préparé à l'avance par la méthode. J'en dépose en outre quatre dans une salle voisine et autant dans le cabinet du chef de laboratoire, pièce bien plus restreinte et où les germes avaient bien moins de chances de se rencontrer. Je les expose ainsi, librement, un matin, et deux heures après on pouvait voir dans ceux du laboratoire situés près du fourneau et de la fontaine, là où les allées et venues entretenaient un mouvement permanent de l'air, des corps extrêmement ténus déposés à la surface en assez grande quantité. Les liquides se troublèrent par la suite. Ils contenaient des germes abondants dans ces cristallisoirs; il y en avait très peu dans ceux qui étaient situés sur des tables placées dans un coin de la pièce, moins encore dans ceux de la salle voisine, tandis que ceux du cabinet en étaient exempts : personne n'y avait pénétré, l'atmosphère était calme, et aucun organisme ne s'était déposé, puisque l'air était pur ou à peu près.

Je renouvelle l'expérience le jour de grand nettoyage pendant que l'on secoue et que l'on balaie les poussières, les fenêtres étant largement ouvertes. L'air était souillé de mille corpuscules en suspension. Tous les cristallisoirs en moins d'un quart d'heure étaient recouverts d'une pellicule constituée par ces corpuscules, et aussi bien ceux du cabinet, cette fois, que ceux du laboratoire.

L'examen dans les deux cas m'a montré des monades agiles avec des vibrions vulgaires, mélangés de filaments végétaux de formes diverses et de grains irréguliers probablement inorganiques. Je plaçai les cristallisoirs, cinq à six heures à l'étuve, et je pus constater un développement déjà considérable d'organismes de toutes sortes: monades, vibrions, bactéries.

L'état hygrométrique de l'air et son renouvellement sont d'une importance capitale. Un air humide contient beaucoup moins d'organismes pendant que l'humidité persiste, mais il est bien à supposer que l'humidité étant très favorable à la multiplication des germes, lorsque l'échauffement de l'atmosphère l'a purgée de la vapeur d'eau qu'elle contenait, les microbes y abondent. Toutefois ceux-ci se sont déposés sur le plancher, sur les murs, les draperies, d'où ils ne sortiront que lorsqu'ils seront déplacés par une cause quelconque.

Le renouvellement de l'air, en chassant les germes en suspension dans l'intérieur des salles et en substituant un fluide pur à un fluide impur dans des proportions considérables, *dilue* pour ainsi dire ces germes et diminue dans quelque proportion les chances de contamination. En même temps l'afflux de l'oxygène rend le milieu plus impropre au développement des organismes les plus dangereux, de ceux que l'air tue et que Pasteur a appelé pour cette raison *anaérobies*. Ce sont eux qui attaquent les éléments carbonés des tissus et agissent souvent d'une manière foudroyante. Ils peuvent amener la mort en très peu de temps; ce sont les plus septiques parmi les microbes de la *septicité* ou, si l'on conteste la théorie de Pasteur, ce sont toujours ceux dont l'action se produit de la façon la plus rapide et la plus effrayante dans les milieux privés d'oxygène.

La nature anaérobie des organismes septiques est incontestablement démontrée pour certains, pour la plupart peut-être de ces microbes. Il faut néanmoins savoir que si cette circonstance est des plus favorables, elle est palliée par ce fait que les germes de ces mêmee anaérobies résistent à merveille à l'oxygène ; dès lors il suffira qu'ils trouvent un endroit, un milieu propre à leur développement, privé d'air par conséquent, pour qu'ils puissent pulluler et de là se répandre de proche en proche. Il n'en est pas moins vrai que leur reproduction, leur multiplication, qui n'est possible que lorsqu'ils sont à l'état adulte, ne peut se produire dans l'air.

Dans son remarquable article du dictionnaire encyclopédique, M. Bernheim cite néanmoins un fait dont il existe mille exemples analogues dans la chirurgie d'armée.

Pendant la guerre de 1870, une magnifique salle du palais des Ducs à Dijon, parfaitement aérée, récemment ventilée et nettoyée, fut disposée pour recevoir trente blessés dans un espace où quatre-vingt eussent facilement tenu. *Tous*, amputés et blessés, que leur blessure fût grave ou légère, moururent de septicémie. « Malgré l'aération permanente et l'acide phénique coulant à flots, la septicémie sévissait ; tout opéré était d'avance condamné à mort. » On apprit à ce moment que les blessés ennemis du combat de Nuits avaient séjourné quelques semaines dans le même local où ils avaient été décimés par la septicémie et, quoiqu'on eût évacué et changé la literie, le germe infectieux persistait.

M. Bernheim en conclut que le germe septique peut se multiplier dans l'air.

Je manque des éléments nécessaires pour juger ce cas qui se reproduit si souvent en de semblables circonstances, mais il peut se concilier parfaitement avec la théorie de Pasteur. Car M. Bernheim n'a pas constaté la multiplication des germes dans l'air, et il suffisait que ces germes y existassent en grande quantité pour qu'ils pussent facilement pénétrer les linges, les pièces de pansement, les aliments, les liquides, etc., et s'introduire dans l'organisme par des voies multiples. Là ils trouvaient des milieux appropriés à leur développement en raison surtout de leur extrême abondance.

Je termine sur ce sujet ; aussi bien ne l'ai-je exposé un peu longuement que parce qu'il me paraissait indispensable de faire ressortir les résultats d'expériences positives à mettre en opposition avec des objections qui sont sans cesse faites à tout propos à la théorie des germes, par ceux qui, ne s'étant pas donné la peine de l'étudier, n'en connaissent que fort peu de chose, dont ils font d'ailleurs bon marché au moyen de raisonnements cent fois répétés et cent fois démontrés faux.

Si donc l'atmosphère contient plus ou moins d'organismes vivants, « comment pourrait-il en être autrement puisque la décomposition de la matière et son retour à la vie par le fait des agents de la fermentation est la condition *sine qua non* de la vie même ? » Il est bien certain que là où les décompositions seront plus abondantes, là où, en d'autres termes, les germes trouveront plus de matériaux pour leur développement, là ils seront en plus grande abondance.

Peut-on douter qu'une salle d'autopsies, un amphithéâtre de dissection ne soient des milieux où la décomposition est en permanence? Il n'y a qu'à considérer la façon dont les cadavres se putréfient, surtout l'été. En quelques heures à peine l'œuvre de destruction est en pleine activité. Or je n'ai pas, je pense, à discuter ici que la putréfaction est impossible sans les germes ; la question a été discutée pendant des années, et il ne reste pas aujourd'hui un seul opposant sérieux à cette vérité mise en lumière par Pasteur.

Dans une salle d'hôpital, en particulier dans une salle d'accouchements, les matériaux de désorganisation abondent : crachats, pus, sang, urine, lochies, matières fécales, etc., etc., séjournent plus ou moins longtemps exposés à l'air et donnent asile à tous les germes, si déjà ces matières n'en contenaient pas, auquel cas la multiplication des organismes est d'autant plus assurée.

Les microbes aérobies préparent le terrain aux microbes anacrobies : c'est la loi, loi démontrée encore par Pasteur ; je ne puis y insister.

D'autre part, les linges souillés, les vêtements des médecins et des gens de service, les mains malpropres des uns et des autres servent de véhicule aux contages, et les entretiennent en permanence.

Dans les salles des maternités ou des services de chirurgie, il suffit d'assister une fois au pansement des nouvelles accouchées et des blessés pour être édifié à jamais sur les qualités du milieu aérien. Les linges, les compresses imbibés du pus des plaies ou des lochies, exposés pêle-mêle

avec les bandes et la charpie souillées ; les draps remplis
de caillots ayant séjourné dans l'utérus ou le vagin comme
cela arrive fréquemment chez les multipares et fréquemment aussi pour peu que le milieu soit riche en organismes,
ces caillots sont à demi putréfiés lorsqu'ils ne le sont pas
entièrement : tel est le spectacle auquel on assiste.

Or, on sait quel milieu de culture excellent est le sang
pour certains germes ; avec quelle facilité il se décompose
sous leur influence et acquiert les qualités septiques sur
lesquelles la plupart des expériences concernant la septicémie expérimentale ont été fondées. C'est de sang putréfié que l'on s'est servi.

A ce propos, il est un fait qui me paraît démontré, c'est
que si l'on ne rencontre pas toujours des microbes en circulation dans les vaisseaux sanguins, il n'en est pas de
même, lorsqu'une rupture s'étant produite, il y a eu
apoplexie dans l'épaisseur d'un tissu ou d'un organe ; les
germes s'y développent avec une rapidité extraordinaire.
Il est bien probable que le mouvement actif du liquide
sanguin, dans les vaisseaux pendant la vie, est la vraie
cause qui s'oppose à leur développement lorsqu'ils sont en
quantité modérée, et lorsqu'ils ne possèdent pas certaines
propriétés adhésives, bien définies par Kock, qui leur permettent en groupant, en agglutinant les globules sous
forme de pelotons, d'oblitérer quelques capillaires où ils
pourront désormais se multiplier en repos. Je reviendrai
plus tard sur cette circonstance, à propos des infarctus.

On peut donc dire que chaque goutte de sang, de pus, de
lait, d'urine, de tout liquide enfin provenant de l'utérus,
d'une plaie, d'une sécrétion, etc., peut devenir un véritable
nid à vibrions. Ces conditions sont réunies au maximum
dans les salles de chirurgie, et on se demandera d'abord

comment un blessé échappe à la septicémie. Mais qu'on réfléchisse un peu. Ici, que de différences aussi, au point de vue de la résistancce physiologique du sujet, de la situation de l'état de la plaie, de la facilité et de la fréquence des pansements, toujours bien faits ; sans compter l'action des topiques presque tous agissant pour immobiliser en la cautérisant la surface organique de la plaie ou pour détruire même les petits corpuscules vivants qui peuvent s'y trouver, en tout cas, par leur infiltration dans les tissus superficiels, pour mettre ces tissus dans la situation d'un milieu impropre à la culture des germes. A moins que ceux-ci ne soient très actifs ou très abondants, on voit que les *plaies simples*, compliquées même, traitées simplement, selon la méthode ordinaire de pansement par les injections, les topiques quels qu'ils soient, surtout s'ils sont acides ou spécialement antiseptiques, sont dans des conditions de protection relativement considérables. Il suffirait même, comme l'a fort bien dit Pasteur, d'eau bien aérée ou d'un courant d'air pur pour les mettre à l'abri des organismes dangereux : c'est ce qui explique le succès de la méthode des pansements à l'air libre.

Il n'y a pas de comparaison à établir entre ces plaies et les traumatismes anfractueux, profonds, où les liquides et le sang croupissent, qui sont difficilement accessibles aux topiques, tels que les plaies articulaires, les foyers de fracture ouverts, les plaies de l'abdomen, surtout si elles sont de quelque dimension. Pour celles-là il n'y a pas de milieu : ou les fermer avant l'introduction des organismes ou les purger soigneusement de leur présence ; encore ceci est-il presque impraticable. D'ailleurs la chirurgie moderne s'était, avant les méthodes nouvelles, attachée surtout à parer à ces inconvénients : les drainages profonds, les contr'ouvertures, etc., répondaient à quelques-unes des indications les plus formelles ; les ponctions, les aspirations, les incisions sous-cutanées avaient pour but de prévenir l'accès de l'élément nuisible dont on soupçonnait à peine la nature.

Je ne m'appesantirai pas plus longtemps sur ce thème, qui me fournirait matière à d'amples observations. Ce que j'ai dit avait pour unique but de m'amener à une comparaison fort exacte avec la situation de la plaie de l'accouchée que je ne saurais mieux assimiler qu'à une plaie chirurgicale anfractueuse, profonde, à un de ces traumatismes enfin auxquels je viens de faire allusion.

Avant d'entrer dans le cœur du sujet, je dirai que, si donc je n'ai pas cru indispensable de me livrer à des recherches spéciales sur la composition de l'air des salles des maternités, c'est que le résultat, quel qu'il ait pu être, il eût d'ailleurs été positif dans tous les cas, ne m'aurait rien appris, ne m'aurait rien révélé d'absolu, et en tout cas rien de plus certain que ce que j'ai pu constater par l'analyse des *lochies* que je me suis attaché à pratiquer d'une façon aussi irréprochable que possible. Ces analyses m'ont permis de saisir le microbe au moment où il était déjà établi dans la place, et j'ai pu comparer entre eux les résultats positifs de mes examens avec les résultats négatifs pour en tirer des conséquences intéressantes, je crois.

Des microbes dans les organes génitaux et dans les lochies.

Les plaies génitales consécutives à l'accouchement, je dis génitales, parce qu'en réalité elles peuvent occuper un des points quelconques de l'appareil génital en dehors de l'utérus, sont d'autant plus exposées à donner entrée aux germes qu'elles sont plus extérieures.

Il est bien connu que les éraillures ou les déchirures de la vulve, du périnée, les surfaces nécrobiosées qui recouvrent des contusions plus profondes des tissus, les déchirures du col utérin, la plaie placentaire enfin qui est le traumatisme constant, sont les conditions indispensables de la septicémie, conditions qui sont en rapport direct avec le nombre et l'importance de ces lésions ; toutes fournissent des liquides plastiques, sang, lymphe, éléments morphologiques, dans lesquels les organismes peuvent pulluler, et ils y pullulent d'autant mieux, que l'alcalinité de ces liquides est plus prononcée ; or, l'alcalinité est la règle dans les premiers jours qui suivent l'accouchement.

Une condition favorable et dont l'importance s'accuse surtout dans les milieux où les contages sont peu abondants, c'est celle qui ressort de la situation de ces traumatismes. Ils sont peu exposés, à moins qu'ils ne soient tout à fait extérieurs, ce qui les met dans le cas des plaies chirurgicales exposées ; mais les dangers ne sont pas de ce côté, car les lavages, les soins de propreté les plus vulgaires, à condition qu'ils soient maintenus assidûment, font justice des quelques germes qui ont pu avoir accès à l'entrée de la vulve.

Maintenant, que ces soins viennent à manquer, que les organismes soient en quantité considérable comme dans certains milieux, les conditions sont changées, car alors les germes s'introduisent dans le vagin, dans la cavité utérine, et là ils se multiplient tout à leur aise.

En l'absence donc d'une plaie extérieure, vulvaire, la protection naturelle du vagin par le fait de l'occlusion normale de ce conduit virtuel cède devant les dangers multipliés résultant du nombre considérable d'organismes que renfermerait un milieu infectant à un haut degré ; et, considération plus importante encore, c'est que ce conduit, favorisé tout à l'heure par la disposition de ses parois et l'occlusion naturelle de son orifice, va se trouver dans une situation exceptionnellement mauvaise une fois que son entrée est franchie. En effet, les germes anaérobies vont pouvoir s'y reproduire à l'abri de l'action de l'air, sans préjudice de certains autres organismes vulgaires de la putréfaction, qui peuvent vivre tout à la fois dans l'air et en dehors de l'air. L'action de ces derniers n'aurait donc qu'un avantage réel pour le développement des premiers, puisqu'ils s'empareraient de la petite quantité d'oxygène des tissus et des liquides ; les anaérobies y croîtront d'autant mieux.

Ce ne sont pas des hypothèses, mais bien des faits constatés et mis hors de doute par nombre d'expériences dues à Pasteur et répétées par d'autres, que je viens d'exposer ici. Ces circonstances ne sont-elles pas d'ailleurs en harmonie avec l'observation?

D'abord elles expliquent en même temps les dangers inhérents aux traumatismes chirurgicaux, comparables, comme situation, à la plaie utérine; elles font comprendre ensuite comment la fétidité des lochies, indice certain de la pénétration des germes, quels qu'ils soient, ne se produit que le deuxième ou le troisième jour, quelquefois même plus tard. Or, on sait bien que la putréfaction vient de l'utérus; les parties extérieures peuvent être nettes et souvent sans aucune odeur, tandis que s'il survient un écoulement à la suite d'une contraction de la matrice, par exemple, on constate facilement les caractères putrides de cet écoulement et on est frappé alors de l'odeur fétide, qui n'existait pas auparavant. Cette remarque est facile à faire sur des femmes malades, surtout si elles viennent d'être lavées.

Il faut donc un certain temps aux organismes pour arriver jusqu'à l'utérus.

Mais il est une condition qui se présente assez fréquemment et qui a besoin d'une courte explication.

Normalement, c'est-à-dire en dehors de la grossesse et de l'accouchement, il peut exister des organismes dans les parties génitales de la femme. Ce fait a été mis hors de doute par Haussmann, dans un mémoire antérieur à celui que j'ai cité déjà, et par Hugh Miller dans son opuscule sur les lochies. M. Hottenier, qui a étudié les écoulements pathologiques de l'utérus dans la métrite, en a également observé dans quelques cas. Ce ne sont point, il faut bien s'entendre, les infusoires, auxquels on a voulu rapporter dans ces derniers temps la contagiosité de la blennorhagie, mais des bactéries véritables, que ces auteurs ont découvertes dans l'écoulement du conduit vagino-utérin.

Est-ce à dire que la bactérie n'est point nuisible dès lors? Non, certes, car j'aurai à expliquer ce qui fait son danger après l'accouchement si cette condition n'existe pas en dehors de l'accouchement. Je me trompe, elle peut exister, et alors la septicémie se produit tout comme après la délivrance : c'est dans le cas de polypes utérins ulcérés, surtout lorsque ces polypes sont très vasculaires. Je parlerai à ce propos d'un cas récent que j'ai observé à l'Hôtel-Dieu. Dans ces cas, plus fréquents qu'on ne croit, ce qui fait le danger des organismes, ce qui est une imminence perpétuelle de septicémie dès qu'ils ont pénétré jusqu'à la surface de l'ulcération, c'est qu'il y existe, comme au niveau de la surface cotylédonaire, des vaisseaux ouverts et des lymphatiques accessibles. La période menstruelle met les organes génitaux dans des conditions analogues.

Mais en dehors de ces cas, le même péril n'est point à redouter. Je veux en revenir à ceci maintenant, c'est que, si les femmes, lors de la grossesse, peuvent avoir des bactéries dans leurs organes génitaux, à plus forte raison à la fin de la gestation en auront-elles, car les soins, les lavages sont pénibles, difficiles, et l'écoulement abondant entretient dans la région une humidité très favorable à la pénétration des microbes. Cette condition est encore exagérée par le fait de la mort du fœtus dans l'œuf et de la rupture prématurée des membranes. On sait combien alors sont grands les dangers. Et puis il ne faut pas oublier non plus que c'est pendant le travail que la femme est surtout exposée à la contamination. Le toucher, l'introduction des mains sont les moyens ordinaires d'introduction des germes. Il résulte de ces différentes considérations que la septicité des liquides, regardée de tout temps comme cause des accidents, peut se produire sans qu'après la délivrance un seul germe ait pénétré dans les voies génitales ; elle est alors rapide, et l'infection septicémique est fort à redouter.

Enfin beaucoup des organismes que le microscope permet d'apercevoir dans les lochies sont de nulle action, le *termo* la *bactérie commune,* par exemple, quoiqu'ils prennent une part active à la décomposition des liquides. Ils sont essentiellement aérobies et ne sont dangereux, à ce qu'il me semble, qu'en frayant le chemin aux bactéries septiques. Le *micrococcus en point double,* que Pasteur considere comme l'agent de la suppuration, s'y rencontre, on peut dire, presque toujours. Il en est de cet organisme comme des autres : c'est la quantité qui fait le péril ; bien entendu la qualité y est pour une grande part, mais on se débarrasse plus facilement de microbes très nuisibles en très petite quantité que de microbes moins nuisibles s'ils sont très abondants.

Je vais maintenant exposer la relation de quelques examens les plus récents que j'ai pratiqués, afin de mieux donner à juger des résultats que peut fournir l'analyse des lochies.

M. Pasteur l'a dit à l'Académie, M. Raymond l'a répété dans sa thèse : là où les germes abondent, là le danger existe. C'est surtout lorsqu'on est bien fixé sur la nature de ces germes qu'on peut prédire à l'avance, comme cela a pu être fait, l'imminence d'accidents infectieux.

Je commencerai par citer quelques observations fort intéressantes, en ce qu'elles ont été toutes relevées sur des accouchées d'une même salle, où l'état sanitaire excellent permettait de penser que les conditions d'infection tenant au milieu y existaient moins qu'ailleurs.

Observation I.

N° 4. Massalon, Marie, 21 ans, née à Paris ; de très bonne constitution ; secondipare.

Accouchée le 14 *décembre* 1879 à huit heures du soir, en O. I. G. A., d'un enfant pesant 2,850 grammes. Le travail a duré quatre heures; délivrance facile, normale.

Elle n'a pas eu une minute de fièvre depuis son accouchement. La lactation s'est très bien établie et sans le moindre mouvement fébrile ; sans agitation ni sensation anormale aucune. Pas de céphalalgie, pas de coliques.

Le 19 décembre (5ᵉ jour), les parties génitales sont parfaitement intactes, fermes et nettes. Pas une goutte de liquide lochial. Elle ne perd plus aujourd'hui ; ne tache même plus son linge, odeur nulle. (Durant les trois premiers jours, le lendemain de l'accouchement surtout, elle a beaucoup perdu.)

L'examen d'une gouttelette montre :

a. Des cellules épithéliales presque sans altérations.

b. Quelques globules sanguins et des leucocythes en assez grand nombre ; pas trace d'organismes.

Observation II.

N° 6. Moirand, Claudine, née à Paris. Bonne constitution, secondipare.

Accouchée le 15 décembre à 7 h. 1/2 en O. I. G. A. d'un enfant pesant 3,430 grammes, après un travail facile et de courte durée.

Il existe une petite déchirure de 1 cent. environ à la commissure postérieure de la vulve.

Suites normales. Pas de fièvre.

Le 19. Le lait abonde dans les seins ; la température est normale ; les lochies sont rouges, rares, sans aucune odeur.

La plaie de la commissure vulvaire a bon aspect ; elle est rose, granuleuse, en voie de cicatrisation rapide.

Examen microscopique. Le liquide des lochies contient presque uniquement des globules rouges, de très rares globules blancs ; beaucoup de globulins déformés. Les globules affectent généralement la forme elliptique. Aucune granulation. Aucun organisme sous quelque forme que ce soit.

Observation III.

N°.8. Boudignon, 36 ans, née à Paris, de constitution moyenne; sept accouchements antérieurs.

Accouchée le 16 décembre à 9 h. 30 du soir en O. I. G. A. d'un enfant pesant 3,420 grammes après un travail de deux heures et demie sans complication.

Le 17 et le 18, très bon état; pas de fièvre, l'écoulement lochial est très modéré.

Le 19. Il n'y a pas moyen de recueillir une goutte du liquide des lochies dans le vagin, avec un tube effilé. C'est à peine si l'entrée du vagin est humide. Les parties génitales sont indemnes; il n'existe aucune odeur. Il y a beaucoup de lait; céphalalgie légère; température normale.

Le soir je recueille sur la pointe d'une spatule une gouttelette que j'examine. Il n'existe que des éléments anatomiques normaux; pas de microbes d'aucune sorte.

Observation IV.

N° 3. Duperrié, femme Jacob, née à Paris, de constitution bonne; secondipare.

Accouchée le 16 décembre à 9 h. 5 m. du soir en O. I. D. P. d'un enfant du poids de 2,950 grammes. Travail court, facile.

Les suites ont été normales. La mère s'est toujours très bien portée. La lactation s'est établie sans fièvre ni trouble aucun. Pas de céphalalgie.

Le 19, soir. Il y a eu et il y a encore quelques coliques très légères; la température est normale.

J'examine les lochies ce jour-là : elles sont liquides, de coloration roussâtre, d'odeur forte, mais sans fétidité; elles contiennent :

a. Des organismes bi-ponctués, petits, peu mobiles, assez nombreux ;

b. Des points simples (monades, monococcus) assez rares ;

c. Chapelets à trois ou quatre grains plus rares encore (de un à trois par champ). Pas de bâtonnets.

Depuis ce jour je n'ai pu découvrir dans l'écoulement de cette femme le moindre organisme.

OBSERVATION V.

Nº 7. Monbal, née à Paris, 24 ans, d'une constitution très médiocre; quatre accouchements antérieurs sans complications.

Les suites de couches sont heureuses : lait abondant; il n'y a pas eu de fièvre au moment de la montée du lait, ni même de malaise ou d'élévation thermique, comme c'est assez habituel. Les parties génitales sont intactes.

Le 19, examen des lochies. Elles sont très peu abondantes, constituées presque uniquement par quelques filaments rougeâtres nullement fluides. Cependant la malade a perdu beaucoup le lendemain de l'accouchement. (Température 37°,4; pouls 58.)

Microscopiquement : le liquide est très granuleux ; il contient des bâtonnets immobiles, inertes, en grand nombre, petits et courts. Pas de point doubles ni de chapelets.

Beaucoup de bâtonnets sont incurvés, comme ceux qui ont subi l'action de l'acide osmique.

N. B. — Le liquide que j'ai grand'peine à recueillir a été pris à l'extérieur sur la commissure vulvaire postérieure. Il est bien probable que si j'eusse pu, comme je le pratique d'habitude, en prendre une gouttelette dans le conduit vaginal, je n'aurais pas trouvé d'organismes en bâtonnets. La malade n'avait pas eu son pansement renouvelé depuis 5 heures du matin.

Les cinq femmes dont l'observation précède étaient couchées dans la salle nº 1 du pavillon, qui avait été fermée pendant un mois et demi, suivant l'habitude établie à Cochin et dans la plupart des maternités, et rouverte le 15 décembre. Cette salle, confiée aux soins d'une infirmière intelligente et très dévouée aux malades, a été toute l'année remarqnable par l'absence d'accidents tant soit peu graves.

A plusieurs reprises j'ai examiné les lochies des femmes qui y étaient couchées ; je n'ai eu que très rarement l'occasion d'y observer la présence d'organismes en quantité assez notable pour laisser supposer un danger. Le plus souvent il n'y en existait pas. C'est à ce point même que *l'écoulement était supprimé tout à fait du quatrième au cinquième jour*. Dans bon nombre de cas il n'y a pas eu de lochies purulentes : c'était, pour le petit nombre de femmes chez lesquelles l'écoulement blanc est survenu, plutôt un liquide filant, opaque, muqueux ou muco-purulent, rappelant le flux leucorrhéique, que du pus véritable.

Il me semble qu'il n'y a pas de témérité à revendiquer ces résultats en faveur de l'antisepsie sévèrement établie d'une part et de la salubrité du milieu entretenue par les mêmes moyens antiseptiques d'autre part. Ils concordent d'ailleurs avec ceux que l'on est à même de constater chaque fois que l'on se comporte de la même façon vis-à-vis des plaies récentes, ou à la suite de l'ouverture d'un abcès ou d'une articulation par la méthode de Lister. La sécrétion purulente fait défaut ou bien elle est rapidement arrêtée.

Les cinq nouvelles accouchées en question étaient délivrées depuis la réouverture de la salle. Elles n'ont donc pas séjourné ailleurs. Leurs enfants étaient tous en bon état ; aucun d'eux n'avait d'ophthalmie. Le jour où j'ai pratiqué l'examen des lochies, il y avait deux femmes accouchées du matin même, sur lesquelles il n'y avait pas lieu de les examiner, en tout sept malades dans une salle de dix lits. Il était midi et demi, les pansements n'avaient pas été renouvelés depuis le matin entre cinq et six heures ; la température de la salle était de 16° centigrades ; à l'extérieur, le thermomètre marquait 13°.

Lorsque j'ai quitté le service de la maternité de Cochin, j'étais resté sous l'impression de la bonne tenue de la salle nº 1, et de l'immunité à peu près certaine des femmes qui y séjournaient durant la semaine des couches.

J'y retournai au mois de janvier 1880, et grâce à la complaisance de mon collègue, M. Carafi, je pus recueillir des lochies des nouvelles accouchées qui s'y trouvaient alors, en même temps que des notes sur leur état actuel et sur les circonstances de leur accouchement.

Je constatai que depuis mon départ aucune femme n'était tombée malade.

Observation VI.

Nº 9. Aslon, 25 ans. Bonne constitution, bipare.

Accouchée le 14 janvier 1880. Après trois heures de travail, délivrance normale.

16 janvier. Les lochies sanguinolentes ont une odeur assez mauvaise sans fétidité. La femme a été lavée à l'eau phéniquée après l'accouchement, mais la vulve n'est protégée depuis avant-hier que par des compresses sèches, non phéniquées, en raison de ce que les compresses mouillées, froides, semblent exciter quelques coliques.

Examen. 1º Epithéliums plats, granuleux.

2º Globules rouges nombreux, non déformés et globules plus petits crénelés en moins grand nombre.

3º Globules blancs, pas très abondants, à contours nets, pas d'amas granuleux.

4º Quelques organismes en bâtonnets courts, étranglés, très peu ou pas mobiles, avec une tendance à affecter la forme courbe, en arc de cercle.

Quoique l'état de cette femme fût satisfaisant jusqu'à ce moment-là, il y avait lieu de juger que le défaut du pansement antiseptique ordinaire laissait le champ libre au développement des organismes et d'en prévoir les conséquences possibles. L'odeur un peu plus accentuée qu'à l'ordinaire des lochies donnait une certaine créance à cette idée. On n'hésita pas à rétablir immédiatement le pansement phéniqué. Il ne se produisit par la suite aucun accident.

Observation VII.

Nº 6. Mabileau, Pauline, 24 ans ; bonne constitution, quatre accouchements antérieurs.

Accouchée le 15 janvier à 1 h. 20 soir en O. l. D. P. d'un enfant pesant 3,250 grammes, après un travail assez long (plus d'un jour). Délivrance normale.

Le 16, lochies sanguinolentes sans odeur.

Examen : *a*. Beaucoup de fibrine granuleuse.

b. Globules rouges peu nombreux.

c. Beaucoup de globules blancs et de plaques granuleuses sans cellules épithéliales.

d. Pas d'organismes.

OBSERVATION VIII.

N° 5. Durreau, 24 ans, d'une constitution bonne. Trois accouchements antérieurs.

Délivrée le 10 janvier après un travail long dans le cours duquel il se produit une hémorrhagie assez forte. (Accouchée en ville ; la présentation est inconnue.) La délivrance est naturelle. Les suites sont normales.

16 janvier, lochies sans odeur, sanguinolentes.

Examen : *a*. Beaucoup de granulations libres et de plaques granuleuses.

b. Très peu de globules rouges.

c. Large épithélium.

d. Quelques points doubles, d'un volume supérieur au microbe du pus, en fort petit nombre.

e. Corps étranglés, très courts, très rares.

OBSERVATION IX.

N° 3. Houlbreque, Marie, de constitution bonne, bipare.

Accouchée le 11 janvier à 5 h. 20 après 10 heures de travail en O. l. G. A. sans complication ; légère hémorrhagie due à une petite déchirure du col. L'enfant pesait 3,400 grammes ; la délivrance avait été normale.

Les lochies étaient purulentes, sans odeur.

Examen microsc. : *a*. Deux ou trois organismes étranglés, presque immobiles sous le champ microscopique.

b. Plaques granuleuses.

c. Granulations libres, simples, nombreuses.

d. Quelques organismes en points doubles, très rares.

Par les quatre observations qui précèdent, prises au

hasard dans la même salle (n° 1), on peut constater que l'état sanitaire ne s'était en rien modifié. Les nouvelles accouchées y passaient huit à 'dix jours et sortaient sans avoir éprouvé le moindre malaise.

Je puis affirmer que le mouvement fébrile qui apparaît souvent du deuxième au quatrième jour après l'accouchement, la prétendue fièvre de lait ou fièvre traumatique, ne s'est pas montré *une fois sur quinze*, d'après une statistique sérieusement établie où je tenais compte de la moindre élévation thermique.

Si dans les quatre notes, que je viens de relater, on trouve constatée la preuve de rares organismes, de formes diverses vers le cinquième ou le sixième jour, cela n'a rien de bien surprenant, et deux raisons en rendent facilement compte. La première, c'est que la salle était ouverte depuis près d'un mois, et que par conséquent le milieu atmosphérique contenait déjà une plus grande abondance de germes. La sesonde raison, c'est parce que à ce moment il y a toujours un peu de relàchement dans les soins antiseptiques : quelques multipares peuvent se lever, leur compresse phéniquée tombe ou se déplace ; si elles donnent elles-mêmes à téter à leur enfant, peut-être atteint d'ophthalmie, ou ayant été en contact temporaire avec d'autres enfants malades, elles s'exposent à mille causes de contamination. Je m'empresse d'ajouter qu'à ce moment les dangers des premiers jours sont singulièrement atténués, et qu'en tout cas, on peut affirmer que si, à l'entrée du vagin, on rencontre fortuitement des organismes, ce sont le plus souvent des microbes en couples (pyogéniques) ou des vibrions vulgaires, et toujours en quantité insignifiante. En recueillant le liquide plus profondément, vers le col utérin, je n'en ai rencontré *qu'exceptionnellement*.

Quelle différence avec ces amas fourmillants, ces plages de microbes de toute sorte, grouillant dans les liquides putrides des femmes qui ne sont point pansées par la méthode antiseptique ! J'ai eu occasion d'en examiner de ce genre et certes la comparaison ne peut pas être un instant soutenue. Les accouchées de Cochin, même malades, n'avaient dans leur écoulement lochial que peu d'organismes relativement ; celles auxquelles je viens de faire allusion en avaient des myriades : les premières guérissaient, les secondes mouraient. Je fais en tout cas une restriction pour les cas où un traitement antiseptique autre que le pansement phéniqué, mais néanmoins comparable, avait été pratiqué ; et je rappelle que l'examen du liquide des lochies recueilli sur la vulve peut être négatif, alors que, dans l'utérus, les microbes les plus dangereux pullulent.

Les observations qui vont suivre, que j'ai eu soin de faire précéder d'un sommaire qui indique nettement et en quelques mots les particularités de chaque cas, montreront des exemples variés de lochies saines, et de lochies infectées par les organismes divers. J'ai signalé pour quelques-unes d'entre elles *le pronostic* porté à l'avance sur la malade correspondante.

La plupart de mes observations n'ayant trait à d'autres détails, contiennent également l'examen de l'écoulement lochial.

Je rappellerai à la fin de ce paragraphe les analyses pratiques en d'autres circonstances.

J'annexe deux planches à cette partie de mon travail, pour familiariser déjà le lecteur avec les organismes dont il va être plus amplement question, et ensuite pour bien montrer la différence des germes dans les cas bénins et dans les cas graves. Quant à leur abondance plus ou moins grande, elle est signalée dans chaque observation.

OBSERVATION X.

Suite de couches normales. — Pas d'organismes dans les lochies à aucun moment donné.

Nº 25. Dramard, Caroline, 26 ans. Bonne constitution ; pas de complications de la grossesse. Multipare.

Accouchée après sept heures de travail, facilement, malgré une résistance anormale des membranes rompues artificiellement. Enfant pesant 2,600 grammes, né le 11 décembre, à 2 h. 25 minutes.

13 décembre. La femme va très bien, n'a pas de fièvre. Les lochies sont sanguinolentes, leur odeur n'est point fétide.

Examen : *a*. Grands épithéliums non altérés.

b. Globules rouges nombreux, déformés.

c. Globules blancs nombreux aussi, très peu granuleux.

d. Granulations libres, rares.

e. Points doubles extrémement rares ; j'en ai vu deux ou trois à peine sur plusieurs champs.

f. Pas d'autre organisme.

Le 15. Les lochies sans odeur ne renferment aucune sorte de microbes. La femme va très bien ; elle n'a pas eu de fièvre de lait.

Le 17. Son état est le même.

Le 18. Nouvel examen *négatif* des lochies.

OBSERVATION XI.

Suite de couches normales. — Pas de putridité. — Le 6ᵉ jour, quelques vibrions bacillaires à la vulve ; point dans la profondeur. — Sortie le 9ᵉ jour ; aucun organisme dans le liquide lochial.

Nº 33. Boudet, Léontine, 27 ans. Primipare.

Accouchée le 10 décembre à 10 heures d'un enfant pesant 2,200 grammes après six à sept heures d'un travail réel.

Doléris.   6

La constitution de la femme est médiocre, comme l'état général d'ailleurs.

Pendant les quatre à cinq jours qui suivent l'accouchement, il n'y a rien de particulier ; l'écoulement lochial est normal, sans fétidité, sans organismes.

15 décembre. Lochies très odorantes, nécessitent quatre pansements par jour, sans fétidité cependant. Elles sont séro-sanguinolentes.

L'examen du liquide pris à l'entrée du vagin montre :

a. Globules rouges et blancs nombreux.

b. Très peu de granulations libres.

c. Pas de chapelets.

d. Points doubles mobiles.

e. Quelques bâtonnets unis, très peu mobiles, de diamètre variable, non segmentés, en quantité modérée.

Le liquide, puisé plus profondément, ne contient que des organismes corpusculeux simples et en couples.

Le 16. Les lochies sont abondantes, épaisses, visqueuses, sanguinolentes, sans odeur marquée ; elles s'écoulent en grande quantité ; il y a eu des coliques utérines la nuit passée.

La température et le pouls sont normaux, la langue est nette.

Le 17 et le 18. L'état général est très bon. Les lochies sont rares, sans odeur, elles ne contiennent pas de microbes.

OBSERVATION XII.

Femme syphilitique dans de mauvaises conditions. — Fétidité des lochies durant les premiers jours. — Organismes nombreux. — Phénomènes inflammatoires et septiques légers.

N° 48. Colliaux, Jeanne, 22 ans. Primipare, d'une constitution médiocre. Bassin normal, signes assez nets de syphilis secondaire.

Accouchée le 24 novembre, après quatorze heures de travail, d'un enfant pesant 1,650 grammes, mort macéré, sans lésions spécifiques.

Les huit à dix premiers jours ont été marqués par des frissons, de la fièvre, de la fétidité énorme des lochies, de la douleur abdominale (vésicatoire et sulfate de quinine). Diarrhée intense. Terminaison des accidents et amélioration le 6 décembre seulement.

Les lochies sont examinées le 28 novembre. Elles sont d'une odeur infecte, noirâtres, mêlées de caillots.

Au microscope elles montrent :

a. Globules rouges déformés à l'excès.

b. Points corpusculeux simples et en couples de deux dimensions :

1° Organismes pyogéniques très mobiles.

2° Organismes beaucoup plus volumineux, très réfringents, immobiles, arrondis, à contour très net, d'une grande mobilité.

c. Chapelets répondant aux deux microbes précédents, beaucoup plus longs pour le microbe pyogénique (10 à 12 grains), quatre à cinq au plus pour le second. La différence entre les deux espèces de chaînettes consiste dans la grosseur des grains dont les uns sont le triple des autres en volume.

d. Groupes par trois, par quatre et plus chaînettes.

e. Organismes elliptiques hyalins, très mobiles.

f. Longs bacillus minces, oscillants, très actifs.

8 décembre. Il y a encore des caillots dans l'utérus, les lochies sont rousses, sanguinolentes, sans odeur. Amélioration notable depuis deux jours sous l'influence du traitement actif noté plus haut.

Examen microscopique :

Organismes en quantité très minime et uniquement sous la forme de points doubles.

Le 9. La malade va bien, la température est normale, il n'y a pas de fétidité.

Il n'y a presque plus de lochies; elles sont sans odeur; j'ai peine à recueillir une goutte laiteuse opaque.

Je l'examine :

a. Pas de chapelets.

b. Vibrions en nombre modéré, très oscillants.

c. Points doubles très rares.

OBSERVATION XIII.

Suites normales de l'accouchement. — 3° jour, dans le liquide lochial organismes pyogéniques en petites proportions. — 6° jour, absence d'organismes. — 9° jour, réapparition de microbes variés (chapelets courts, micrococcus pyogénique, vibrions) en très petit nombre dans les lochies. — Infusoires (trichomonas vaginalis) nombreux dans le vagin les premiers jours. — Disparition complète au 9° jour.

N° 36. Houlbercque, Léontine, 29 ans. Secondipare.

Accouchée le 8 décembre à 4 h. 10 minutes du soir, après huit heures d'un travail facile, d'un enfant du poids de 2,260 grammes.

11 décembre. Les lochies sont d'un aspect ordinaire ; elles sont jaunes.

Leur examen microscopique montre :

Des points doubles, des micrococcus corpusculeux simples ; les deux très rares.

On aperçoit quelques corps hyalins à parois nettes, munis d'un appendice filiforme auquel ils communiquent des mouvements extrêmement rapides. Autour d'eux se trouvent quelques granulations très mobiles.

Le prolongement en fil très ténu, sans cesse en action de l'organisme, et l'organisme lui-même, sont animés parfois d'un mouvement très rapide qui fait tournoyer sur lui-même le microzoaire.

Chaque champ renferme plusieurs de ces sortes d'infusoires très pâles.

Cette description répond exactement à celle du *trichomonas vaginalis*. La femme n'a jamais éprouvé de démangeaisons.

Le 16. Les lochies sont sans odeur, jaunes, peu abondantes. Examinées, elles ne contiennent aucune sorte d'organismes. Aucun accident.

Le 17. L'état général est excellent. Les lochies sont rares, blanc jaunâtres ; elle n'ont point d'odeur.

A l'examen microscopique, elles sont très granuleuses, presque incolores et renferment des chapelets, des bâtonnets courts, vibrants, des points doubles, des granulations mobiles. *Le tout est fort rare.*

Il n'y a pas d'infusoires.

J'enlève une croûte qui existe à la jambe ; le tissu sous-jacent est sec ; je pique et je prends une goutte de sang.

Ce sang présente des globules déformés et une quantité anormale de globules blancs.

Il n'y a rien de spécial.

Il n'y a pas d'organismes.

OBSERVATION XIV.

Le lendemain de l'accouchement, fétidité des lochies ; organismes abondants. — Frissons, fièvre, douleur, résorption. — Traitement énergique. — Guérison le 6ᵉ jour. — Disparition de tout microbe dans le liquide vaginal vers le 10ᵉ jour.

Nᵒ 28. Robé Reine, 29 ans ; primipare, bonne constitution, bassin normal.

Accouchée le 8 décembre après 24 heures de travail d'un enfant de 2,400 grammes.

Le 9, frissons, fièvre, douleur abdominale limitée ; les lochies sont fétides (sulfate de quinine).

Le 10, frissons plus nombreux, fièvre plus vive, douleur abdominale plus intense, généralisée, fétidité très marquée des lochies (vésicatoire, sulfate de quinine à dose plus élevée, 1 gr. 20).

Le 11, à 2 heures, les lochies sont jaunes, purulentes, fétidité très légère.

Examen au laboratoire de M. Pasteur :

a. Points doubles en nombre modéré.

b. Quelques plages de corpuscules paraissant organisés, pressés les uns contre les autres comme ceux du micoderma aceti ; en certains endroits, les points doubles sont très nombreux.

c. Grands épithéliums.

d. Pas de globules rouges.

e. Globules granuleux en grand nombre, gonflés et déformés (infiltration corpusculeuse).

N. B. — Il y a certainement des amas de points doubles d'une grande netteté qui paraissent fixés sur les cellules ou dans leur intérieur.

Le 15, au matin, la malade va bien ; il n'y a pas de fétidité des lochies qui sont peu colorées, jaunes.

Une goutte que je recueille à 2 h. 50 minutes montre :

a. Globules rouges et blancs.

b. Granulations assez nombreuses.

c. Organismes bipunctués, rares, pas d'organismes vibrants, pas de chapelets.

d. Trois ou quatre bâtonnets courts, immobiles dans la préparation.

Le 16, bon état, pas d'odeur du liquide lochial, température et pouls normaux, langue nette.

Le 17. Depuis le 14, elle est très bien ; aujourd'hui il n'y a plus de fétidité.

Le 18, l'amélioration persiste : on a continué jusqu'ici le sulfate de quinine.

Le 19, elle est bien ; les lochies sont très peu abondantes.

Pures ou traitées par la potasse, elles ne montrent le 19 au soir que des amas d'épithéliums et de globules blancs granuleux et confondus ; pas d'organismes vivants ; aucun élément qui ait une apparence telle ; pas de globules rouges.

Observation XV.

Travail pénible et prolongé. — Application de forceps. — Injection et pansement antiseptiques. — Le 6° jour, les lochies fourmillent d'organismes pyogéniques. — Pronostic des accidents. — Phénomènes morbides subits à la fin du 7° jour. (Les premiers jours les suites ont été très satisfaisantes, de telle façon que les soins antiseptiques ont été négligés.) — Rétablissement rapide sous l'influence du traitement interne et externe. — Au 10° jour, apparition d'un peu de fétidité ; en même temps, développement considérable de *vibrions termo* dans les lochies. — Injections phéniquées. — Pas d'accidents nouveaux malgré la persistance, en moindre abondance cependant, du *termo* qui est du reste inoffensif et dont l'apparition tardive ne pouvait aucunement prévaloir contre des tissus déjà régénérés et résistants. Il faut cependant leur attribuer le léger degré de fétidité qui a accompagné leur apparition.

N° 29. Plé, Armandine. Bonne constitution.

Travail très long (deux jours et demi); l'expulsion a duré huit heures; accouchement au forceps, le 6 décembre à 10 h. 5 minutes du matin. Chloroforme, hémorrhagie notable, caillots utérins, lavage phéniqué après l'opération.

L'enfant pesait 3,170 grammes.

Le 7. La femme va bien, pas de fièvre.

Le 8. La température est de 37°,4. Les lochies prises dans le vagin sont sanglantes ; elles ont très peu d'odeur, pas de fétidité.

Examen : pas d'organismes.

Le 9. Température et pouls normaux, la femme va bien.

Le 10. Montée du lait, pas de fièvre. T. 37°,4.

Le 11. Température normale ; lochies purulentes, très peu colorées, sans odeur.

L'examen fait par M. Pasteur montre :

Un champ couvert de globules de pus ; les globules rouges sont très rares. Certaines plages du champ sont couvertes de granulations qui parfois sont animées d'un mouvement de fourmillement extraordinaire. Dans ce dernier cas, bien qu'on ne voie pas d'enveloppe à ces groupes fourmillants, ils restent sur place sans se disséminer par les mouvements du liquide.

Ces amas sont peut-être organisés.

Les plages de points sont-elles formées par un organisme ? Peut-être. Le mouvement de fourmillement se voit aussi dans des globules qui paraissent munis d'une enveloppe pâle.

En résumé : pas d'organismes nets encore ; sauf peut-être quelques points doubles.

Le surlendemain, les doutes de M. Pasteur se confirmèrent. Il y avait dans les lochies un développement extraordinaire de microbes pyogéniques en couples et de nombreux chapelets. On pronostiqua l'imminence d'accidents.

Le 13, dans l'après-midi, vers 3 heures, douleur abdominale vive. Vers 6 heures, malaise, fièvre, anorexie, précédés d'un frisson ; pâleur considérable.

(Injection phéniquée dans le vagin : sulfate de quinine 1 gramme, vésicatoire.)

Le 15, dans la matinée, la malade va mieux ; la langue est humide, bonne, la température est de 38°,2.

Les lochies n'ont pas été fétides (désinfection sévère). A 2 h. 45 minutes, les lochies recueillies dans le vagin sont jaunes, sans odeur.

L'examen à 5 h. 1/2 nous montre :

a. Points doubles abondants.

b. Points simples.

c. Organismes allongés, vibrants d'un mouvement oscillatoire très rapide. Ces organismes paraissent un peu étranglés de façon à simuler des points doubles de moyen volume ; tantôt ils paraissent s'allonger en petits bâtonnets et décrivent un ou deux cercles rapides pour reprendre ensuite leur mouvement oscillatoire. On les retrouve dans la préparation traitée par la potasse.

N. B. — Au début, les granulations graisseuses de la préparation étant en mouvement, on n'aperçoit pas très bien les vibrions ; mais après un léger repos et surtout après l'action de la potasse ils deviennent très apparents.

Le 16, la nuit a été très bonne. La température et le pouls sont normaux ; pas de fièvre.

Les lochies ont une odeur assez prononcée ; nouvelle injection dans le vagin.

Le 17, la malade va bien ; la température est normale ; les lochies non fétides sont séro-purulentes.

L'examen montre :

a. Globules blancs nombreux, amas granuleux rares.

b. Quantité énorme d'organismes en bâtonnets courts, minces, très mobiles, vibrants, très animés, plus longs que les organismes du dernier examen. C'est le *vibrion termo.*

c. Très peu de chapelets.

d. Très peu de points doubles nets.

e. Quelques bâtonnets un peu étranglés.

Le 18. Etat général bon, lochies non fétides.

Le 19, lochies sans odeur, blanches. La malade est d'une pâleur excessive. Pas de fièvre, bon appétit, anémie extrême.

L'examen des lochies montre des vibrions rares, transformés en bâtonnets courbes, après qu'on les a tués par l'acide osmique et colorés par l'hématoxyline.

Non traités par l'acide osmique, ils restent très vibrants, très mobiles.

OBSERVATION XVI.

Travail prolongé. — Fétidité des lochies dès le lendemain. — Eschares vulgaires. — Phénomènes de résorption en rapport avec la présence de nombreux microbes dans les lochies. — Antiseptie sévère (4 pansements par jour), sulfate de quinine : cessation des accidents le 5° jour. — Le 9° jour, il n'y a plus d'organismes dans le liquide lochial grâce aux pansements phéniqués répétés.

N° 27. Delème, Marie, 27 ans. Primipare, bonne constitution.

Accouchée le 9 décembre, à 5 heures du matin, d'un enfant de poids moyen, après 15 heures de travail. L'expulsion a été longue ; le périnée était très résistant.

Le 10, on s'aperçoit qu'elle a à la vulve des eschares grisâtres assez larges, peu profondes. Les lochies sont fétides. Il y a un léger mouvement fébrile, pas de douleur abdominale (pansement antiseptique répété, sulfate de quinine).

Le 12, les eschares présentent peu d'étendue et paraissent déjà se limiter ; elles gagnent en profondeur. L'état général est assez bon.

Les lochies sont moins fétides.

Le microscope montre :

a. Des globules rouges nombreux, la plupart bien discoïdes, non déformés, quelques-uns crénelés.

b. Une quantité plus considérable de globules blancs granuleux.

c. De grandes cellules épithéliales pavimenteuses, circulaires et polygonales à gros noyau.

d. Des microbes corpusculeux en petit nombre, réfringents et animés.

e. Des organismes en points doubles très nombreux.

Le 15, la fièvre a cessé depuis trois jours. (Il y a eu le 12 et le 13 persistance de la fièvre avec petits frissonnements ; le pansement antiseptique a a été sévèrement maintenu quatre fois par jour, ainsi que le sulfate de quinine à la dose de 1 gramme.)

On aperçoit les plaies nettes et en parfaite réparation qui ont succédé aux eschares : le fond en est rosé et granuleux ; elles sont baignées par un liquide presque limpide, sanguinolent, sans odeur. Les eschares s'étaient développées au point de remonter à 4 ou 5 centimètres dans le vagin. La détersion est complète partout.

L'examen des lochies montre :

a. Globules blancs nombreux, bien formés, très peu de déformés.

b. Corpuscules libres, rares.

c. Points doubles rares ; pas de chapelets.

d. Grand épithélium pavimenteux net, non granuleux.

Le 18. L'état est bon : marche rapide de la cicatrisation des eschares ; le liquide vaginal est fluide et clair, sans organismes.

Observation XVII.

Travail rapide. — Hémorrhagie le 2e jour. — Frissons et fièvre le 4e jour. — Organismes abondants dans les lochies. — Fétidité. — Phénomènes de résorption accentués à différentes reprises. — Phlébite iliaque ; thrombose des veines des membres inférieurs. — La fétidité cesse néanmoins vers le 8e jour. — Les lochies renferment encore des organismes pyogéniques le 18e jour.

N° 42. Riboulle, Anna, 20 ans. Primipare, bonne grossesse.

Accouchée le 20 novembre 1879. Durée du travail, 5 heures. Pas d'accidents.

Hémorrhagie le second jour.

Le quatrième jour, petits frissons, fièvre, pas de douleurs, lochies *fétides*.

A l'examen. Nombreux points doubles et points corpusculeux mobiles ; quelques rares bacillus.

Antiseptie sévère. Sulfate de quinine, 0,80 centigrammes.

Amélioration pendant six jours ; la fétidité diminue.

Elle se lève le 1er décembre : hémorrhagie, frissons, fièvre, douleur légère (sulfate de quinine à la dose de 1 gr. 20.) Les lochies ne sont pas fétides à l'extérieur ; persistance de la fièvre les jours suivants.

8 décembre. Température, 38°,5 ; phlébite gauche ; phlegmon iliaque du même côté ; pas d'œdème, mais rougeur diffuse et douleur du membre supérieur gauche.

Ce même jour je recueille des lochies à 2 heures du soir très-profondément presque sur le col utérin.

A l'examen. Organismes en assez grand nombre sous deux formes :

1° Points simples animés, mobiles.

2° Points doubles prédominants en quantité.

Le 9. Phlébite de la jambe droite. Traitement local et général (sulfate de quinine, 1,40.) Toux pendant deux jours, râles dans le côté gauche de la poitrine.

Les jours suivants, sueurs, diarrhée, amélioration, la fièvre tombe.

Le 15. Il n'y a pas de fièvre ; l'appétit revient, l'état général n'est pas mauvais.

Le 18. Le mieux s'accentue, la phlegmasia est guérie des deux côtés ; il ne reste rien du côté du bassin.

Les lochies ont cessé depuis plusieurs jours.

N. B. — Il eût été intéressant de suivre cette malade qui selon toute apparence n'a pas dû éprouver d'accidents après sa sortie, mais qui rentre cependant dans la catégorie de celles qui sont sujettes à des récidives, en raison des phénomènes de résorption pyohémique indubitable.

OBSERVATION XVIII.

Accidents infectieux persistants et répétés. — Abondance d'organismes.

N° 39. Barberis, Jeanne-Marie, âgée de 27 ans, secondipare, de très bonne constitution.

Accouchée, le 9 décembre à 11 h. 55 minutes du soir, d'un enfant pesant 3,250 grammes, après un travail de six à sept heures sans difficultés. Hémorrhagies multiples abondantes après l'expulsion.

13 décembre. Au matin seulement, douleur abdominale. Temp. 38°,8.

Lochies sanglantes, sans fétidité. Visage vultueux. Langue saburrale. Quelques coliques. Pas de tuméfaction abdominale ni douleur provoquée.

Les lochies prises le 13 décembre à 1 h. 30 minutes, dans le vagin, donnent à l'examen : *pas de grands organismes. Points doubles peu abondants. (Microbes pyogéniques.)*

Le 13 au soir. Phénomènes morbides plus accentués. Temp. 39°. Vésicatoire. Sulfate de quinine.

Le 14. Temp. 38°. Mêmes symptômes, plus un peu de pleurésie sèche à droite avec un point de côté très douloureux. La douleur abdominale a disparu depuis l'application du vésicatoire.

Le 15. Constipation. Le point de côté persiste. Temp. matin, 38°,2; soir, 38°,4.

Les lochies sont sanglantes, d'odeur pénétrante, mais non fétide. Recueillies à 2 h. 58 minutes du soir et examinées, elle montrent : *Des points doubles, pas de chapelets, quelques points simples. La préparation est très granuleuse, beaucoup d'épithéliums et de globules blancs, pas de globules rouges. Quelques points doubles bien plus volumineux que le microbe pyogénique, bien segmentés, mobiles, oscillants.*

Traitée par la potasse, la préparation montre des organismes punctiformes très nombreux et mobiles dans les plages nettoyées de la préparation granuleuse.

Constipation. Langue saburrale, humide, amère.

Le 16. Les lochies sont peu odorantes ; cependant elles ont un caractère différent de celui de la veille : il y a un commencement d'odeur putride.

Temp. matin, 38,1. Soir, 39,2.

Le 17. Fétidité légère de l'écoulement lochial. Fièvre forte la nuit passée; langue blanche, sèche, pas de nouveaux symptômes du côté de l'abdomen.

Temp. matin, 38°,5.

Les lochies sont séro-sanguinolentes. Examinées l'après-midi, elles contiennent : 1° *de gros points doubles assez nombreux, identiques à ceux déjà signalés l'avant-veille*; 2° *de nombreux organismes petits, elliptiques, renflés ou allongés en bâtonnets, doués de mouvements assez rapides non vibrants ; çà et là bâtonnets très courts, très minces. Quelques chapelets à trois, quatre et six grains de petite dimension.* Temp. soir : 38,3.

Après l'examen de ce jour, M. Pasteur, qui examina les lochies avec moi, put se hasarder à pronostiquer l'imminence de nouveaux accidents.

L'état de la malade, depuis l'apparition des premiers phénomènes morbides, était médiocre, mais peu alarmant ; en somme, le mal paraissait tempéré par le traitement.

Le 18. Temp. matin, 38°; soir, 38°,2. Même état. On augmente la dose de sulfate de quinine. L'odeur des lochies n'a pas augmenté notablement.

Le 19. Grand frisson à une heure du matin, suivi de plusieurs autres moins prononcés. (Pas de douleur abdominale provoquée ni spontanée. Pas de ballonnement.) A sept heures du matin, temp. 41°,2. Langue saburrale, sèche. Facies très coloré, un peu subictérique dans les tons mats. Pouls, 126. Céphalalgie atroce.

Les lochies sont blanches, presque saus odeur, rares. On augmente immédiatement la dose de sulfate de quinine qu'on porte à 1 gr. 40. Injection phéniquée dans le vagin.

L'examen des lochies pratiqué à 4 heures du soir montre qu'il n'existe *que des éléments anatomiques, des globules blancs intacts, isolés et en plages granuleuses, sans trace d'aucune espèce d'organisme autre que quelques-uns des petits bâtonnets mobiles si nombreux le 17. Temp. soir, 39°.*

La fièvre persiste assez vive le 20 et le 21, malgré le maintien de 1 g. 50 de sulfate de quinine. Elle ne tombe que le 22 et la convalescence s'établit à partir de ce jour. La fétidité n'a pas reparu. *L'examen des lochies a démontré l'absence complète de tout organisme.*

OBSERVATION XIX.

Lymphangite. — Péritonite. — Lochies fétides. — Organismes nombreux et de genre varié.

N° 35. Corneloup, Antoinette, âgée de 22 ans, habitant Paris depuis trois semaines seulement ; elle habitait auparavant la campagne ; elle a la fraîcheur et l'embonpoint d'une villageoise de constitution robuste. Primipare.

Accouchée à terme, après un travail de onze heures de durée, facilement, le 3 décembre à huit heures du matin, d'un enfant pesant 2,950 grammes.

Le surlendemain, douleur et tuméfaction abdominale précédées d'un petit frisson. Fièvre. Les accidents sont assez facilement jugulés par l'application d'un grand vésicatoire et l'administration de 1 gr. de sulfate de quinine. La malade ne se rétablit pas vite.

L'examen des lochies prises le 8 décembre à deux heures montre *leur coloration jaune et leur mélange avec des grumeaux sanguinolents. L'odeur est faiblement putride. On y remarque des organismes nombreux sous deux formes : 1° points doubles ; 2° chapelets de quatre, cinq ou six points.* Il semble qu'il y ait un peu d'amélioration. La fièvre est tombée. Temp. 37,8.

Le 9. Pas d'amélioration notable. Temp 38°.

Le 10. Grande pâleur, faiblesse, fièvre ; il existe un peu d'angioleucite des deux seins.

Un nouvel examen des lochies a été fait le 11 décembre par M. Pasteur.

*Cet examen a montré qu'elles étaient très liquides, puro-sanguinolentes,
très peu odorantes, avec points simples et points doubles, et des chapelets
de quatre grains et plus, fort nombreux* ainsi que les points doubles. Globules du sang assez abondants. Pas de plages fourmillantes.

Du 12 au 14. Il s'est formé un abcès au sein. Fièvre très légère s'exacerbant le soir. Herpès labial. Rien du côté de l'abdomen ne fait supposer la persistance des accidents des premiers jours dans cette région.

Le 15. Un nouvel examen des lochies a montré qu'elles étaient *séro-sanguinolentes, sans fétidité ; la préparation se montre très granuleuse. Les
cellules y sont désagrégées en immense majorité, très peu d'épithélium
libre et de globules rouges. Pas de germes apparents.*

Le 16. Ouverture d'un petit abcès superficiel au sein droit. Eruption nouvelle d'herpès discret au visage, très peu de fièvre. Langue humide, nette. Etat général, bon le matin, fièvre dans la journée. L'éruption d'herpès facial continue. Soir, temp. 38,8.

Le 17. Langue nette, humide. La plaie mammaire va bien. Temp. 38.3. Un quatrième examen des lochies les montre *sanglantes, liquides, rutilantes. Elles sont un peu fétides et renferment des globules rouges abondants, déformés, crénelés, de nombreux points doubles, immobiles, de
volume supérieur à l'organisme des premiers jours (triple du couple pyogénique) et des groupes de trois ou quatre de ces points, pas de chapelets,
ni vibrions, ni bâtonnets.*

Le 18. L'état général reste médiocre. Temp. 39°,2 ; la plaie du sein a une marche très satisfaisante.

Le 19. Il n'y a plus de fièvre du tout ; les lochies sont liquides, colorées ; l'odeur a diminué.

On voit à l'examen : 1° *des points doubles en très grande quantité ne
jouissant d'aucun mouvement propre, du volume du microbe pyogénique ;
2° quelques très rares bâtonnets petits, et minces, très mobiles sans mouvement vibrant, oscillatoire net : ils jouissent néanmoins d'un mouvement
de propulsion irrégulière avec oscillations passagères ; granulations.*

Dès le lendemain l'amélioration s'accentue.

Le 22. *Les organismes ont disparu des lochies à peu près complètement.
Il ne reste que quelques rares vibrions vulgaires. L'écoulement s'est raréfié
et est devenu séro-purulent.*

OBSERVATION XX.

Céphalotripsie à la suite d'un travail très long. — Fétidité des lochies. — Infection. — Organismes en grande quantité dans les
cavités génitales.

N° 44. Morel, femme Sautivet, 37 ans. Cette femme en est à son sixième
accouchement; travail pénible qui a duré *quarante-cinq heures.*

Il a fallu intervenir, céphatotripsie, difficultés opératoires, tentatives multiples. L'opération a eu lieu le 14 décembre à 7 h. du matin. Injection phéniquée répétée trois fois. Temp. 38°,2.

Le 15. Les lochies sont sanguinolentes, un peu fétides; douleur abdominale légère. Temp. 38°,3.

L'examen de ces lochies à 5 heures montre : *1° des organismes poncti-
formes en grand nombre ; 2° d'autres un peu allongés, elliptiques, mobiles,
ne ressemblant en rien aux granulations protéiques, ni aux organismes
corpusculaires (micro coccus) ; 3° des points doubles en grand nombre ;
4° des chapelets de grains dont la moyenne ne dépasse pas cinq à six
grains, droits, rarement incurvés ; parfois ils simulent un bâtonnet, tant
la division des grains se voile sous le microscope : on voit des chapelets
plus courts encore de trois grains seulement, mais d'un volume supérieur ;
des bâtonnets de la longueur d'un point double, mais régulièrement unis
et ne présentant pas de séparation ou d'étranglement apparent ; 5° des globules rouges peu déformés, abondants ; 6° des globules blancs nombreux
très peu désagrégés. On ne rencontre pour ainsi dire pas de granulations
libres. Epithélium peu granuleux.*

Dyspnée, douleur abdominale. (Vésicatoire, sulfate de quinine.) Pendant
la nuit elle a eu quelques coliques, mais elle a néanmoins assez bien
dormi.

Le 16. *Les lochies sont très fétides, couleur de groseille.* — La langue est
bonne, pas de fièvre. Pâleur, céphalalgie légère ce matin. Constipation,
douleur iliaque profonde à la pression et spontanée. Temp. matin, 37°,7 ;
soir, 36°,9.

Le 17. Le ventre est encore douloureux : on a prescrit depuis la veille
2 gr. de sulfate de quinine au lieu de 1 gr. 20 c., et une injection vaginale
phéniquée. Temp. : matin, 37°,5 ; soir, 37°,7.

Le 18. *Les lochies sont toujours fétides et colorées.* — Il y a cependant
une amélioration. L'état général est meilleur, le ventre n'est pas ballonné
ni douloureux ; la fétidité a diminué graduellement ; elle persiste encore,
mais bien moindre.

A l'examen on trouve : *de très nombreux bâtonnets fins et courts, mobiles, mais très peu de vibrants* ; *quelques points doubles, petits et rares* ; *quelques petits chapelets rares, de 4 ou cinq grains et de petite dimension.* (Nouvelle injection vaginale). Temp. : matin, 37°,6 ; soir, 37°,7.

Le 20. On constate une marche progressive de la guérison ; la fétidité disparaît désormais et le 22 au soir j'examine les lochies qui sont devenues jaunes. *On ne découvre plus que de très rares points doubles au milieu de détritus granuleux épithéliaux.* Le sulfate de quinine a été administré jusqu'au 22 et diminué graduellement à partir de ce jour-là.

OBSERVATION XXI.

Version. — Injections antiseptiques. — Absence d'organismes
dans les lochies.

N° 34. Orfe, Léontine, âgée de 19 ans, de bonne constitution. Accouchée avant terme à 6 mois, présentation du tronc.

Version le 10 décembre à 11 h. 1[2 du soir. Le travail a duré dix heures environ, seulement. Il s'est produit une hémorrhagie modérée. L'enfant est très petit.

Il n'existe pas de plaies extérieures et durant le travail on a eu soin de maintenir une compresse phéniquée sur la vulve ; le toucher a été pratiqué à plusieurs fois avec les précautions ordinaires. Injections vaginales avec la solution au 40°, répétées trois fois après l'opération.

Pas de fièvre. Température normale. P. 62.

Le 11. Les lochies sont rouges sanglantes sans odeur. Examinées par M. Pasteur, dans son laboratoire elles paraissent constituées principlement : 1° *par des globules rouges et quelques globules blancs granuleux* ; 2° *par des cellules épithéliales dont les unes sont homogènes et transparentes et les autres infiltrées de microbes, granuleuses ;* 3° *des amas de granulations immobiles et des granulations mobiles sur place. Pas d'organismes.*

Les suites de couches n'ont été marquées par aucun phénomène morbide.

Le 16. Les seins sont un peu douloureux par le fait de quelques crevasses occasionnées par la succion ; il n'y a pas eu de fièvre du tout au moment de la montée laiteuse, qui était complète le troisième jour après l'accouchement.

Les lochies ont été examinées le 14 et le 16 ; à la fin seulement et alors qu'elles étaient à peu près supprimées (16 décembre), elles contenaient de très rares organismes en points doubles ; elles n'ont jamais été le moins du monde odorantes.

Sortie le 19.

N. B. — Je prends cette observation au hasard parmi beaucoup d'autres semblables. Il résulte d'une statistique que je rappelle plus loin que la mortalité est plus faible chez les opérées que chez les femmes accouchées naturellement. On verra à quelle circonstance on peut rapporter ce résultat, qui paraît paradoxal au premier abord.

J'ai tenu à citer, je le répète, quelques observations dont la lecture servira à montrer dans quelles mesures s'affirment les différences dans la composition des lochies chez les femmes malades et chez les femmes bien portantes. Il est également facile de voir que je n'ai enregistré que des résultats précis, notant avec soin l'existence d'une quantité inappréciable d'organismes, et tenant compte des scrupules que m'inspirait parfois l'insuffisance d'un examen comme l'examen microscopique, dès qu'il s'agit d'études aussi délicates.

Pour arriver à des conclusions précises, il fallait découvrir de gros faits, tels que l'absence de microbes dans les lochies des femmes saines et leur abondance extrême dans celles des accouchées malades. Ce ne sont pas les résultats obtenus, mais les quelques explications qui vont suivre feront, je pense, la lumière sur ce desideratum sans importance.

Je tiens auparavant à dire que mes observations ont porté sur *cent huit* femmes et, qu'en tenant compte du nombre des examens pratiqués à diverses reprises sur certaines d'entre elles, c'est sur *deux cents* faits environ que je base mes conclusions.

Il est assez rare que les lochies des femmes bien portantes ne renferment pas de microbes à un moment donné, C'est un fait accidentel qui trouve son explication dans ce que j'ai dit au début de ce chapitre.

Il est un organisme dont l'apparition est presque constante, c'est le *pyogénique*, que M. Pasteur considère comme special à la formation du pus. Ce vibrion est formé de deux points très nettement limités et réunis pour constituer un couple que j'ai souvent représenté dans la planche que j'ai annexée à ce paragraphe. Il apparaît surtout vers le troisième ou le quatrième jour.

Il est facile de ne le point confondre avec les granulations protéiques, fibrine, graisse, etc., qui remplissent souvent le champ du microscope : tandis que ces granulations toujours très réfringentes sont immobiles suivant uniquement l'impulsion d'un courant liquide ou ne sont animées que d'un mouvement sur place, le point double est plus mat, et jouit d'une mobilité toute autonomique. Il se déplace dans divers sens, et même dans un sens inverse de celui du courant liquide qui entraîne les particules inertes de la préparation.

Il suffit de nettoyer le champ microscopique avec une goutte d'une solution de potasse pour voir les couples de points se rassembler au centre de la lamelle et continuer leur évolution, tandis que les granulations corpusculeuses ont disparu. C'est ce microbe que certains auteurs appellent encore *diplo-coccus*, reservant le nom de *monococcus* plus particulièrement aux grains vivants isolés. D'autres confondent le point, le couple et la série de points ou *chapelet* sous le terme unique de *micrococcus*.

Les *chapelets*, les bactéries accompagnent parfois le micrococcus en point double. Il faudrait se livrer à un travail

Doléris.   7

énorme pour retrouver dans les variétés morphologiques qui se présentent l'organisme nuisible, et le distinguer des bactéries dont l'action est indifférente.

Il est un autre microbe dont la ressemblance avec le micrococcus, est grande. Le seul caractère qui les différencie est le volume. Ce microbe est triple ou quadruple, comme grosseur, du point double ordinaire ; il est aussi plus brillant. Comme lui d'ailleurs il se réunit par deux, trois, quatre, rarement davantage. Il n'arrive pas à constituer de véritables chapelets. Je crois qu'il doit être considéré comme appartenant à une variété dont les effets sont malins. Je ne l'ai guère rencontré que chez des femmes très malades, et quelquefois à l'autopsie dans le liquide des lymphatiques et du péritoine. Une fois (dans l'observation de M. Bar) cet organisme était contenu dans le sang ; il se multiplia rapidement dans le liquide de culture.

Quoi qu'il en soit de la variété, puisqu'il ne faut pas songer à baser sur la forme un élément de distinction certain, c'est la *quantité* qui fait surtout le danger. Ainsi lorsque les microbes sont rares, la septicémie doit être moins à redouter.

Lorsqu'il sont abondants, le danger est réel.

Je ferai une exception cependant pour un petit vibrion qui fourmille souvent dans la première partie du conduit génital, vibrion aérobie qui se tient à l'entrée du vagin ou sur la vulve en raison même de ses conditions d'existence. Je l'ai représenté. On le trouve parfois chez les femmes les mieux portantes dès le sixième ou le septième jour. J'attribue sa présence à ce que les soins de propreté sont moins soutenus à ce moment-la ; la femme se lève, s'expose à des contacts impurs qui d'ailleurs sont moins à craindre dans leurs conséquences.

La deuxième question au point de vue du danger, en effet, c'est le *moment* de la présence des organismes.

Le sixième ou le septième jour, les risques sont bien moindres, parce que les vaisseaux sont bien fermés; la plaie utérine est détergée, et le travail de réparation de la muqueuse débarrassée des parties nécrobiosées marche régulièrement, souvent même énergiquement, en tout cas avec une vitalité suffisante pour se défendre de l'accès d'un petit nombre d'organismes.

Le deuxième jour, le troisième jour, les dangers sont plus sérieux; les vaisseaux sont mal fermés, et la présence de tissus morts pouvant donner asile aux microbes et leur servir de foyer de multiplication, en sont les raisons principales.

La troisième question est la question de siège. Les organismes aérobies se tiennent à l'extérieur et ne peuvent guère pénétrer jusque dans l'utérus; les anaérobies sont dans des conditions opposées. Si donc on n'examine que l'écoulement extérieur, on peut fort bien être trompé par cette circonstance.

Il faut recueillir les lochies profondément, presque sur le col, s'il est possible, et cela en ayant soin d'écarter les parois du vagin et en se servant d'un long tube effilé.

Quelques femmes dans d'excellentes conditions de milieu n'ont jamais de vibrions dans leurs lochies. A la campagne on doit rencontrer fréquemment des cas de ce genre. Les accouchées se lèvent de très bonne heure, souvent le troisième ou le quatrième jour, les lochies sont peu abondantes.

Dans les maternités, dans les services d'accouchement des hôpitaux, en ville la plupart du temps, un écoulement abondant est la règle, et à un moment donné le flux séro-sanguinolent est remplacé par une véritable suppuration avec présence du microbe en point double. Il s'agirait de savoir si dans les circonstances différentes que je viens de signaler le microbe existe.

J'ai déjà détaillé les observations se rapportant à des accouchées qui n'ont pas eu de *lochies purulentes* et qui n'ont pas eu d'organismes durant la semaine des couches.

Je ne prétends pas que les *lochies blanches* ne puissent, ne doivent même se produire sans la présence des microbes en couple, mais il est bien à supposer, lorsqu'on connaît les qualités de cet organisme, qu'il donne à l'écoulement le veritable caractère *purulent*. Les lochies *blanches*, l'écoulement opalin, muqueux, ou même blanchâtre opaque, pourraient ne contenir que des éléments anatomiques en desquamation : globules blancs, épithéliums, etc.

Les lochies des femmes qui sont malades contiennent des organismes toujours, et elles en contiennent longtemps.

Dans les maternités, où les accidents infectieux sont fréquents, la fétidité de l'écoulement est la règle. Il est vrai qu'on y remédie par des injections intra-vaginales répétées, avec des antiseptiques variés.

Ce qui est vrai aussi, c'est que dans les milieux de cette nature, une femme qui a une plaie extérieure, pour peu qu'elle manque de soins suffisants, a rapidement de la fétidité. Celles qui ont été longtemps en travail, celles qui ont été frequemments examinées ou qui ont subi quelque opération ; celles qui conservent longtemps de gros caillots dans l'utérus ont encore de la fétidité d'une façon presque absolue. Que dis-je ? Dans ces mêmes services, les deux tiers des femmes sont malades dès le troisième ou quatrième jour après l'accouchement, non point malades avec des symptômes dangereux et l'on veut, mais elles ont parfois une poussée fébrile précédée d'un léger frisson, sans frisson même, et accompagnée de douleur abdominale plus ou moins intense. Cet état dure une demi-journée et tout se calme par la suite, en apparence du moins. Voilà l'ancienne conception de la fièvre de lait. M. Depaul le répete à satiété : Quand une accouchée a la fièvre, elle commence à s'empoisonner. Ce mot résume admirablement mon opinion, et j'ajouterai : Quand une accouchée a la fièvre, il existe des organismes dans le sang ou dans un point quelconque de l'économie ; cherchez dans l'utérus et vous trouverez des organismes. Souvent vous trouverez aussi de la fétidité, mais il ne faut pas oublier que l'empoisonnement peut avoir lieu sans le concours des germes de la putréfaction. La fétidité, qui indique d'une façon absolue la présence d'organismes, ne prouve pas que les agents de la septicité vraie aient pénétré dans l'utérus. J'ai déjà indiqué le role des microbes de la putréfaction en commençant ; je n'y insiste pas davantage.

En résumé, je ne suis pas de l'avis de Hugh Miller, qui pense que les organismes peuvent se trouver toujours dans les lochies des femmes accouchées, mais comme lui, par exemple, je suis persuadé que le nombre de ces organismes est un élément de pronostic important. M. Pasteur a examiné les lochies de femmes malades et de femmes bien portantes. Il a pu convaincre M. Hervieux que le microbe était bien pour quelque chose dans la différence, puisque les lochies des premières en contenaient des fourmillements, tandis que celles des secondes n'en contenaient pas.

Par la lecture des observations qui précèdent, on pourra voir que l'expérience a été variée d'une autre façon :

l'éxamen des lochies de deux femmes d'apparence à peu près également bonne a montré des oganismes dans certains cas et leur absence dans d'autres. On a présumé que celles de la première catégorie tomberaient malades,ce qui n'a pas manqué d'arriver.

A. **Microbes des lochies chez trois femmes malades.** (Voir Obs. XVIII, XIX et XX).

arberis
s. XVIII.

2ᵉ JOUR

4ᵉ JOUR

6ᵉ JOUR

8ᵉ JOUR

rneloup
s. XIX.

5ᵉ JOUR

8ᵉ JOUR

12ᵉ JOUR

14ᵉ JOUR

15ᵉ JOUR

Morel.
s. XX.

1ᵉ JOUR

4ᵉ JOUR

6ᵉ JOUR

18ᵐ JOUR

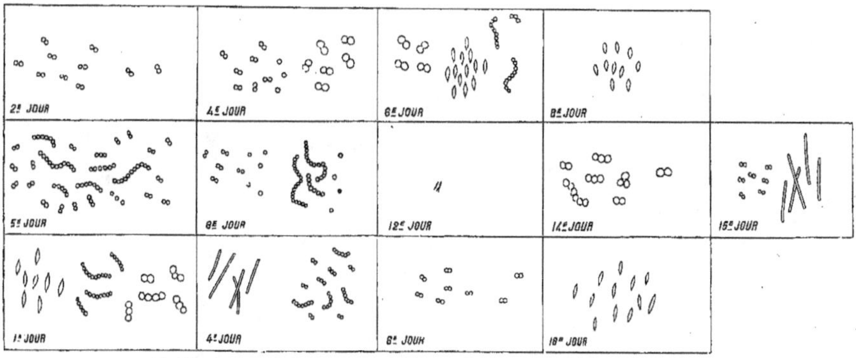

B. **Microbes que l'on rencontre parfois en très petite quantité dans les lochies
des femmes bien portantes.**

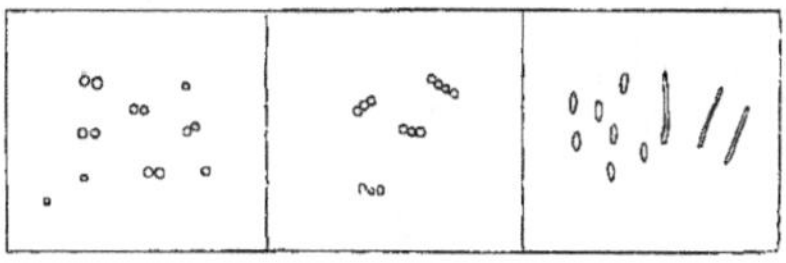

Voies d'introduction des germes infectieux dans l'économie. — Voies de diffusion. — Lésions anatomiques.

Je me trouve maintenant en présence d'un problème relativement facile à résoudre dans le fait essentiel, à savoir la corrélation constante de la présence des microbes avec une transformation pathologique déterminée.

Les auteurs modernes, tous d'accord sur ce point que la maladie est infectieuse, et que les altérations qui en dépendent tirent leur caractère spécial de la nature infectieuse de la cause, n'ont guère été indécis que sur la nature de l'élément infectieux lui-même.

Quelques-uns l'ont considéré comme dépendant du sang et inconnu dans son essence, mais susceptible de déterminer par *action catalytique* l'altération morbide spécifique : c'est l'ancienne interprétation donnée par Liebig aux phénomènes de fermentation et de putréfaction lorsqu'ils se produisaient expérimentalement dans la matière saine, mise en contact avec une parcelle de matière altérée. Cette hypothèse du mouvement de dissociation moléculaire des particules organiques ne pouvait résister à la critique. Elle y a succombé : l'action catalytique a été remplacée par le rôle des ferments vivants.

Du même coup, la théorie de Virchow, de l'action catalytique infectieuse des embolies septiques, s'est vue remplacée par l'action des germes, transportés du foyer primitif dans les foyers secondaires.

De même donc que sans germes, il n'y a pas de putréfaction ; de même on peut dire, avec Otto Weber, Heiberg, Orth, Burdon-Sanderson, Conheim, Koch, Winckel, Ranvier, Klebs, etc., que sans germe, il n'y a point de métastases infectieuses (1).

Pour l'infection puerpérale, le doute ne saurait être admis ; il suffit d'y regarder pour être convaincu. Les recherches de Pasteur, les miennes propres, m'autorisent à considérer le fait comme général, sinon absolu.

Pour arriver jusqu'au foyer secondaire, les germes infectieux ont dû pénétrer d'abord les couches extérieures des tissus et s'infiltrer ensuite dans les voies de diffusion : sang, lymphe, tissu cellulaire.

J'ai donc à étudier successivement :

1° La plaie.

2° Le milieu sanguin avec ses dépendances.

(1) Je n'ai pas voulu, avec intention d'ailleurs, compliquer la question d'un élément de discussion disparu probablement aujourd'hui du terrain scientifique. Je veux parler de l'existence d'un ferment septique soluble, *sepsine*, admis par Panum, Zuelzer, Bergmann, etc., fabriqué peut être par les bactéries, mais pouvant agir isolément dans le sang. Ce ferment soluble analogue à celui que Musculus a découvert dans la fermentation de l'urée, n'a jamais pu être isolé par les auteurs de la théorie. M. Pasteur n'a jamais réussi à le trouver. Je ne pense pas que M. Verneuil, qui l'avait d'abord admis, ait conservé la même opinion à son sujet.

3° Le milieu lymphatique et l'ensemble du système séreux; chemin faisant et à propos de chacun de ces trois éléments principaux de la question, j'envisagerai la pathogénie des lésions.

I.

DE LA PLAIE.

La plaie est d'une importance capitale pour la pénétration des germes morbides et, quand j'ai dit tout à l'heure qu'il n'y avait pas de métastase infectieuse sans germe, je n'ai pas voulu inférer de là que d'une *façon absolue* l'élément infectieux venait de la plaie initiale. D'autres voies sont ouvertes à l'infection qui peuvent donner accès aux microbes et telle lésion *éloignée*, non infectieuse primitivement, le devient à partir du moment où le germe septique vient à son contact, quelle qu'ait été, d'ailleurs, sa porte d'entrée dans l'organisme.

Pour l'instant, je n'envisage que la plaie et ses conséquences immédiates ; ainsi faisant, je reste dans la règle générale des faits.

La solution de continuité constante siège au niveau de l'insertion placentaire. Là existent, en effet, tous les caractères de la plaie, bien que le travail de séparation de l'œuf et de la matière en ait, à l'avance, changé l'aspect et les conditions : tissus exposés, c'est-à-dire dépourvus de la protection d'un vernis épithélial condensé et solide, éléments anatomiques en voie de caducité, vaisseaux ouverts et, par suite, hémorrhagies possibles, exsudations sanguinolentes et séreuses, etc., etc.

D'autres solutions de continuité existent fréquemment, mais d'une manière inconstante : ce sont les déchirures, les contusions amenant des sphacèles partiels, quelquefois de simples érosions. Leur importance est capitale, puisque elles peuvent tout aussi bien donner entrée au poison. Quelques auteurs leur font jouer un grand rôle dans la prépondérance de la maladie chez les primipares. On sait, en effet, que surtout les primipares sont sujettes à ces lésions presque inséparables d'un premier accouchement. Buhl a cité deux cas d'épisioraphie, suivis d'infection, de lymphangite suppurée, péritonite et pleurésie purulentes. Ces faits analogues ne sont pas très rares.

C'est dans l'intérieur souvent et toujours aux dépens de la substance organique provenant de la plaie que les germes se multiplient. Il est facile de voir, dans les grandes cellules épithéliales, les micrococcus en mouvement ; on les voit sortir ou pénétrer. Il suffit d'une pression sur la lamelle du microscope pour les voir se répandre dans la préparation, lorsqu'on examine soit des lochies riches en microbes, soit les détritus qui constituent la pseudo-membrane grisâtre qu'on observe à la surface des plaies dans certaines formes épidémiques. Il existe nombre d'observations relatives à cette particularité désignée sous le nom de forme *diphthéritique de la fièvre puerpérale*. Bien entendu, cette prétendue diphthérie n'existe qu'au niveau des plaies ; elle est l'analogue de la diphthérite chirurgicale. On ne saurait mieux dire qu'en qualifiant le dépôt en question d'*eschare*, car cela en est bien une assurément. Mais elle a une origine spéciale : la destruction des éléments anatomiques par les microbes, souvent des microbes spéciaux. Conheim, dans son grand Traité d'anatomie pathologique, paru en 1877, explique la confluence et la propagation de la lésion par la réunion d'îlots d'abord isolés, nés de bactéries qui finissent par se réunir.

C'est le mode ordinaire de la propagation en surface de la plaie à toute l'étendue des voies génitales. Ce mode est surtout favorisé par les contusions superficielles et les éraillures de la muqueuse.

Au-dessous de la pseudo-membrane, on voit la surface excoriée, irrégulière, saignante, des tissus sous-jacents. Burdon-Sanderson, qui a bien établi ces faits, les invoque en faveur de la théorie de l'absorption plus facile dans ces circonstances, car, loin d'être protégée par une couche vivante, active, granuleuse, proliférante, dont l'effort se manifeste de l'intérieur vers l'extérieur, et dont l'exsudat plastique subit un mouvement vers le dehors, si je puis ainsi parler, la plaie est inerte, torpide, sans protection, tous vaisseaux ouverts, différence bien frappante si on compare ceci à la couche granuleuse d'une plaie vigoureuse.

Si l'extension des lésions est importante, leur marche vers la profondeur ne l'est pas moins ; mais ici j'entre dans le domaine d'altérations nouvelles. La vaginite, la métrite infectieuse ne déterminent point de désordres profonds *sur place* ou du moins ces désordres sont toujours limités à une petite épaisseur du tissu. L'extension est, au contraire, rapide dans le système vasculaire, *veines* et *lymphatiques*.

Auparavant, il est un élément de la question qui me paraît essentiel, c'est la pénétration des germes dans les *conduits tubaires* qui est une forme de la propagation de l'infection en surface.

Depuis longtemps, on a songé à invoquer, pour expliquer la *péritonite*, la continuité de l'inflammation de l'utérus, des trompes et du péritoine. Le pus et les matières septiques, pénétrant de la matrice dans les trompes, passaient, d'après les auteurs auxquels je fais allusion, dans la grande séreuse et y déterminaient une inflammation de même nature.

Cette conception fut plus tard notablement affaiblie par les travaux spéciaux portant sur le rôle des lymphatiques. M. Lucas-Championnière, en démontrant les relations des vaisseaux avec la cavité séreuse péritonéale, arriva à l'assimilation à peu près complète de la péritonite avec une lymphangite métastatique quelconque. Les travaux de M. Verneuil sur ce sujet sont bien connus. On pouvait dès lors comprendre comment, de même qu'une plaie septique du pied par exemple amène des lymphangites à distance, à la cuisse, à la fesse, la lymphangite des vaisseaux utérins amenait une lymphangite péritonéale, en d'autres termes une *péritonite*. Ce sont des faits contre lesquels il n'y a pas à s'inscrire. Cependant, la salpingite n'a-t-elle donc rien à voir dans le mécanisme de cette complication?

Lorsqu'on incise des portions très rapprochées de la trompe à partir de l'utérus, on peut sur chacune des coupes apercevoir l'orifice très petit du conduit tubaire. Parfois on y voit apparaître une gouttelette de pus jaune ou même noirâtre. Toujours on arrive à faire sourdre cette gouttelette lorsqu'on vient à exercer une certaine pression sur l'utérus lui même de façon à déterminer le passage du contenu putride de la matrice dans la trompe.

La coupe microscopique démontre nettement que la muqueuse tubaire a subi une inflammation marquée. J'en ai pratiqué un grand nombre dont je possède encore des préparations.

Parfois enfin la lymphangite est si minime qu'on a de la peine à la découvrir; et il arrive souvent de constater à l'autopsie qu'au niveau d'un gros lymphatique superficiel distendu par du pus, et dont la paroi est très amincie, on n'aperçoit pas trace d'inflammation séreuse, à tel point qu'il faut deviner qu'il y a là un vaisseau lymphatique suppuré. J'ai vu de véritables abcès du volume d'une noix ou d'un petit œuf siéger dans une crypte sous-séreuse rompue sans qu'il y eût la moindre arborisation à sa surface, la moindre adhérence.

J'ai observé encore, tout récemment, un cas de lymphangite suppurée dans la couche péritonéale de l'utérus sans que rien la révélât à l'extérieur. J'en ai montré un semblable l'an dernier à M. Lucas-Championnière, sur une femme morte à Cochin. J'en ai présenté un la même année à la Société anatomique.

Ceci m'amène à croire que la lymphangite n'est pas toujours la cause de la péritonite, quoiqu'elle la produise fréquemment.

Il semble juste en effet d'admettre que la communication directe de la séreuse avec l'utérus a pour résultat dans certains cas la pénétration des liquides septiques dans la cavité péritonéale; d'autant plus que les organismes mettent toujours un certain temps à traverser la paroi vasculaire et le tissu qui la sépare de la couche sous-épithéliale.

A plus forte raison lorsqu'il n'existe pas de lymphangite superficielle.

Une expérience bien simple pouvait juger la question : je l'ai répétée maintes fois. J'ai toujours rencontré des organismes dans les différentes portions de la trompe. M. Pasteur a pris à Cochin du liquide contenu dans l'intérieur du conduit tubaire : ce liquide ensemencé a reproduit constamment le microbe trouvé dans le péritoine.

Je conclus de ces faits, à la réalité du mécanisme de la péritonite au moyen de la propagation par la trompe. Seulement il est difficile de savoir dans quelle mesure ce mécanisme agit, par rapport à la lymphangite; s'il est exclusif à quelques cas, à la *métro-péritonite* localisée, par exemple ; à ceux, en un mot, où toute la maladie est dans la lésion locale, et où la réaction générale ne s'affirme par aucun phénomène qui accuse l'infection de tout l'organisme.

Ce sont là des faits à élucider, et dont la solution est pour le moment impossible : en tout cas, elle me paraît d'une extrême difficulté,

II.

DU MILIEU SANGUIN ET DE SES DÉPENDANCES.

Le premier phénomène qui s'observe dans les vaisseaux utérins après l'accouchement est la *thrombose*. On l'observe même dans certains petits capillaires avant la délivrance. Ce n'est donc jusque-là qu'un fait physiologique.

Si une cause dépendant de la constitution du sang ou de l'influence locale de la plaie sur l'extrémité des caillots ou encore du voisinage des lymphatiques malades, cause variable souvent difficile à dégager pour chaque cas particulier, vient à exercer son action, on voit alors apparaître des oblitérations veineuses étendues. Ces thromboses dépassent l'utérus, gagnent le plexus utéro-ovarien, parfois les troncs, et simultanément on peut assister à des obstructions veineuses dans les membres. Ces faits sont bien connus.

Mais ce qui l'est moins, c'est la relation qui existe entre

la coagulation sanguine et l'inflammation de la paroi des veines.

Je ne veux pourtant pas m'étendre sur ce point. Ce qui m'importe, c'est d'établir que certaines obstructions de ce genre sont amenées par une altération primitive du sang ; c'est de démontrer que dans la forme pyohémique de l'infection puerpérale, les thrombus contiennent des germes introduits dans le sang par la plaie ; que cette particularité détermine toujours l'inflammation de la paroi veineuse, la *phlébite* ; qu'enfin la suppuration du caillot est encore sous la même dependance, encore qu'elle puisse avoir une autre origine.

Lorsqu'on étudie avec soin les altérations qui siègent à l'intérieur des veines, dans leur paroi, ou autour de ces parois, on constate que deux éléments surtout sont atteints dans les troncs de quelque dimension : ce sont l'*endothélium* et *la gaine*.

Les lésions de l'endothélium répondent aux lésions bien connues de la phlébite interne. Elles sont parfaitement exposées dans la thèse d'agrégation de M. Troisier, 1880 ; je n'y insiste pas. Un seul point était important à dégager : c'est l'existence d'*organismes microscopiques*.

On peut dire que la présence de micrococcus dans la paroi endothéliale des veines enflammées est la règle dans la phlébite infectieuse puerpérale, comme on peut dire que leur présence est également la règle dans l'endocardite ulcéreuse au niveau des pertes de substance de l'endocarde. J'ai cité des noms, à ce propos ; je n'y reviendrai pas. Pour Conheim, je dois cependant l'ajouter, ce fait est *article de foi*.

On trouve les microbes sous forme de petits points analogues à un sable fin, infiltrant la paroi vasculaire, la soulevant et dessinant un semis de petits nodules, miliaires et submiliaires. Leur coloration est généralement foncée, bleuâtre ou grisâtre. J'ai jugé à propos de dessiner une lésion de ce genre pour en donner une idée précise.

Le caillot baigne souvent dans un liquide puriforme, ou bien il est simplement séparé de la paroi par une nappe mince demi-solide, contenant des micrococcus en abondance, et le coagulum miné par les organismes n'adhère point à la veine ; sa surface est irrégulière, il y a un étranglement à ce niveau.

Parfois la suppuration débute en plein centre du caillot et on trouve souvent des chapelets de petits abcès échelonnés sur la longueur de la veine.

Cette disposition est d'un enseignement précieux à mon avis. Elle me paraît démontrer que la suppuration, ou plutôt la cause de la suppuration du caillot, est dans le sang et non point dans la plaie.

Qu'arrive-t-il, en effet ? Rarement on trouve du pus dans les veines de l'utérus. On ne commence guère à en trouver qu'au niveau du plexus utéro-ovarien, dans les veines qui avoisinent l'ovaire, dans celles qui plongent au milieu de la substance médullaire. Il peut même arriver qu'on trouve là un gros tronc ouvert, bouché par un caillot, et disséqué dans une cavité putride, dernier vestige de la pulpe ovarique.

Toujours on trouve de la suppuration vers l'extrémité centrale du caillot, ce qui me fait supposer que ces couches purulentes successives étagées dans le coagulum sont le fait de dépôts également successifs de micrococcus venant de la masse du sang. Leur présence en quantité considérable enflamme la paroi au-dessus du point d'arrêt de la phlébite préexistante et dans une hauteur variable. La coagulation fibrineuse vient ensuite pour quelque temps former un obstacle au développement des micrococcus enfermés de la sorte entre deux bouchons fibrineux. Les lésions suppuratives ultérieures provoquées par leur présence dominent la résistance du caillot qui se détache: l'embolus est créé. Or je ferai encore remarquer ceci. Dans la pyohémie avec phlébite, les abcès métastatiques se produisent pour ainsi dire *par séries*: il y a les séries du début, lorsque l'infection du sang à son début est aussi à son maximum; il y a les séries de la fin, celles qui terminent la scène par une recrudescence de l'infection. *Chaque caillot qui se détache on peut le dire, avec raison, je crois, ouvre un abcès dans le sang*, et qui plus est unabcès infectieux. La réaction est immédiate et intense: tout le monde le sait.

Quelle autre explication pourrait être invoquée de la suppuration des caillots?

L'infection initiale de l'extrémité utérine? Soit, mais si parfois on trouve en effet un grumeau de pus, à l'origine périphérique du caillot, il n'est pas rare de suivre celui-ci pendant un trajet de dix, douze centimètres, plus ou moins suivant les cas, et de le trouver intact, fibrineux, dur, parfois en voie avancée d'organisation, ne différant en rien d'une coagulation dépendant d'une obstruction mécanique. Si on examine la paroi, aussi bien que le caillot lui-même, on ne trouve pas un microbe. J'ai pratiqué de ces examens par douzaines: j'ai ensemencé des parcelles de caillots dans ces conditions et je n'ai rien obtenu de la culture, tandis que si je détachais seulement une particule microscopique du coagulum plus récent, j'obtenais par l'ensemencement des myriades d'organismes semblables à ceux que contenait aussi le sang.

Doléris.	8

Dira-t-on que ce sont les collatérales qui amènent aux différents niveaux du caillot des éléments infectieux qui y vont ensuite pulluler ?

La raison serait mal choisie, puisqu'il n'y a pas de collatérale au tronc principal utéro-ovarien et que c'est là précisément que s'observent les séries successives de petits abcès.

N'est-ce point aussi le courant lymphatique péri-vasculaire qui favorise la pénétration des organismes du vaisseau veineux dans le vaisseau sanguin ? Je m'explique. Supposons qu'il n'existe que de la lymphangite des gros troncs comme cela peut s'observer : les micrococcus voyagent lentement dans ces troncs, et côtoient dans leur ascension les troncs veineux, il s'ensuit l'ensemble des lésions de la *périphlébite*, deuxième élément important auquel je faisais allusion tout à l'heure en parlant de la gaine veineuse.

Au niveau de l'ovaire le fait est loin d'être rare, on trouve souvent un peu de phlébite aux environs d'un lymphatique suppuré. Le plus souvent on trouve dans l'infiltration épaisse qui fait de la veine de l'artère des troncs lymphatiques utéro-ovariens une masse compacte, comme lardacée, des petits foyers suppurés soit autour d'un petit vaisseau veineux, soit dans son intérieur. Mais je n'ai jamais observé dans l'ensemble des lésions de la paroiveineuse un fait qui dénote la pénétration des éléments contenus dans le pus extérieur à travers cette même paroi jusque dans l'intérieur de la veine et autour du caillot.

Les abcès *périphlébitiques* sont des abcès produits plutôt par un phénomène inverse ; les microbes traversent une paroi altérée comme dans une de mes observations, où il s'agit d'une femme qui avait des varices très anciennes et très volumineuses, et de leur migration à l'extérieur résulte la formation de ces abcès.

Or ils existaient déjà dans le caillot primitivement puisque, j'ai eu la démonstration complète de ces circonstances, par l'autopsie, le thrombus était suppuré depuis longtemps, la coagulation avait précédé les abcès et se reliait au système veineux pelvien par un caillot continu dans tout l'appareil circulatoire veineux du membre.

Le pus des veines, celui des abcès périphlébitiques contenaient tous deux le même organisme. Le sang de la circulation périphérique du membre et le tissu cellulaire n'en contenaient pas.

Je résume pour en finir. La formation primitive du caillot est physiologique lorsqu'elle se fait dans l'utérus, seulement; mais lorsque les voies collatérales s'obstruent également et que cette obstruction s'étend aux veines des membres, des raisons nouvelles ont surgi — tendance à la coagulation; (on risquerait beaucoup à nier cette cause, qui explique la thombose précédant la phlébite) — altération de l'endothélium analogue à l'endocardite, qui explique la phlébite précédant la coagulation : c'est le fait de certaines constitutions prédisposées ou de certaines lésions locales, athérome, varices, etc.; mais c'est surtout le fait de colonnes de micrococcus fixés sur la paroi ou dans la paroi de l'endothélium.

La suppuration du caillot à moins qu'elle ne soit hâtive, contemporaine par conséquent de l'infection à la surface de la plaie, est plus tardive, car elle a sa source dans la migration continue dans le sang des microbes infectieux.

La loi du développement de ces organismes, loi impossible à nier, c'est la condition d'un repos *absolu ou relatif.* Dans le sang en mouvement ils ne se multiplient pas; il me paraît même avéré qu'ils y périssent le plus souvent, et si rien ne favorise la formation du caillot dans les veines tout se borne à la *lésion hématique* : de là ces dyscrasies profondes, ces anémies qu'on pourrait appeler pernicieuses au même titre que bien d'autres, dont les malades mettent un très long temps à se relever.

Le principal résultat donc de l'entraînement des microbes dans le sang lorsque leur abondance n'y est pas excessive, c'est la cachexie spéciale sur laquelle je reviendrai.

Dans les conditions spéciales déjà énumérées, c'est la *thrombose*, la *phlébite*, l'endocardite, les embolies.

Je resterai court sur l'embolie, aussi bien la question est-elle parfaitement connue.

A l'embolie succède l'infarctus. Je n'ai qu'un mot à dire. Il est évident que les matériaux de l'embolie viennent du sang. Or les matériaux se reproduisent dans l'infarctus qui suppure si l'embolie est simplement pyogénique ou qui devient putride si l'embolie est septique.

La démonstration du fait est simple. Sa preuve est dans l'examen du contenu des infarctus.

Cet examen pratiqué nombre de fois m'a montré toujours des organismes. Dans les infarctus putrides j'ai trouvé des bactéries septiques associés aux microbes en points ou en chapelets ; les infarctus purulents, ou en voie de suppuration, ne contenaient que le micrococcus ou les chapelets.

Il est à supposer même que, vu la texture de la membrane purulente qui tapisse la paroi de l'infarctus putride, et d'après ce que l'on sait de l'organisme pyogénique, les micrococcus aérobies forment autour du foyer une membrane isolante qui permet un énorme accroissement des bactéries anaérobies qui restent mobiles dans le liquide putride. En effet la paroi molle en question n'est, autant dire, qu'un enchevêtrement de chapelets et de points.

Le mécanisme de l'infarctus a été expliquée par Koch dans ses expériences sur la septicémie des souris et des cobayes. Il pense que *le micrococcus pyohémique* agglutine les globules rouges et les fixe dans un fin capillaire ; de là un bouchon qui s'accroît par la multiplication du microbe qui s'est désormais assuré un terrain solide pour son développement, migration des microbes dans les vaisseaux de la région oblitérée, propagation à la surface de l'organe (Heiberg), cellulite secondaire, péritonite, pleurésie, méningite.

Ce mécanisme de la pleurésie et de la méningite est au moins contestable dans des cas où il n'existe pas un seul infarctus mais il est réel dans la plupart des autres cas. Je citerai à ce propos les travaux concluants de Chamberlain, Walke et Frankl sur les embolies cérébrales et pulmonaires et celui de Mackdonald sur la pleuro-pneumonie. Les embolies pulmonaires et rénales sont les plus fréquentes. Parfois la phlébite occupe la choroïde (panophthalmie purulente) j'en cite deux cas fort intéressants ; parfois encore elle occupe la peau et on observe alors de petites apoplexies capillaires cutanées, j'en cite également des cas : la teinte de l'infarctus est livide, il peut aller jusqu'à la formation d'un abcès. Mais il faut considérer que ce phénomène appartient aux cas très graves et que la mort survient souvent avant la suppuration.

Je n'ai pas eu l'intention de faire l'histoire des lésions emboliques, des infarctus et des phlegmasies qui s'en suivent. J'ai voulu les montrer comme relevant de la lésion infectieuse initiale et reproduisant le germe morbide primitif : les observations fort détaillées et suivies d'expériences, qui font l'objet du paragraphe suivant sont autant de documents à l'appui de mes assertions. Je n'avais donc ici qu'à résumer des résultats. J'ai cité à leur endroit le témoignage d'auteurs compétents. Les faits que j'ai observés sont en harmonie avec les leurs, bien que parfois l'interprétation diffère ; *mais la condition sine qua non*, l'élément constant de ces lésions, *le corpus delicti* n'est pas à mettre en discussion. Assurément je n'irai pas jusqu'à dire avec Conheim que les bactéries altèrent et finissent par détruire la paroi des vaisseaux pour se répandre à l'extérieur ; c'est là d'après lui l'interprétation de la suppuration et des infarctus dans les maladies infectieuses. Je crois à quelque chose d'analogue mais je ne puis rien affirmer n'ayant pas saisi le phénomène sur le fait. L'endocardite ulcéreuse et les expériences d'Heiberg et de Koch donnent d'ailleurs beaucoup de crédit à cette hypothèse.

La lésion hématique est d'une extrême importance, puisque parfois elle fait tous les frais de la maladie, et même de la mort. Et d'abord je distingue. La septicémie peut n'être caractérisée que par des lésions inappréciables mais toujours il existe une altération du sang, évidente, facile à découvrir. Néanmoins il est une septicémie lente, une pyohémie, si l'on veut (ce mot répond à l'ancienne idée et je n'en ai pas de meilleur à mettre à la place), bien différente de la première. Celle-là tue, celle-ci se termine rarement par la mort lorsqu'elle n'est pas compliquée de phlébite ou de lymphangite appréciables. La première apparaît dans les épidémies sévères, la deuxième est fréquente en tout temps et atteint beaucoup d'accouchées des hôpitaux dont la maladie évolue lentement après leur sortie, et elle se termine souvent, mais dans des délais variables, par des accidents, soit locaux, soit éloignés. La source de ces accidents est parfois peu commode à démontrer. Il est cependant bien difficileen bonne clinique, lorsqu'on voit cinq, six semaines aprèsun accouchement ou un avortement, souvent plus tard encore, survenir de la métrite, de la périmétrite, une pleurésie, une arthrite, etc., de ne point songer à l'accouchement récent, surtout lorsque la malade accuse par son facies, son état de faiblesse et d'amaigrissement, son allure languissante, etc., un trouble organique profond qui n'a pas cessé d'exister depuis le moment de ses couches. On peut dire qu'il y avait une épine dans l'utérus, si minime fût-elle qui servait de foyer d'alimentation à la dyscrasie sanguine.

La septicémie vraie, celle qui foudroie presque dès le début de la maladie, ne se caractérise par l'apparition *dans le sang* d'organismes vivants qu'aux dernières périodes de la vie, parfois même après la mort seulement. L'organisme de cette variété de forme est multiple : il est constitué par des éléments allongés, minces, cylindriques, remuants, qui fourmillent dans les tissus, les lymphatiques, le péritoine dès avant la mort, Le sang ne leur permet l'entrée que tardivement. Ces *bactéries* de nature septique peuvent prendre d'autres formes encore ; j'en ai dessiné un certain nombre. (Pl. I).

Le sang qui les renferme est caillebotté, poisseux, analogue à de la gelée de groseille mal cuite ; parfois il est noirâtre : c'est lorsque la mort a été très rapide, chez les animaux en expérience, par exemple.

Les lésions hématiques consistent en une altération extrême des globules : déformation, perte du pouvoir respiratoire de l'hémoglobine, qui tombe au-dessous de la moitié de la normale, mais on n'observe pas réellement une diminution notable des hématies, pas plus qu'une augmentation des leucocythes. La forme étoilée de certains globules rouges, leur tendance à adhérer entre eux et à se réunir par groupes, les a fait considérer par Orth comme des microbes, malgré l'opinion de Riess, qui soutenait avoir affaire à des globules déformés. Cette erreur a besoin d'une explication ; j'essaierai de la donner en finissant.

Partout où le sang circule, c'est-à-dire dans toute l'économie, le sang transporte les bactéries, et partout il peut se produire dans les tissus des lésions en rapport avec l'existence de ces microbes. J'ai déjà dit que le mouvement sanguin paraît gêner notablement leur développement, et de même que cette raison explique que certains microbes aient de la tendance à se réunir dans les capillaires lorsqu'ils se trouvent en assez grande quantité, pour y constituer un thrombus, de même elle explique les apoplexies, les stases capillaires, l'issue à l'extérieur des bactéries cylindriques dans la septicémie rapide. De là des lésions qui restent à la période initiale, ecchymoses, hémorrhagies dans le tissu cellulaire, les organes et les muscles. Ces lésions n'arrivent à la suppuration que dans des circonstances spéciales ; il semble nécessaire qu'il s'ajoute à la bactérie un microbe particulier dont j'ai parlé déjà, le micrococcus et qu'il faille à la maladie une certaine durée.

La septicémie vraie, rapide, foudroyante parfois dans sa marche, est rare, mais elle a pu se rencontrer. Ainsi s'expliquent les nécropsies négatives en apparence; mais comme le disait fort bien M. le professeur Depaul, si les lésions manquent, l'altération du sang est visible, incontestable, *elle fait toute la maladie.*

Elle peut apparaître dans le cours d'une forme moins grave. Elle peut apparaître à la fin d'une forme atténuée

Que faut-il pour cela ? Que le microbe septique en bâtonnet, celui que je considère comme réellement *septique*, d'après Pasteur, trouve dans le sang un milieu approprié. Ici il serait difficile d'être positif. Mais il est à croire que la condition nécessaire à cela est double : 1° *anoxémie*, puisque la bactérie paraît ne pas pouvoir se développer dans l'oxygène ; 2° *foyer générateur en dehors du sang*. Or si d'une part l'anoxémie relative peut être amenée par l'action d'autres microbes, *acrobies ceux-là*, d'autre part certaines circonstances l'amènent fatalement : la période agonique est dans ce cas. On comprend alors que dans un organisme déjà infiltré des bactéries de la septicémie à un tel point que les organes, les tissus, le cerveau surtout sont mis hors d'état de fonctionner, les bactéries s'emparent du sang aussitôt que le milieu leur convient, c'est-à-dire lorsque les globules ont subi l'altération spéciale suffisante, par l'arrêt ou le trouble de l'hématopoïèse et de la respiration. Où donc étaient les bactéries jusqu'au moment de leur pénétration dans le sang ? Elles étaient, nous dit l'expérience, *dans le système lymphatique*, et c'est dans ce milieu dont le réseau immense s'étend partout, qu'elles travaillaient à la déchéance rapide des tissus et des organes et se préparaient l'accès du sang. Je considère donc la lésion lymphatique *comme primitive*, et de cette façon seulement la théorie est concevable. M. Despine a donc tort de regarder la septicémie comme d'origine sanguine initiale, et Playfair le lui reproche avec raison. Je donnerai un résumé de ce qui me paraît ressortir de ces circonstances difficiles à analyser et à concilier, lorsque j'aurai achevé l'étude de la lésion hématique et de la lésion *lymphatique*.

Dans une forme atténuée de la septicémie, le sang contient toujours des microbes ; on peut aller jusqu'à être absolu sur ce point : c'est dans la forme *ordinaire, suppurative*. Dans cette forme, l'altération dyscrasique du sang est lente et elle s'opère par le fait d'un organisme spécial au point qu'on a pu le croire *spécifique* : c'est le micrococcus, dont la forme la plus parfaite est représentée par *le chapelet de grains*.

Il n'est pas toujours dans tel ou tel point du système circulatoire : on a pu voir que sa tendance était plutôt de s'arrêter dans les vaisseaux de fin calibre, que de voyager ; mais pour peu qu'on multiplie les recherches on est certain de le rencontrer ici ou là, sinon à un moment donné, certainement à un autre, surtout après un frisson. Il m'est arrivé de n'obtenir d'organismes que deux fois sur cinq chez une malade qui avait des infarctus nombreux ; on comprendra combien cette cause d'erreur basée sur un seul examen qui serait négatif est explicable quand on songe qu'on se contente, pour ce genre de recherches pendant la vie, d'obtenir une gouttelette insignifiante au moyen d'une piqûre d'épingle. Et bien, malgré cela, les résultats sont souvent positifs. Après la *mort, ils le sont d'une façon constante ;* même une, deux heures après, seulement il faut prendre la précaution de piquer une veine assez grosse.

Il ne faut pas oublier que dans la forme *phlébitique*, avec thrombus, la présence des chapelets n'est pas la règle. Il faudrait donc inférer de là que les chapelets n'ont point les propriétés adhésives spéciales que possèdent les micrococcus, mis en mouvement, après avoir opéré leur multiplication dans le sang lui-même à l'intérieur du caillot. En d'autres termes, je veux dire qu'on doit trouver dans le sang des micrococcus très ressemblants comme forme dont l'origine est différente à un moment donné. Primitivement ils pénètrent tous par les lymphatiques dans le sang, et ils peuvent, s'ils trouvent réunies dans les veines les conditions nécessaires, déterminer de la phlébite suppurative, d'où infarctus, etc.; mais ceci est rare et le plus souvent je le répète les microbes passent du système lymphatique dans le sang, d'une façon continue, sans déterminer d'autre lésion qu'une altération plus ou moins profonde des globules.

Cette altération est lente. Isolée des lésions inflammatoires du système séreux, péritonite, pleurésie purulente, arthrites, méningite, etc., elle peut ou même doit guérir par la thérapeutique appropriée. Malheureusement la lésion lymphatique qui lui a donné naissance tue sans le concours de la lésion hématique par le fait de son extension, ou plutôt l'extension de la lésion lymphatique accroît dans une proportion directe l'introduction des microbes dans le système sanguin, et la mort s'ensuit fatalement.

Mais si l'on pouvait supposer un point très *limité* de lymphangite utérine ou péri-utérine (j'ai déjà fait allusion à ce cas), qui serait l'origine de la lésion du sang, on assisterait alors à une forme de *pyohémie* lente sans abcès métastatiques, sans tumeur bien évidente, sans péritonite ni autre complication du côté du système séreux, mais avec l'état général propre à ces intoxications, cliniquement faciles à reconnaître.

De la forme que j'ai appelée *ordinaire* à celle-ci il n'y a guère qu'une différence : la première se termine souvent par des lésions étrangères au milieu sanguin ; la seconde est toute dans l'*anémie*, la *dyscrasie spéciale* et la *pyohémie*.

Dans les deux cas les globules ont diminué énormément

en nombre : le sang est presque incolore, le nombre des leucocythes est très augmenté. Ce sont des faits bien connus..

Mais qu'est-ce donc que la déformation de certaines hématies que l'on observe dans ces circonstances ? Je ne puis m'empêcher de songer à l'erreur bien évidente de Orth à ce propos. Les corps qu'il a dépeintes sont simplement des globules ayant pris la forme étoilée ; on en rencontre de formes différentes, que j'ai peintes dans plusieurs de mes examens où on les retrouvera. Le point important, c'est de savoir à quoi sont dues ces déformations. Je sais bien que c'est souvent un phénomène physique, dépendant de la segmentation ou de la dessiccation du protoplasma que l'on rencontre dans le sang le plus normal, mais il faut bien faire une différence entre ce fait et celui d'une déformation de ce genre, portant sur un grand nombre de globules à la fois, et préexistant dans le sang en circulation. En d'autres termes, ce phénomène de segmentation, précédé de la forme crénelée, étirée, en châtaigne, etc., a-t-il parfois sa raison d'être dans l'existence de micrococcus très-petits dans l'intérieur du globule ? Je le crois, et je ne pense pas que la chose paraisse choquante quand on songe qu'enfin il faut bien une cause à l'appauvrissement progressif du sang.

Expérimentalement, la démonstration me paraît faite. Il suffit de placer dans la chambre humide du sang frais de grenouille et d'y introduire ensuite des micrococcus, des couples de points, par exemple. On verra se produire, quoique le milieu reste parfaitement liquide, la décoloration des hématies, puis la pénétration des microbes, l'aspect crénelé, *hérissé* des globules et la sortie des organismes dès que le milieu nutritif paraît épuisé. Mais leur

nombre s'est multiplié étonnamment au dépens de l'hémoglobine, et lorsque sous l'influence de leurs efforts, la
dissociation du globule s'opère, il ne reste rien ou à peu
près rien de l'hématie. Parfois le globule se découronne
simplement, et il persiste un globulin qui ne se segmente
pas.

Je ne veux pas m'étendre sur des phénomènes qu'il faudrait saisir sur le fait, en dehors de l'*expérience*, c'est-à-
dire dans le sang des malades. Je ne veux pas en faire l'objet d'une description générale. J'ai longuement décrit pour
chaque observation particulière ce que j'ai vu. J'ai donné
des détails minutieux ; il suffira de s'y reporter pour juger
ce que cette opinion peut avoir de valeur. Sans avoir de
conviction assurée à cet égard, je ne puis m'empêcher de
me rendre aux faits d'expérimentation et de trouver au
moins rationnel qu'à un phénomène, l'*aglobulie*, corrélatif
de la présence des microbes dans le sang, il faille une cause
nécessaire. Cette cause, j'ai cru l'avoir prise sur le fait
dans bien des cas ; je livre mes résultats et mon appréciation à la critique.

Quant à la nature de l'organisme, elle diffère dans les
deux cas que j'ai essayé de séparer.

Lorsque la lésion lymphatique coexiste et se développe
progressivement (forme ordinaire, suppurative), la culture
des micrococcus du sang donne naissance presque constamment à des longs chapelets de grains, en tout semblables à ceux contenus dans les lymphatiques ; parfois à des
bactéries cylindriques.

Lorsque la lésion hématique existe seule, la culture ne
donne que des micrococcus en colonies, en groupes irréguliers ou en couples, mais leur organisation, modifiée,

peut-être, par le séjour dans le sang, n'arrive pas à la forme en chapelets qui est une forme déjà très organisée.

Lorsque la lésion hématique s'accompagne de phlébite (1) et d'infarctus, la forme presque constante est le point en couple, la culture le donne immédiatement en quantités énormes au point qu'il semble qu'on ait pu faire du pus artificiel par la simple multiplication de l'organisme qui lui donne habituellement naissance dans un bon milieu de culture. L'organisation en chapelet est plus tardive ou elle peut même manquer.

J'ai séparé mes observations de manière à faciliter les recherches. On verra, à propos de chaque forme, revenir la description correspondante. (J'ai annexé des planches à ces descriptions.)

III.

DU MILIEU LYMPHATIQUE ET DE SES DÉPENDANCES.

Je ne serai pas aussi long sur ce paragraphe que je l'ai été sur celui qui précède, car les discussions nécessitées par les faits déjà exposés m'ont amené à parler beaucoup du rôle des lymphatiques.

Il est simple à établir sur les faits connus depuis longtemps. Or, je n'ai rien à y ajouter, si ce n'est ce qui a trait aux microbes.

(1) Je dois à l'obligeance de M. Dérignac, mon excellent collègue, d'avoir pu cultiver pendant la vie et après la mort du sang d'un malade mort avec de la phlébite et de la pyohémie dans le service de M. le professeur Richet. J'ai obtenu un microbe en tout analogue à celui que m'ont fourni les cultures du sang dans la forme identique de la pyohémie puerpérale.

L'absorption à la surface de l'utérus s'explique par ce fait, que l'on n'a pas fait assez ressortir, je crois : C'est que tout concourt, après l'accouchement, à faire prédominer l'action absorbante des lymphatiques. Lorsque cet organe se contracte, il ferme les branches intra-pariétales, c'est vrai, mais il ouvre larges et béantes les voies de la couche sous-péritonéale; les lymphatiques, réseaux sous-séreux et gros troncs, sont situés surtout à ce niveau.

Les organismes y affluent et y pullulent; de là : thromboses lymphatiques.

Par continuité du système avec les membranes séreuses, avec les ganglions, et avec tout le reste de l'appareil lymphatique, le tissu cellulaire compris, le transport de colonies d'organismes rayonnant d'abord au plus près, mais s'étendant ensuite jusque dans les points les plus éloignés, se fait d'une façon continue, parfois bizarre. Aucune loi ne préside réellement à la distribution du germe morbide : phlegmons du tissu cellulaire pelvien ; adéno-phlegmon pelvien, péri-uterin, iliaque ; péritonite et pleurésies concomitantes, pleurésie purulente isolée, sans péritonite qui montre nettement le passage des microbes d'une séreuse dans l'autre par des voies appréciables à la vue, méningite, presque constante ; arthrites de voisinage : symphyse, hanche ; et puis enfin toutes les métastases lymphatiques éloignées (celles-ci surtout sont intéressantes par leur variabilité extrême), tel est l'ensemble des lésions dans le système séreux.

Les métastases articulaires sont assez fréquentes. Elles peuvent exister concurremment à la forme pyohémique, et cela est même assez fréquent, mais je ne sache pas qu'il existe de règle à cet égard. Ce qui est bien certain, c'est que chaque fois que j'ai examiné le pus d'une articulation suppurée, j'y ai découvert des myriades d'organismes que la culture a reproduits.

Le rôle des veines peut être invoqué pour expliquer certains de ces cas, mais, le plus souvent, comme je l'ai déjà dit, on n'a pas de peine à trouver avec de la phlébite des membres, de la *lymphangite péri-phlébitique*, et c'est cela qui permet d'interpréter l'association des deux lésions phlébite et arthrite. C'est la lymphangite réticulaire qui leur sert de trait d'union. La communication des réseaux lymphatique et veineux, à leur origine radiculaire, est établie par la migration facile des organismes à travers la paroi mince des capillaires. Ce sont encore les travaux de Conheim et de Heiberg qui appuient ce fait d'où il ressort que l'arthrite, quoique accompagnant la forme pyohémique de la maladie, s'explique toujours par la lésion lymphatique locale.

C'est de la même façon, il me semble, c'est-à-dire par la facile communication des deux systèmes que peut s'expliquer la métastase pleurale, soit qu'elle ait pour origine un infarctus pulmonaire, soit qu'elle succède à une lymphangite sous-pleurale, amenée par la présence de l'infarctus. J'ai cité deux cas de ce genre très intéressants. Une phlébite pyohémique coexiste dans l'un avec une pleurésie purulente, et les infarctus ont à peu près disparu ; et dans l'autre on voit la phlébite, déjà de vieille date, produire simultanément des arthrites et une pleurésie suppurée. Les infarctus ont, dans ce cas, subi la transformation purulente complète. Il me semble que les arthrites du membre supérieur ont une relation assez directe avec la pleurésie purulente.

Des faits analogues s'observent à la peau et dans le tissu cellulaire sous-cutané, les lymphangites érysipélateuses, avec ou sans phlyctènes, les abcès dermiques, les efflorescences furonculeuses ou ectymateuses, et probablement aussi certaines formes de dermites polymorphes étendues, d'aspect scarlatiniforme, reconnaissent la même origine.

Cliniquement, on ne peut songer à les séparer de l'infection générale. Physiologiquement, la distribution du système séreux en rend compte à merveille. Enfin, expérimentalement, on retrouve partout et toujours le germe morbide.

Je l'ai trouvé deux fois dans les deux seuls cas d'érysipèle phlycténoïde post-puerpéral que j'ai observés : la sérosité contenait un micrococcus très vivace, qui s'organisa rapidement en chapelet dans la culture. Je l'ai trouvé dans les abcès, dans l'ecthyma ; M. Pasteur, avant moi, l'avait cherché et découvert dans les mêmes circonstances. Dernièrement, à Cochin, M. Chamberland a cultivé du pus d'une bulle pemphygoïde du doigt d'une femme qui mourut le lendemain, et il y a trouvé le microbe ; le jour suivant, j'ai fait, de mon côté, l'examen, et le résultat a été le même.

Resterait à établir le même fait pour les efflorescences *sèches*, érythème multiforme, scarlatinoïde, etc. Je n'ai pas la démonstration absolue de ces cas comme je l'ai pour le reste, mais on peut, sans sortir des limites du probable, supposer que ce n'est qu'une affaire de *degré*, de prédisposition spéciale, de répartition variable de l'agent morbide. En tout cas, l'étude de ces particularités est possible et il est probable que les résultats confirmeront l'observation clinique.

Il résulte de l'ensemble des faits, que l'infection lymphatique est la première en date, qu'elle gagne secondairement le milieu sanguin, par le canal thoracique, plus souvent qu'elle ne le fait par les autres voies périphériques en raison de l'obstacle provenant de la présence des ganglions; qu'enfin elle peut réapparaître dans les points éloignés du foyer primitif, grâce à la connexion des réseaux séreux avec les capillaires sanguins.

Je crois qu'il est bon pour la simplicité de l'exposition d'établir une division autorisée d'ailleurs par la clinique dans les faits d'observation.

Dans un premier groupe de faits je placerai les cas extrêmement rares, mais réels neanmoins de *septicémie rapide*, caractérisés par l'introduction précoce dans le sang et la lymphe de *la longue bactérie septique* isolée (je n'ai point de cas de ce genre, mais il est possible qu'il en existe), ou réunie au micro coccus.

Dans un deuxième groupe je classerai les faits les plus communs, d'infection puerpérale, caractérisés surtout par la présence de micrococcus dans les voies lymphatiques, la tendance à la suppuration, et l'invasion de la septicémie vraie à la période ultime, c'est-à-dire la pénétration de la bactérie septique, que l'on rencontre parfois dans les lymphatiques, dans le torrent sanguin, à un moment quelconque de la période agonique. *C'est la forme ordinaire suppurative*, forme lymphatique, *purulente séreuse*, etc.

Dans un troisième groupe je fais entrer les faits de pyohémie avec *phlébite* et *thrombose*, répondant à l'infection purulente chirurgicale.

Dans un quatrième, enfin, je classe les formes *pyohé-*

miques lentes progressives, dont la durée est souvent fort longue et qui peuvent se concentrer uniquement dans la lésion hématique chronique (*anémie pernicieuse puerpérale*) ou dans une lésion localisée tardive d'origine primitivement lymphatique (phlegmon, métrite chroniques).

Ce sujet est très interessant, je crois. J'aurais voulu le mieux connaître pour en tirer tout ce qu'il est possible ; mais je suis obligé de le réserver pour plus tard. Néanmoins j'ai cru devoir apporter les quelques faits que je possède pour les avoir étudiés, à l'appui de la doctrine de l'infection par les germes vivants.

Pour justifier l'emploi des termes qui précèdent, il faudrait discuter le pourquoi de chacun d'eux et reprendre une discussion à ce sujet.

Pourquoi ici septicémie, là suppuration, là encore pyohémie avec phlébite, enfin pourquoi pyohémie lente progressive ?

J'admets cette division peu nette, c'est vrai, parce que je ne veux pas juger un point dont la solution n'est pas claire pour tous ; parce que quoique convaincu je ne veux pas cependant prétendre, par exemple, que l'infection puerpérale n'est *pas toujours septique*, tandis que certains auteurs font de toutes ces formes des modalités de la septicémie ; parce que ce n'est qu'une question de mots et qu'il ne faudrait pas s'exposer par des débats de ce genre, à la ruine de l'une ou l'autre des conceptions en vogue aujourd'hui.

Pour M. Pasteur : la septicémie est le fait de la bactérie septique. Celle que produit le chapelet est une septicémie beaucoup moins grave. La suppuration est le fait du point double.

Pour d'autres, la septicémie varie suivant la forme de

l'organisme, mais *la suppuration n'en est que l'atténua-tion*. Tout est donc septicémie pour ceux-là.

Enfin, certains pensent que la variété morphologique dépend uniquement du milieu de culture. Mais alors pourquoi le point double reproduit-il le point double? Pourquoi la bactérie ne donne-t-elle pas naissance au micrococcus dans les ballons?

Un fait qui paraît certain néanmoins, c'est la connexion intime des formes qui confinent toutes au *point* : point simple, double, chapelets, courts et longs. La bactérie serait une variété bien distincte.

C'est là l'opinion favorite de Orth, et celle de Koch. Micrococcus et bacillus, voilà les deux éléments morphologiques de la septicémie.

Enfin je me permettrai en terminant d'attirer l'attention sur une variété de micrococcus beaucoup plus grande que celle des longs chapelets, et qu'on retrouvera décrite dans mes différentes observations. Cette variété m'intéresse d'autant plus que je l'ai retrouvée par la culture dans une maladie bien connue autrefois sous le nom de *fièvre puru-lente*

J'en reparlerai à propos de la contagion par les voies respiratoire et digestive. On trouvera ce micrococcus des-siné plus loin.

En résumé et en deux mots :

Tandis qu'on pourrait confondre tous les genres d'in-fection puerpérale sous le nom de septicémie avec des formes variables et des produits pathologiques variables aussi, je me crois autorisé en m'attachant pas à pas à l'o-pinion de Pasteur à considérer l'organisme, au point de vue de sa spécialisation, dans son produit et non dans son origine probable, à séparer les germes morbides de l'infection en deux grandes catégories :

1° Bactéries cylindriques septiques (septicémic rapide).

2° Micrococcus sous forme de chapelets (septicémie atténuée).

—   sous forme de couples (suppuration).

—   sous forme de points.

J'admets donc que le micrococcus se caractérise toujours par une atténuation de la septicité des produits et que le point double est l'élément *pyogénique* réel.

Il est bien simple, en effet, de concevoir que pour que la régression des éléments anatomiques s'opère sous l'influence des microbes pour amener la suppuration, il est au moins nécessaire que la transformation du contenu de la cellule se fasse par un germe susceptible de la pénétrer et de s'y multiplier sous une petite forme et un petit volume. C'est d'ailleurs ce que l'observation montre d'une façon constante. Partout où il y a du pus, partout on rencontre le point double. Je fournis des expériences nombreuses à l'appui de cette interprétation.

Voilà pourquoi, ne pouvant rien baser d'absolu sur des caractères *morphologiques*, parfois éphémères, comme la vie des éléments eux-mêmes, je m'en suis tenu à une division *clinique* qui cependant concorde assez bien avec la diversité du germe, en ne s'en rapportant qu'aux caractères extérieurs.

OBSERVATIONS ET EXPÉRIENCES

Forme septicémique rapide

———

OBSERVATION XXII.

Lasblais (Marie), 34 ans ; domestique, d'une constitution robuste ; entrée à l'hôpital Beaujon, au n° 8 de la salle Ste-Hélène, dans le service de M. Gombault, le 3 janvier 1880.

Aucun accident pendant sa grossesse, qui est arrivée jusqu'à terme.

3 janvier. La poche des eaux s'est rompue vers deux heures du matin.

Position occipitale gauche antérieure. On n'entend pas d'une façon distincte les battements du cœur de fœtus.

Application du forceps Tarnier. L'enfant présente un circulaire du cordon autour du cou. Il naît en état d'asphyxie apparente. Il revient à lui au bout de quelques instants.

Délivrance normale. Il n'y a pas eu de déchirure du périnée.

Il n'est pas fait de lavage dans l'utérus après la délivrance. Les précautions de la méthode antiseptique n'ont pas été prises pendant l'opération.

L'accouchée nourrit son enfant.

Le 5 au soir. L'accouchée a une température de 39°,5 et accuse des douleurs abdominales assez violentes. Injections phéniquées dans le vagin matin et soir ; sulfate de quinine, 0 gr. 50.

Le 6. La température reste entre 39° et 40°. La malade vomit deux fois ; les douleurs de ventre persistent ; sulfate de quinine, 1 gramme.

Le 8. Expectoration sanguinolente d'un brun rougeâtre. La malade accuse quelques douleurs dans le côté gauche de la poitrine ; elle a éprouvé pendant quelques instants un point de côté assez violent sous le sein gauche. La température oscille entre 39° et 40°5. L'auscultation dénote quelques râles disséminés, peut-être un peu plus à gauche, mais rien de bien localisé.

Le 9. Même état. Potion de Todd avec 2 grammes d'extrait de quinquina ; suppression du sulfate de quinine.

Le 10. Etat adynamique plus accentué. La respiration est légèrement soufflante du sommet gauche en arrière, tout près de la ligne médiane : 15 ventouses sèches sur la poitrine. Potion de Todd avec 4 grammes d'extrait de quinquina.

Le 11. Langue légèrement fuligineuse. La malade a eu du délire et a voulu se lever. Elle prend toujours des potages, du vin. Potion de Todd avec 6 grammes d'extrait de quinquina ; on prescrit en plus 60 grammes d'eau-de-vie.

Le 13. Le délire continue. Même traitement.

Le 15. Même état. La température est moins élevée, elle ne monte plus à 39° ; un peu de diarrhée.

Le 17. La malade meurt.

Autopsie. Informé par mon excellent collègue M. Laurant, je me rends à Beaujon le 18 janvier pour pratiquer l'examen du cadavre. Voici le résumé des lésions :

Endo-métrite gangréneuse profonde.

Lymphangite suppurée des gros troncs lymphatiques, aussi bien à la surface de l'utérus que le long des trompes, dans l'épaisseur des ligaments larges.

Pus crémeux dans les *cavités tubaires*. Inflammation vive de la portion externe et des franges du pavillon.

Les ganglions pelviens et lombaires sont gros, mais n'ont pas suppuré.

La *cavité pelvienne* renferme un bon verre de sérosité à peine louche. Pas d'arborisations bien nettes du péritoine.

Au niveau des tumeurs formées par la saillie des lymphatiques utérins et péri-utérins existent de légers exsudats non organisés complètement.

Au sommet du poumon gauche, infarctus du volume d'un petit œuf à contenu noirâtre putride, parfaitement enkysté par une membrane molle, jaunâtre, purulente de deux millimètres d'épaisseur, qui clôt de toutes parts la cavité de l'infarctus et l'isole du tissu pulmonaire environnant. Celui-ci est à peine congestionné.

Il n'y a pas de lymphangite purulente des plèvres. Néanmoins j'y découvre de vieux tractus filamenteux, organisés, adhérences de vieille date, qui réunissent par places les deux feuillets pleuraux.

Les *veines* examinées avec soin sont indemnes partout.

Reins congestionnés. Le foie est gras. La rate ramollie, diffluente. Le cœur flasque et mou, décoloré; rempli de caillots poisseux. Pas d'infarctus, dans les viscères abdominaux.

Méningite opaque ; un exsudat liquide, très louche et abondant, infiltre l'arachnoïde.

Décomposition avancée et odeur putride du cadavre.

EXPÉRIENCES SUR LES LIQUIDES RECUEILLIS A L'AUTOPSIE
(EXAMEN IMMÉDIAT).

Liquide de l'arachnoïde pris pur. — Nombreuses bactéries de dimensions différentes. Beaucoup sont en voie de segmentation. Nombre de corpuscules ellipsoïdes brillants (germes).

Liquide pris dans la cavité de l'infarctus pulmonaire. — Aux grandes bactéridies, septiques pour la plupart, s'est réuni un organisme vulgaire, le vibrion termo, mais celui-ci existe en petite proportion, tandis que les organismes cylindriques allongés, mobiles, et les bacillus en massue remplissent le liquide.

Sang puisé dans la veine crurale. — Les corpuscules du sang sont déformés, entassés par amas plissés, racornis, mais ne paraissent nullement infiltrés par des microbes.

Sous la lamelle on voit bien des bactéries tenter de pénétrer dans l'épaisseur des hématies, j'en aperçois même qui semblent y être logées en partie, mais ce fait me paraît être sans conséquence actuelle, car la plupart des longs bacillus qui sont renfermés dans la préparation restent immobiles, allongés, droits ou légèrement ondulés. Ce phénomène de mort apparente chez ces petits êtres s'accuse nettement sur les bords de la lamelle dans les points abandonnés par le liquide. Corpuscules, germes abondants.

Le sang puisé dans d'autres régions, à la saphène et dans la jugulaire interne, le sang du foie et de la rate, me montrent les mêmes organismes, sans distinction possible.

Pus puisé dans un lymphatique utérin. — *a.* Les bactéries y sont fort rares.

b. Il y existe en outre une espèce de bâtonnets minces, pâles, presque dénués de mouvement, qui apparaissent comme grenus sous un certain jour et en faisant varier la distance de l'objectif.

c. Points doubles et chapelets très abondants.

Je mets en culture le sang puisé dans la crurale et le liquide des méninges.

Une goutte de chaque est introduite dans des ballons contenant du bouillon de poule. L'ensemencement est pratiqué par M. Chamberland au laboratoire de M. Pasteur (le 20 janvier).

Les deux cultures sont fécondes. M. Pasteur qui les examine uge que les corps bacillaires appartiennent à la variété septique très probablement.

Les flacons restés à l'étuve pendant trois jours sont conservés à la température du laboratoire.

Le 7 février. J'examine les deux liquides à nouveau. Ils sont uniformément louches.

Liquide des méninges. — Couleur blanche, lactescente. Il ne contient que des bâtonnets, la plupart très petits, elliptiques, ovoïdes ou légèrement étranglés, discoïdes.

D'autres en boudins courts.

D'autres en massue ou en cylindres très effilés à une de leurs extrémités.

D'autres enfin régulièrement cylindriques et segmentés (Formes diverses du vibrion septique).

Sang. — Le liquide est glauque, c'est-à-dire de coloration légèrement verdâtre. Il contient deux organismes.

1° Les différents aspects du septique comme dans la culture précédente.

2° Des points doubles, nets, avec des zooglea corpusculeux fins. Pas de chapelets développés.

Le même jour. Je pratique à la région abdominale sur deux cobayes, l'injection de 3 gouttes des deux cultures (N. B.). Les liquides sont très denses, épais, tant les germes y pullulent. Je puise dans les couches profondes du ballon.

1° Au cobaye A. Les microbes provenant des méninges.

2° Au cobaye B. Les microbes provenant du sang.

Les deux animaux opérérés à quatre heures du soir sont pris presque immédiatement de troubles visibles.

Ils restent immobiles, tremblants, pelotonnés en boule.

L'oreille et le museau deviennent rapidement très chauds. Parfois leurs corps et agité de véritables convulsions, sortes de secousses auxquelles succèdent un tremblement nerveux.

A 6 h. 1/2, chacun d'eux s'est réfugié dans un coin; lorsqu'on essaie de les en chasser, ils titubent, s'affaissent et s'arrêtent. Les convulsions sont fréquentes.

A minuit, l'un d'eux, le cobaye A est très malade ; il ne se soutient plus, sa tête vascille lentement, de côté et d'autre ; les yeux se ferment à moitié ; les pupilles sont très contractées.

Le cobaye B présente les mêmes symptômes, mais moins accentués cependant.

A une heure du matin, rien ne me paraît changé dans leur état.

Ils meurent tous deux dans la nuit, le premier à huit heures, le second à neuf heures et demie.

Je pratique l'autopsie à dix heures et demie.

Cobaye a. — Le point inoculé paraît normal extérieurement, ni œdème, ni gonflement, pas d'inflammation visible. J'incise à ce niveau ; odeur putride assez marquée, le tissu cellulaire est légèrement arborisé, les capillaires sont remplis de sang coagulé, infiltration très légère qui n'était pas appréciable à l'extérieur.

Le liquide recueilli en ce point montre des bactéries en état de développement, identiques à celles que j'ai injectées, moins mobiles que dans la culture.

Les poumons sont légèrement congestionnés. Je retrouve dans le liquide qui s'en écoule les mêmes organismes en grande quantité ; ils paraissent un peu moins longs : ce sont des sortes de gros boudins.

Le péritoine renferme une quantité très minime d'un liquide louche où fourmillent des myriades d'organismes, bacillaires de formes variées, gros, courts, bien séparés et ne disparaissant pas ; 12 à 15 millièmes de millimètre de longueur.

Dans le sang de la veine cave inférieure, j'en trouve en quantité considérable, mais plus petits, paraissant être moins développés.

Dans le cœur, je ne trouve pas de gros bâtonnets, mais j'aperçois un organisme spécial qui me fait insister sur l'examen du sang ; j'en recueille dans quatre points différents (ventricule droit, veine cave supérieure, oreillette gauche, veine cave inférieure). J'y trouve des organismes ; bâtonnets assez rares : mais il y existe un microbe nouveau très mince, très allongé ; tenant par moment les deux tiers du champ du microscope, doué d'un mouvement de reptation en divers sens, tantôt en cercle, tantôt en S. Les globules s'écartent sur son passage et il semble par moments que c'est un courant liquide qui détermine la ligne claire qui indique le trajet de l'organisme ; avec attention on voit le trait net qui dessine la ligne au milieu du courant, et les mouvements ondulatoires continus du vibrion qui la brisent et la dérangent suivant que l'organisme se meut plus ou moins irrégulièrement. Sur les bords de la préparation et au bout d'une heure environ, au centre de la lamelle on voit les mêmes corps filamenteux immobiles, ou très peu mobiles, à peine animés de mouvements flexueux très lents et comme près de mourir, sinon morts pour la plupart. Ils sont comme échoués sur la zone desséchée qui borde la préparation et sur les points plus secs du centre. La dessiccation semble bien être la cause de leur immobilité, car en introduisant quelques gouttes d'eau distillée sous la lamelle, les organismes se remettent en mouvement.

Les bactéries fourmillent dans les milieux de l'œil.

Le cerveau est adhérent à la boîte crânienne.

Les méninges sont normales, très minces normalement, elles ne sont distendues par aucun liquide.

Quelques débris de l'arachnoïde examinés me montrent des corpuscules germes et de rares bâtonnets.

Dans la substance cérébrale, je ne puis apercevoir rien de particulier.

Aucune lésion apparente dans le foie, la rate et les reins autre que de la congestion.

Microbes abondants dans les muscles abdominaux, dans les pectoraux, dans les muscles des cuisses.

Cobaye B. — On ne retrouve rien qui dénote une altération quelconque au niveau de l'inoculation.

Liquide louche dans le péritoine en quantité beaucoup plus considérable que chez le précédent ; il est aussi plus sale, plus jaune. Il renferme les mêmes organismes en quantité énorme.

Au niveau du foie, fausses membranes purulentes adhérentes (péritonite périhépatique).

Deux infarctus avec un début de suppuration dans le foie. Il existe trois espèces de microbes dans les infarctus :

1º Organisme en boudin court et en bâtonnet plus allongé et plus mince ;

2º Des chapelets de vingt à trente grains, assez rares ;

3º Points doubles et petits bacillus étranglés.

Le pus péritonéal examiné montre des organismes divers :

1º L'organisme du cobaye précédent ; même volume, même variété de formes, mais très gros et assez court ;

2º Un grand organisme, mobile, énorme comme longueur, quelquefois coudé, animé de mouvements oscillatoires.

Dans le péricarde, un peu de liquide lactescent.

Poumon congestionné, rate grosse, diffluente.

Tous ces organes fourmillent de l'organisme septique.

Le sang renferme exactement le même vibrion que dans le cobaye A ; peut-être quelques points doubles, mais très rares. Il doit cependant y en avoir.

Cobaye C. — Le 9 février 1880, à midi, je lui inocule trois gouttes du liquide séro-purulent contenu dans le péritoine du cobaye B, qui renferme à foison des bactéries fines et grosses.

Quelque temps après, l'animal devient triste ; il mange peu, se hérisse, ne se meut qu'avec peine, est agité parfois de tremblements.

10 février. Même état ; il se traîne très difficilement, reste seul isolé dans un coin ; pas de phlegmon, pas de tuméfaction au point injecté.

Le 11. L'état est aggravé ; l'animal reste immobile, ne peut plus se traîner.

J'examine le sang à dix heures :

Tous les globules sont crénelés, hérissés de corpuscules brillants.

Beaucoup de ces corpuscules brillants remplissent la préparation. Je n'y vois pas d'organismes, ou rien qui y ressemble.

Il n'y a autour du point inoculé aucun signe qui permette de le reconnaître.

A quatre heures il meurt.

Autopsie. — Autour du point inoculé, l'épiderme s'enlève facilement avec la couche de poils. Le derme, ainsi dépouillé, présente, sans tuméfaction, une rougeur diffuse d'une étendue de 3 à 4 centimètres carrés.

Sous l'épiderme, infiltration séro-sanguinolente, c'est-à-dire inflammatoire sans suppuration, dans l'étendue sus-indiquée.

Le liquide contient des bactéries sous trois formes, c'est-à-dire la grande, la petite, et des corpuscules germes peu mobiles.

La paroi musculaire est infiltrée des mêmes éléments.

Le péritoine ne contient pas de liquide. La zone infiltrée du tégument se voit par transparence à travers la séreuse un peu plus rouge.

Pas d'arborisation, pas de péritonite, sauf une imperceptible exhalation séreuse contenant des microbes septiques.

Pas de points doubles.

Le cadavre a une odeur putride insupportable.

Je repète l'expérience sur deux lapins avec l'organisme isolé du liquide méningitique.

Le résultat est analogue.

J'ai encore essayé sur une chatte qui venait de mettre bas ses petits. L'animal a été malade pendant plusieurs jours, mais il a fini par résister.

OBSERVATION XXIII.

Piermanne (Amélie), âgée de 35 ans, entrée le 17 février 1880, à l'Hôtel-Dieu, salle Sainte-Monique, n° 5, service de M. Oulmont.

L'examen de la malade a eu lieu le 18 au matin. Renseignements nuls; on sait seulement que la malade est accouchée depuis cinq jours.

Facies particulier; yeux hagards et déments; mâchoires resserrées; pas de convulsions; pas de contractures, pas de délire.

Interrogée, la malade ne répond à aucune question quoiqu'elle entende parfaitement les paroles qu'on prononce, puisqu'elle suit du regard la bouche de celui qui parle. Veut-on examiner sa langue, elle resserre ses arcades dentaires. Veut-on examiner ses pupilles, elle contracte ses paupières. La malade ne mange pas et ne veut pas manger. Pas de vomissements, pas de douleur dans l'abdomen. Le ventre est un peu ballonné et sonore à la percussion.

Constipation. Urines peu abondantes, rouges, albumineuses.

Pas de toux, pas de crachats.

À l'auscultation : respiration calme et régulière, quelques râles sibilants. Pouls faible, fréquent et régulier. Bruits du cœur affaiblis. Temp. 41°,1. Ecoulement fétide par le vagin.

Le 18 février, au soir. Quelques modifications dans l'état de la malade : elle paraît comprendre les questions qu'on lui fait, mais elle ne prononce que des mots incohérents, quelquefois elle semble vouloir répondre par un signe de tête. Mouvements inconscients des mains et des avant-bras. Mouvements alternatifs de diduction de la mâchoire. Les yeux roulent dans leurs orbites. Ces périodes d'excitation durent peu. Elles sont entrecoupées de longs intervalles de calme complet pendant lesquels le facies reprend son expression de stupeur typhique. La prostration est absolue. Temp. 41°,4. L'écoulement du vagin, rare, exhale néanmoins une odeur repoussante.

Le 19 février, au matin. Le facies de la malade est rouge, vultueux, et cette rougeur contraste avec la pâleur des jours précédents, narines serrées, traits grippés. Respiration accélérée, irrégulière. Pouls très faible et très fréquent. Temp. 41°,6.

La mort survient à 3 heures de l'après-midi.

EXPÉRIENCES.

Le 19. A 4 heures 1/4 (la femme étant morte depuis plus d'une heure), je recueillis au bout du doigt de la malade et à la cuisse par deux piqûres quelques gouttes de sang.

J'en fis l'examen immédiat et j'y découvris deux organismes.

1° Des amas de points isolés ou diversement groupés, brillants, nets, du volume ordinaire du micrococcus du pus, mais mieux limités s'il est possible, plus réfringents. Ces amas semblaient maintenus par une substance hyaline, unissante, sorte de matière sarcodique à contours limités, résistant à l'action de la potasse, sur les confins de laquelle des globules déformés paraissaient fixés.

2° De très longs filaments, très nets, mobiles pour la plupart ; quelques-uns immobiles ou ne se mouvant que très lentement ; déformation extrême des éléments rouges. Il était fort tard et, comme je n'avais pas pris de précautions préalables, dans mon examen, je négligeai volontairement la culture du sang. Néanmoins, j'inoculai le peu qui restait dans les tubes effilés, une gouttelette en tout peut-être, à la région abdominale de deux lapins, après l'avoir, au préalable, dilué sans précautions avec quelques gouttes d'eau distillée ordinaire.

Je ne m'attendais pas à un résultat positif, ayant d'excellentes raisons pour supposer que j'inoculais un organisme anaérobie (cette bactérie septique, fine et longue, que M. Pasteur considère comme le terme ultime, l'état le plus avancé du développement du vibrion découvert dans le sang du cheval), et comme je m'étais placé, malgré moi, dans des conditions absolument opposées à celles d'une expérimentation rigoureuse, je comptais bien que mes lapins ne se porteraient pas plus mal après l'expérience; obligé que j'avais été de diluer en plein iris et dans de l'eau aérée, le peu de sang qui restait dans les tubes, je pensais que les bactéries auraient péri, d'autant plus que déjà, sous la lamelle du microscope, je les avais vues, pour la plupart, presque immobiles.

Contre mon attente, le résultat fut positif sur les deux animaux.

Chez tous les deux, dès le lendemain de l'inoculation, je constatai de la tristesse, de l'élévation de la température avec frisonnements passagers; ils ne se décident que difficilement à manger, encore faut-il substituer à leur nourriture ordinaire sèche quelques feuilles de verdure. Le surlendemain immobilité; les oreilles sont très chaudes; tuméfaction diffuse de la paroi abdominale. Les animaux restent dans leur coin, ils ne bougent pas et les frisonnements redoublent; la tuméfaction abdominale augmente et s'étend sous la peau vers le thorax. Il s'écoule par la plaie d'ouverture, qui a été nécessairement pratiquée en inoculant, un liquide d'odeur fétide qui baigne le poil de la peau du ventre des lapins. Dans la nuit, le plus petit succombe. Le second meurt seulement le soir du troisième jour.

Autopsie. Décollement très étendu de la peau de l'abdomen. Infiltration des muscles du tissu cellulaire par un liquide putride incolore dans lequel nagent des gouttelettes huileuses. L'odeur en est horriblement fétide.

Tous les tissus, à ce niveau, sont infiltrés de corpuscules germes ovoïdes et de bactéries à diverses périodes de développement.

La cavité abdominale contient une très petite quantité de liquide louche, mais non pas franchement purulent. Il fourmille de bactéries et de germes.

Le sang est poisseux et contient une quantité considérable d'organismes bacillaires, les uns mobiles, les autres immobiles. J'y aperçois aussi la bactérie filiforme allongée, mais beaucoup moins longue et moins agile que dans le cas précédent.

Quatre gouttes du liquide péritonéal, injecté séance tenante à un lapin, détermine la mort en dix-sept heures avec reproduction des mêmes microbes injectés.

J'ai, en outre, conservé dans un long tube fermé à la lampe, trois ou quatre grammes de ce liquide (c'est tout ce que j'ai pu recueillir dans l'abdomen du second lapin), et je l'ai conservé pour des expériences ultérieures.

Tout récemment j'ai essayé d'en faire l'inoculation à un gros chat, qui a résisté définitivement à la septicémie après avoir éprouvé des symptômes graves manifestes pendant cinq ou six jours ; les yeux étaient larmoyants, la soif vive, la faim nulle, et, avec cela, presque immobilité de l'animal et frissons. La plaie d'inoculation tuméfiée les premiers jours, n'a pas laissé de traces.

Je me suis expliqué à l'endroit de la résistance du chien à la septicémie et je suis bien près de croire que celle du chat est presque égale. D'autres essais de ce genre, pratiqués, il est vrai, avec des organismes un peu vieux et manifestement dégénérés, ne m'ont pas réussi davantage.

Dans un cas où j'injectai des organismes septiques, vigoureux, dont l'action sur le cobaye et le lapin était rapide, l'animal a été chloroformé jusqu'à la résolution absolue. Je n'oserais pas dire que le chloroforme a joué ici un rôle thérapeutique qui a sauvé l'animal, mais je signale le fait et me souvenant que le chloroforme a été donné comme un antiseptique excellent, je me demande s'il n'y aurait pas lieu de répéter ces expériences et, d'en instituer de nouvelles en les variant dans le même ordre d'idées. Je n'ai eu ni le temps ni les moyens d'étendre aussi loin mes recherches.

Les lochies recueillies profondément dans le vagin renferment des quantités de longues bactéries mobiles, des micrococcus en couples et quelques vibrions courts.

Je pratique l'autopsie, grâce à la complaisance de mon collègue, le 20 février.

Il existe un état d'infiltration remarquable de tout le cadavre, dont les parties déclives sont déjà décomposées, et qui, quoique en plein hiver et par une température extrêmement basse, exhale une odeur de putridité remarquable. Jamais il ne m'était arrivé de rencontrer pareil état sinon dans trois ou quatre autopsies que j'ai pratiquées à l'hôpital des Cliniques en 1874, en hiver également, et pour des faits de septicémie maligne au plus haut degré.

La paroi abdominale est de coloration bleu verdâtre; l'épiderme se détache par lambeaux humides ; les muscles de l'abdomen sont décolorés, noirâtres, mous et friables.

Le péritoine ne présente aucune trace d'inflammation. Petite quantité de liquide louche, fétide dans la cavité du petit bassin.

L'utérus est volumineux, flasque, mollasse. La surface péritonéale ne présente pas trace d'arborisations.

Endométrite putride, gangrèneuse. La nécrobiose a atteint le tissu utérin lui-même, dans l'épaisseur duquel existent des zones apoplectiques, violâtres, désintégrées, en état de décomposition.

Les veines sont obstruées par des caillots altérés, mais exempts de suppuration.

Les lymphatiques du col, les gros troncs qui longent la trompe et quelques-uns de ceux qui côtoient les bords de l'utérus dans l'épaisseur du ligament large sont remplis d'une bouillie homogène, épaisse et purulente, de couleur jaune grisâtre. Je n'aperçois point de lymphangite suppurée sous la séreuse Les ganglions pelviens sont tuméfiés sans avoir subi la fonte purulente. Certains sont ramollis et infiltrés de sang.

Les trompes sont vivement enflammées au niveau du pavillon ; leur conduit est rempli de liquide épais noirâtre que je fais facilement refluer par une légère pression de la portion interne vers la portion externe. Des coupes successivement pratiquées sur leur trajet me permettent d'apercevoir la gouttelette putride venant du segment utérin lorsque j'exerce des pressions sur le fond de la matrice.

L'ovaire gauche, doublé de volume, extrêmement enflammé dans sa partie corticale, est converti en une poche remplie d'une bouillie noire, sanieuse, putride, dans laquelle le tissu normal a complètement disparu. Cette pulpe lie de vin baigne une veine volumineuse, affluent important du tronc utéro-ovarien; où existe un caillot suppuré libre par son extrémité dans la cavité de l'organe.

L'ovaire droit est ramolli sans présenter de putréfaction. Les veines utéro-ovariennes sont oblitérées par des caillots mous suppurés. La suppuration est plus marquée du côté droit.

Estomac normal.

Intestin : peu de lésions, quelques nappes apoplectiques dans l'iléon. Il existait un tympanisme excessif.

Le foie est gras, gros, sans infarctus ni abcès.

La rate est volumineuse, molle, diffluente. Il existe deux gros infarctus dans son épaisseur.

Les deux reins sont très congestionnés, le droit surtout. Il existe un infarctus du volume d'une noisette, récent, autour duquel apparaissent des travées apoplectiques allongées dans le sens des pyramides.

Cerveau. La dure-mère, sans adhérences aux os, est très tendue au-dessus des circonvolutions. Les incisions, pour dégager l'encéphale, donnent issue à un grand verre au moins d'un liquide très louche. *Méningite opaque.* La substance cérébrale a sa consistance normale. Un peu de congestion.

Moelle normale.

Poumons très ramollis, congestion des bases. Pas d'infarctus.

Le cœur est complètement gras, avec des zones très enflammées dans une certaine épaisseur sous le péricarde. Coloration feuille morte. Les parois sont flasques, amincies, déformées; elles se déchirent avec une extrême facilité.

Péricarde à peu près normal.

L'endocarde est imbibé. Les valvules gauches sont très enflammées, aussi bien dans l'aorte qu'à l'orifice auriculo-ventriculaire. Gonflement du bord libre de la mitrale tapissée d'agrégats fibrinoïdes adhérents. Pas d'ulcération.

Certains muscles sont ramollis d'une façon surprenante et infiltrés de sang, ceux du bassin principalement et les pectoraux. Les psoas se déchirent par lambeaux par le moindre effort.

Les vaisseaux sont remplis *d'un sang* poisseux, en bouillie de couleur roussâtre.

Comme on le voit, les lésions propres aux grandes infections sont rassemblées dans notre observation.

EXAMEN MICROSCOPIQUE IMMÉDIAT DES LIQUIDES DE L'AUTOPSIE.

1° *Sang du cœur*; 2° *Sang de la veine iliaque.*

a. Micrococcus simples et en couples peu abondants.

b. Colonies de corpuscules un peu plus volumineux identiques à ceux que j'ai vus pendant la vie.

c. Chaîne de 15, 20 grains et plus.

d. Bactéries lisses cylindriques rigides, immobiles pour la plupart. Quelques-unes plus longues sont un peu sinueuses et jouissent d'un mouvement lent ondulatoire.

e. Longs fils minces et sinueux à mouvement rapide spiroïde où circulaire.

Liquide de la rate (bouillie noire).

a. Bactéries longues, peu mobiles.

b. Les mêmes en voie de segmentation.

c. Bactéries en massue.

d. Corpuscules brillants innombrables (germes) ovoïdes.

e. Longs fils mobiles traversant tout le champ microscopique.

Pas de vrais micrococcus ; pas de chapelets.

Infarctus du rein. (Le liquide est recueilli sur une lancette par ponction.)

a. Corpuscules brillants innombrables (ovoïdes).

b. Bactéries rigides immobiles.

c. Bactéries étranglées plus courtes ou en massue; celles-ci sont animées de mouvements.

Pus des lymphatiques. — Il n'y existe guère que des corpuscules germes elleptiques et des micrococcus isolés ou associés au nombre de deux ou trois *au plus.* Très peu de bâtonnets; ceux qui y existent sont rigides, immobiles.

Liquide séro-sanguinolent des méninges.

a. Corpuscules germes nombreux.

b. Chapelets de grains (de 8 à 10 au plus).

Liquide péritonéal. — Pas de corpuscules germes elleptiques. Quantité énorme de micrococcus un peu plus gros qu'à l'ordinaire libres ou infiltrant les cellules épithéliales ; certaines cellules en sont réellement farcies ; ce n'est plus qu'un bloc grouillant mis en mouvement par les microbes, on les voit très bien entrer et sortir. Longs filaments simulant des gousses pâles très longues dans lesquelles sont rangé des grains semblables à ceux qui pullulent dans le liquide et les éléments anatomiques.

Le contenu putride de l'ovaire gauche renferme une énorme quantité de bactéries et de corpuscules germes ovoïdes.

La pulpe cérébrale elle-même est envahie par l'organisme septique; mise hors du contact de l'air et livrée au développement naturel de cet organisme, une portion minime de substance cérébrale se désagrège en très peu de temps et est convertie en un macma **putride** d'une odeur insupportable où grouillent les bactéries.

CULTURES DE CES LIQUIDES DANS DU BOUILLON.

Le 21, tous les ballons sont|extrêmement louches. Le *pus* des lymphatiques et le *sang* de la veine iliaque reproduisent en grand nombre un petit organisme très pâle légèrement discoïde et de très rares bactéries filamenteuses d'une grande longueur, immobiles.

Il existe, en outre, dans le ballon ¡du pus le petit microbe en point double, de rares chapelets de 6 et 8 grains, et de longs bâtonnets pâles remplis de micrococcus et en train de s'égrener. (Le liquide est resté neutre.)

Dans la culture du séro-pus des méninges, il n'y a que de très courts chapelets, des micrococcus et des corpuscules pâles un peu allongés. (Deux sortes d'organismes, en réalité, la bactérie en germes et le micrococcus.)

Le liquide péritonéal a cultivé abondamment des points ¡doubles de courts chapelets de 4 et 6 grains, des colonies par quatre, trois grains et plus. Il ne s'y montre pas une seule bactérie.

Il me paraît avéré que dans le ballon contenant du sang l'élément bacillaire l'a emporté sur le micrococcus qui était d'ailleurs très rare ; en second lieu, que la culture du pus des lymphatiques est mixte, c'est-à-dire qu'elle contient le micrococcus et la bactérie ; en troisième lieu, que la culture du liquide péritonéal m'a donné uniquement le point double et les chapelets correspondants. (On jugera mieux de ces particularités par la vue des figures.)

Quant aux autres cultures, elles ne renfermaient que des éléments bacillaires à toute sorte de périodes de leur reproduction ; fort probablement les espèces étaient très différentes. Il eût fallu un travail énorme, des années peut-être, pour arriver à un résultat expérimental certain sur chacun de ces organismes.

Ce n'est pas la voie que j'ai suivie. Je me suis adressé à une méthode qui m'a semblé plus sûre et mes expériences n'ont porté que sur trois *liquides cultivés* :

1º Celui qui contenait l'organisme du sang pur avec le germe de la *bactérie filamenteuse*.

2º Celui qui contenait les deux organismes du pus des lymphatiques, *bactérie* et *micrococcus*.

3º Celui qui avait été ensemencé avec le liquide péritonéal et qui ne renfermait que le micrococcus en couples et en chapelets courts.

EXPÉRIENCES.

Je devais, si mes prévisions se justifiaient, obtenir des résultats différents dans les trois inoculations.

La chose arriva à peu près comme je le supposais ; seulement, tandis que l'inoculation des microbes cultivés du pus et du sang déterminèrent constamment la mort chez les lapins avec ou sans suppuration, le chapelet du liquide péritonéal fut souvent infidèle. Deux fois il détermina de la suppuration sous la peau, à l'endroit de l'injection, chez le lapin ; l'abcès s'ouvrit, la suppuration se tarit comme dans le cas de M. Pasteur ; trois fois il ne produisit qu'un peu de tuméfaction avec chaleur et fièvre légère.

Il fut encore négatif dans une douzaine d'essais sur le mouton, sur la chèvre et le chat. Chez le cobaye il détermina des phénomènes généraux passagers : tristesse, fièvre, inappétence ; pas de frissons cependant. La guérison fut rapide.

Je ne me hasarderai pas à expliquer ce fait, bien qu'il soit en contradiction avec d'autres expériences positives pratiquées avec le même organisme identique, en apparence du moins.

Je ne passerai pas outre, néanmoins, sans remettre en évidence, à nouveau, les considérations suivantes :

Premièrement. Le chapelet avait été associé dans l'organisme malade à de puissants microbes auxquels les accidents et la mort étaient imputables. Ce voisinage n'avait pas été, selon toute apparence, sans gêner considérablement son développement, peut-être même au point de paralyser son action.

Deuxièmement. Le liquide du péritoine dans lequel

le chapelet s'était développé était à peine louche et non pas purulent, ce qui eût été bien autre chose, car si dans le cas présent ce n'est qu'exceptionnellement que j'ai pu provoquer expérimentalement la suppuration, dans les cas de suppuration franche du péritoine, le chapelet développé dans le pus a d'une façon à peu près constante donné naissance à des abcès.

Troisièmement. Enfin, le chapelet du cas actuel était-il bien le chapelet que j'ai isolé dans l'infection puerpérale ordinaire ? C'est à supposer ; mais cependant qu'il me soit permis de signaler une particularité, un caractère qui s'est présenté avec assez de netteté : c'est *l'association par quatre points*, que je n'ai presque jamais observée dans les autres cas. Je sais bien que la morphologie des organismes ne peut pas suffire à un observateur rigoureux ; aussi je n'attache à ce caractère qu'une importance secondaire en lui accordant la valeur d'un signe distinctif de deuxième ordre.

Quoi qu'il en soit de ces expériences, je reviens à mes deux autres cultures, sang et pus, lesquelles ont produit, comme je l'ai dit déjà, la mort en neuf, dix-huit, vingt-quatre heures et une fois en trente-six heures, chez le lapin et le cobaye avec *reproduction des bactéridies septiques* et putridité extrêmes.

La suppuration a été la règle lorsque la mort a tardé plus d'un jour ; elle a été toujours peu étendue et limitée au péritoine seulement. J'ai pratiqué mes inoculations à la région abdominale.

Je ne veux pas m'étendre sur des détails qui ne seraient qu'une répétition de la série d'expériences développées dans l'observation précédente, à laquelle il suffit de se reporter. Comme dans l'observation présente, je le rappelle, j'avais

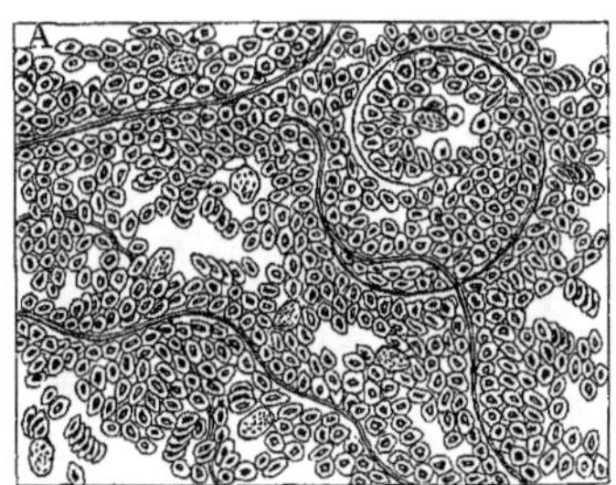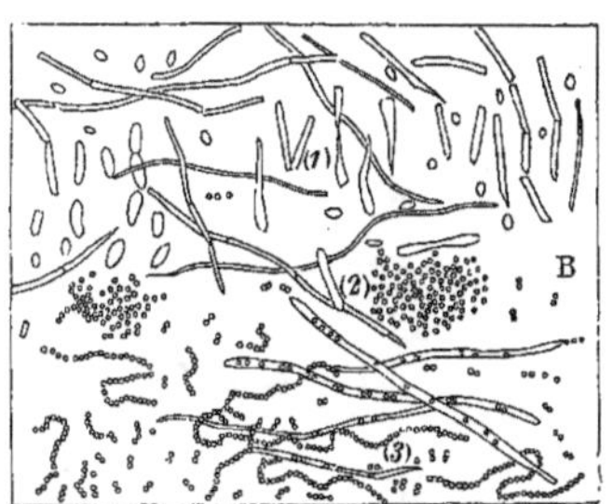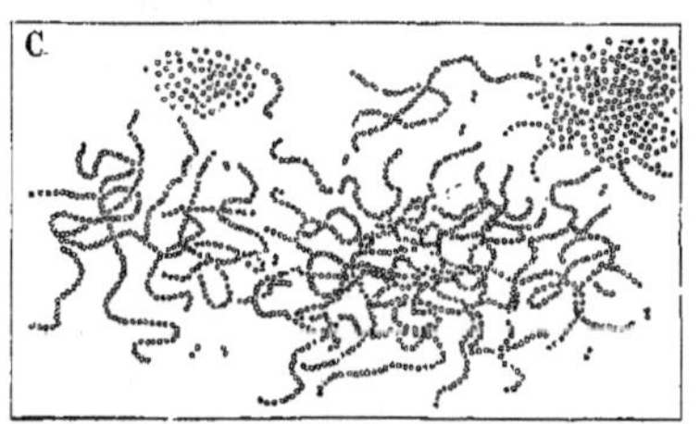

A. Vibrion septique dans le sang à l'état de développement complet. (V. Repens). (Représentation schématique).
B. Bacteries septiques sous diverses formes (1). — Zoogléa (2). — Chapelets minococcus en couples (3), développés dans le pus d'un lymphatique.
C. Chapelets obtenus purs, par la culture du sang. (Même aspect dans la sérosité de certains érysipèles.)

affaire à un cas de septicémie rapide et les organismes reproduits par la culture avaient le même aspect : l'effet a été le même dans les deux circonstances.

Quant à expliquer la suppuration, je ne saurais faire de ce point l'objet d'une discussion nouvelle. Ce que j'ai dit précédemment suffit largement à faire entendre ce que j'en pense ou du moins ce qu'il est permis d'en penser.

Si, comme je le suppose, il n'est nécessaire d'une manière absolue, pour qu'il y ait suppuration, que de la présence des organismes assez prolongée pour amener la désintégration des cellules par destruction du protoplasma que le microbe s'incorpore dans son développement rapide, on comprendra que, dans le cas actuel, ce résultat a pu être amené au bout d'un certain temps par le germe septique en voie de multiplication, c'est-à-dire à l'état corpusculeux.

Encore n'est-il pas besoin d'hypothèses puisque le microbe pyogénique de Pasteur existait dans les liquides ensemencés, sous la forme de point double. Quoique le développement dans les ballons l'ait fait disparaître en apparence, il a fort bien pu se faire que le germe s'étant conservé dans la culture s'est développé uniquement au moment où, inoculé, il a trouvé un milieu favorable à sa multiplication. D'où, la suppuration.

En fait, ceci m'importe médiocrement. Ce sont affaires de naturaliste, que des expérimentations de longue haleine parviendront seules à élucider définitivement.

Forme pyohémique avec phlébite.

— —

Les observations qui suivent portent sur des cas simples et mixtes, c'est-à-dire que la lésion ne siège pas toujours isolément dans les dépendances du système sanguin. Des lésions tardives ont apparu dans le domaine du système *séreux* dans quelques cas, et incontestablement il y a eu prédominance marquée de la lésion hématique à la période initiale. La prédisposition morbide du système vasculaire occupe le premier plan ; la *phlébite* en est la conséquence ; des **infarctus** emboliques en sont la lésion constante. Comme ces cas, au point de vue clinique, ont un aspect spécial, je les ai rangés sous une rubrique particulière pour ne point battre en brèche l'ancienne manière de voir dans ses préoccupations pratiques.

Observation XXIV.

Le 24 mars, entre dans le service de M. le Dr Empis, à l'Hôtel-Dieu, une femme malade de suite de couches. Elle est placée au n° 13 de la salle Sainte-Anne. (Vanderhondelingen, femme Mockel, 44 ans.)

Cette femme vient de faire sa quatorzième couche. Tous les accouchements, sauf le dernier, ont été normaux. Il y avait cette dernière fois une adhérence anormale du placenta qui a nécessité la délivrance artificielle: n'y a pas eu de complications dans les suites.

Elle vient d'accoucher pour la quatorzième fois et le même accident s'est reproduit. (2 mars 1880.) Trois médecins l'ont assistée et tous trois sont successivement intervenus. La perte de sang a été énorme.

Le surlendemain survient un gros frisson ; les lochies sont très fétides. La malade était de constitution assez robuste, elle a résisté à cette première atteinte. Il faut noter que rien d'anormal n'est apparu localement. Il n'y a eu ni douleur ni ballonnement de l'abdomen ; pas de vomissement : c'était bien de la pyohémie.

Par la suite, affaiblissement et anémie extrêmes, consomption ; *fièvre à forme rémittente* sans nouveaux frissons. L'écoulement lochial a diminué. L'état général va toujours s'aggravant ; la malade est transportée à l'hôpital. Le 24 mars au soir. Temp.39,2. Pouls, 98, petit ; pâleur terreuse, faiblesse, hébétude du facies, anémie, cachexie profonde.

L'écoulement lochial peu abondant est *encore fétide*.

La malade porte d'énormes varices aux deux jambes. On constate sept petits abcès le long de la saphène externe droite ou sur le trajet de ses principales branches afférentes ; il en existe un du volume d'une noix sur le côté externe du genou droit.

Le 25 mars : matin, temp. 39,2 ; soir, 39,6. On incise tous les accès phlébitiques, sauf un.

Le jour même, mon excellent collègue et ami, M. Adhémar Robert, de qui je tiens tous les détails qui précèdent, m'informe qu'il doit ouvrir le dernier abcès dans l'après-midi. Je me mets en devoir de recueillir le pus ; au moment de l'opération, nous découvrîmes encore deux collections purulentes le long des veines du mollet. Pansement antiseptique.

Le 26. Le matin, temp. 40. Deux énormes frissons dans l'après-midi. Le soir, temp. 38,7. La nuit, délire.

Le 27. Même état. Temp. 40. Nouveau frisson ; délire intense.

Le 28. Prostration. La période agonique commence.

La mort survient le 29 mars, à cinq heures du matin.

Au résumé : Infection immédiate après l'accouchement ; phénomènes précoces de résorption pyohémique ; amélioration apparente ; marche rapide de l'intoxication ; métastase periphlébitique le long de varices anciennes (locus minoris resistentiæ), frissons, embolies, résorption rapide, mort.

Mon excellent collègue Robert m'abandonne généreusement le soin de l'autopsie.

Le 30 mars, à huit heures du matin, je constate les particularités suivantes :

Utérus petit. Endométrite gangréneuse. Aucune trace de lymphangite.

Coagulations intra-veineuses dans l'épaisseur des ligaments larges, principalement aux environs de l'ovaire, dans les deux plexus utéro-ovariens qui forment un gros paquet compact jusqu'aux troncs principaux.

L'ouverture soigneusement faite de tous ces vaisseaux me montre la continuité des caillots jusqu'aux ovaires et pour certains jusqu'au col de la matrice, où ils se continuent avec les coagula des sinus.

La paroi veineuse est partout épaissie, la tunique interne est malade mais dans toute la partie du plexus connexe à la matrice le caillot est *net*, en voie d'organisation, sans trace de suppuration.

Je ne rencontre d'abcès phlébitique que sur le trajet des gros troncs utéro-ovariens, encore sont-ils fort petits, du volume d'un grain de chènevis au plus. Le caillot s'arrête à droite, à cinq ou six centimètres au-dessus de l'ovaire ; à gauche il ne le dépasse que d'un centimètre à peine.

Les *trompes* et les *ovaires* ne présentent rien d'anormal.

Péritoine absolument normal. Ganglions du bassin normaux.

Foie volumineux, gras.

Rate. Un seul infarctus récent.

Reins sains.

Estomac, intestins, normaux.

Poumons. Rien dans les plèvres. Il existe dans le sommet du *poumon droit* un abcès métastatique ancien, du volume d'une noisette, à contenu noirâtre putride ; bien limité d'ailleurs par une coque fibroïde, peu épaisse, tapissée à l'intérieur d'une membrane molle jaunâtre. A la base du même organe, infarctus récent.

Le poumon gauche renferme aussi deux infarctus récents tous les deux.

Cerveau. Substance dure très pâle, ne présente absolument rien à la coupe.

Méningite opaque. Traînées opalines le long des vaisseaux.

Cœur flasque, mou, gras. Pas d'endocardite ulcéreuse. Pas d'épaississements. Je trouve adhérente au bord de la tricuspide une concrétion blanchâtre, fibrineuse, ayant la forme et le volume d'un petit haricot. L'examen démontre que c'est de la fibrine concrétée. Caillots dans le cœur droit.

Veines des membres inférieurs. Epaississement énorme des parois. Hyperplasie et desquamation de l'endothélium. Coagula durs. Collections puru-

lentes dans l'intérieur et autour des caillots. Je retrouve les foyers périphlébitiques incisés. La paroi est molle à ce niveau, plus épaisse.

Il existe le long du tronc veineux deux ou trois petits lymphatiques
purulents.

Sang très peu coloré, pâle, fluide.

En somme, la phlébite est la lésion primitive et dominante. Elle
a sa source dans l'endométrite septique ; altération profonde du
sang ; suppuration secondaire des caillots, embolies, périphlébite
suppurée. Lésions dégénératives des organes en rapport avec la
lésion du sang.

EXPÉRIENCES.

Le 25 mars 1880, je prends :

1º Du pus de l'un des abcès ouvert sous mes yeux ; il est de couleur roussâtre et mélangé d'un peu de sang.

2º Du sang à la pulpe de l'index droit; il est presque incolore.
L'examen immédiat me démontre dans le sang une déformation
extrême des globules; pas d'organismes, et dans le pus le microbe
en points doubles et en groupes variables.[1]

J'ensemence dans huit ballons (urine neutre, bouillon acidulé et
neutre) et je les place à l'étuve à 37º.

Le lendemain, 26 mars (vingt-quatre heures après), j'examine
mes ballons :

1º Le pus a donné dans l'urine un énorme développement d'organismes en points différemment assemblés.

a. Points doubles (microbe pyogénique ordinaire).

b. Quelques ébauches de chapelets constituées par des points un
peu éloignés et réunis par une traînée filiforme, mais jamais plus
de deux points.

c. Groupes irréguliers de points très mobiles, variant de forme
d'un instant à l'autre.

La multiplication dans le bouillon (ce bouillon était assez pauvre
en matières organiques nutritives) n'a commencé que le troisième
jour après l'ensemencement. Le développement s'y produit donc
aussi, quoique tardivement, et me donne le même organisme exactement, sauf qu'ici il est un peu plus petit et moins abondant ce
qui tient à la pauvreté du milieu de culture.

Le sang ensemencé dans les mêmes conditions ne détermine

aucun développement. Un mois après, les ballons d'urine et de bouillon qui ont séjourné à l'étuve, à la température de 37°, sont aussi limpides que le premier jour. Or, je n'ai pas laissé passer une seule journée sans les regarder et sans en examiner le contenu.

N. B. Pour m'édifier sur la valeur du milieu de culture, j'y ensemence du vibrion commun, puisé dans un liquide qui s'était altéré à l'air, et j'assiste à un développement rapide (du jour au lendemain) de cet organisme.

La culture du sang du 25 reste donc négative.

Dans l'après-midi du 26 mars, craignant de voir succomber la malade très rapidement, je recueille de nouveau du sang :

1° Au poignet droit.

2° A l'orteil médius du pied droit.

3° A l'index de la main gauche.

J'ensemence le 26 mars à 6 h. 1/2 du soir, dans un nombre considérable de ballons contenant des liquides de culture variés : urine, bouillon, extrait de Liebig. L'heure avancée ne me permet pas de me livrer à un examen microscopique immédiat.

Le lendemain, 27 mars, à midi, sur onze ballons ensemencés, j'en trouve seulement trois stériles dans lesquels le liquide est resté d'une limpidité parfaite. Dans le fond même, on aperçoit une macule opaque peu visible qui représente la gouttelette de sang introduite la veille et coagulée. Ce sang est celui qui provient du pied droit.

L'examen microscopique fut négatif. Ces trois ballons restèrent stériles pendant tout le temps que je les conservai à l'étuve, c'est-à-dire vingt jours au moins. Placés ensuite à la température ordinaire, ils ne se modifièrent pas davantage.

J'en conclus que le sang pris dans la circulation du membre inférieur droit ne contenait pas d'organismes, ou bien qu'il en contenait très peu, ou qu'encore, s'il en contenait réellement, ces organismes n'étaient pas susceptibles de reproduction dans les conditions ordinaires.

Le fait est commun. M. Pasteur, Orth et Heiberg l'ont signalé.

Dans le cas présent, si j'insiste dès maintenant sur cette particularité, c'est qu'une explication m'est suggérée tout naturellement en dehors même de l'infidélité relative des résultats de ce genre d'expériences.

Le sang que j'ai puisé dans la couche superficielle du pied droit ne communiquait nullement avec la circulation centrale du membre, puisque toutes les veines étaient oblitérées par des caillots solides. Je rapprocherai de ce fait celui qu'un examen analogue m'a fourni l'occasion d'observer chez une autre malade à l'Hôtel-Dieu.

Si le sang des veinules du pied droit resta stérile, il n'en fut pas de même du sang puisé dans les autres régions. Toutes les cultures, au contraire, furent fécondes. Elles me donnèrent, en moins de vingt heures, un développement colossal d'organismes appartenant à un type unique, identique à celui du pus de l'abcès ouvert l'avant-veille.

Je lis mes notes 27 mars 11 h. L'urine et le bouillon renferment en quantité énorme un organisme corpusculeux, parfois isolé en point unique, parfois réuni par couples en point double, peu mobile dans l'urine, très actif dans le bouillon. Groupes de ce même microbe assez indifférents comme forme ; pas de chapelets réguliers, chaînettes doubles. Groupes de quatre points en croix, groupes en trois points. Le microbe prédominant est le point double.

15 avril. J'ai examiné pour la dernière fois mes cultures. Dans tous les ballons il existe un dépôt poussiéreux, épais, adhérent aux parois et au fond du petit vase. Le liquide est toujours trouble, homogène.

La réaction chimique a peu varié. L'urine me paraît cependant assez nettement acidule.

Le même organisme existe partout avec certaines modifications que je considère comme un progrès de développement.

Nota. — Ces cultures sont depuis plus d'une semaine à la température ambiante.

Dans un des ballons de bouillon, je rencontre un élément cellulaire assez volumineux qui rappelle assez nettement la levûre alcoolique. Je juge que son existence est fortuite et due à une erreur de manipulation ; néanmoins, je signale le fait dont je ne puis actuellement prévoir les conséquences s'il était avéré qu'il se reproduit dans des circonstances semblables.

a. L'urine contient toujours le microbe corpusculaire, mais un peu diminué de volume.

En outre, il est rassemblé sous forme d'amas zoogléaires dans lesquels les points restent séparés, néanmoins, et distincts. Ces amas entourent principalement des cristaux abondants d'acide urique ;

de leurs périphéries partent des lignes sinueuses qui constituent de fins et longs chapelets dans lesquels la segmentation en grains n'est pas encore bien établie partout. D'autres chapelets restent libres dans le champ microscopique. Ils sont inertes ; les cristaux ont la forme de croix de malte ou de blocs soudés de forme globulaire ; ils sont de couleur jaune, très réfringents.

b. Dans le bouillon, je retrouve des amas semblables uniquement. Les corpuscules se sont rassemblés en zoogléa; par hasard j'aperçois quelques très longs et très fins chapelets; il n'y a pas de microbes libres dans le liquide. Cristaux de forme variée, probablement des cristaux gras que je ne saurais déterminer.

Expériences sur les liquides de l'autopsie.

J'examine, avant de les ensemencer, la matière de trois infarctus dont l'un A est récent, l'autre B un peu plus ancien et le troisième C est l'infarctus putride du sommet du poumon.

Examen immédiat : Inf. A. La préparation est pleine de plages mouvantes de micrococcus. Les cellules libres en sont infiltrées ; on voit les microbes pénétrer dans leur intérieur ou en sortir à moitié.

Inf. B. Même organisme que précédemment ; quelques vibrions, pâles, elliptiques, courts, à mouvements lents, bactéries rares.

Inf. C. Grands chapelets, bactéries ; les grands épithéliums à cils, de la partie détruite du poumon, sont énormément tuméfiés et infiltrés de microbes.

J'assiste à la formation des chapelets qui s'opère nettement sous mes yeux par la juxtaposition des grains qui se détachent successivement des plages mouvantes et s'unissent bout à bout.

Après culture, je constate que l'infarctus le moins avancé A, était uniquement constitué par des organismes identiques à ceux que le sang renfermait pendant la vie.

Les deux autres, surtout celui du sommet du poumon droit, ont donné une multiplication énorme de vibrions, de grandes bactéries et de chapelets mouvants, en outre de l'organisme contenu uniquement dans le premier et dans le sang.

Les chapelets sont presque tous incurvés légèrement et à grains un peu plus volumineux que les micrococcus du sang.

Le liquide méningitique, mélangé de substance cérébrale, me donne un énorme développement de chapelets et de très longues bactéries identiques en grosseur avec celles des infarctus putrides.

Le sang recueilli en plusieurs points, dans la veine saphène gauche, dans une veinule non oblitérée de la jambe droite, dans la jugulaire interne, de même que le pus recueilli dans une collection suppurée de la veine utéro-ovarienne, donne un rapide développement du micrococcus observé et isolé pendant la vie. Le sang contient en outre des quantités de cristaux d'hématine que M. Roux a la complaisance d'analyser séance tenante. Ces cristaux allongés peuvent parfois simuler assez bien des bactéries.

Dix jours plus tard, l'aspect s'était un peu modifié dans les ballons, c'est-à-dire que le sang n'avait toujours donné que le micrococcus, mais que dans les cultures du liquide des méninges et des infarctus putrides, j'ai trouvé des zooglea pâles agrégés par une substance unissante hyaline. Ces zooglea sont bien différents des amas grenus de micrococcus tassés d'où paraissent naître les chapelets ; ils appartiennent bien évidemment à la *bactérie* cylindrique ensemencée, d'autant plus que je retrouve également des points isolés, en couples et en petites colonies.

OBSERVATION XXV.

Decamp, Marie, 21 ans, entre le 27 février 1880, à l'Hôtel-Dieu, salle Sainte-Martine, nº 10 (service de M. Dr le Moutard-Martin).

Primipare. Elle a accouché prématurément au huitième mois. C'est à l'hôpital Saint-Louis qu'elle a été délivrée, il y a dix-huit jours de cela (9 février).

L'accouchement a d'ailleurs été naturel et facile. L'enfant était mort ; la mort remontait à quelque temps déjà, car le fœtus avait subi un commencement de macération et le liquide amniotique, de couleur brun, verdâtre, épais, exhalait une odeur d'une fétidité prononcée.

Suites de couches sans accidents graves, mais les lochies sont putrides... (les renseignements à ce sujet manquent).

Bref, la malade quitte l'hôpital Saint-Louis au neuvième jour, bien remise en apparence, elle fait à pied le chemin de l'hôpital à sa demeure et le soir

Doléris. 11

même de son arrivée chez elle, elle est prise de malaise, de frissonnements, accompagnés de douleur hypogastrique assez vive. Le lendemain les phénomènes redoublent. La malade attribue ces accidents à un refroidissement qu'elle aurait éprouvé en chemin. Cependant elle continue à vaquer tant bien que mal à ses occupations d'intérieur.

Ce n'est que le quatorzième jour (post-partum), 23 février, qu'elle s'alite. Vomissements bilieux répétés, douleurs très vives dans les membres inférieurs et particulièrement au genou droit, peu de douleur abdominale. Son état s'aggrave progressivement et elle entre à l'Hôtel-Dieu quatre jours plus tard.

Etat actuel (27 février). Pâleur extrême du tégument, décoloration des muqueuses, anémie extrême.

Langue brunâtre, râpeuse, lèvres fuligineuses ; état adynamique prononcé. De temps à autre vomituritions bilieuses.

Ventre légèrement météorisé, peu douloureux, et seulement dans la région hypogastrique. Sensibilité plus grande à gauche.

Pas de tumeur nette dans les fosses iliaques, empâtement vague plus marqué du côté gauche.

L'utérus, un peu volumineux, remonte à deux travers de doigt au-dessus de la symphyse pubienne. Ecoulement par le vagin d'une petite quantité de liquide teinté de sang, un peu fétide.

Les membres inférieurs sont très douloureux au point que la malade ne peut les bouger de place ; la sensibilité est plus grande encore aux genoux, au cou-de-pied droit et dans les régions ischiatiques. Tuméfaction des jointures sans changement de coloration à la peau.

Aux membres supérieurs, douleur très vive, dans le segment antibrachial surtout. L'articulation radio-carpienne droite est tuméfiée, immobile.

Infiltration légère du tissu cellulaire. Développement anormal des veinules sous-cutanées. Plaques et traînées discrètes de lymphangite réticulaire le long des veines. Tuméfaction des ganglions inguinaux. Pouls, 120. Temp. 40°,2. Traitement tonique. Injections phéniquées dans le vagin. Embrocations calmantes sur les membres.

La tuméfaction disparaît par la suite du genou droit et passe au genou gauche ; projection en avant de la rotule de ce côté ; douleur et augmentation de volume du cul-de-sac sous-tricipital, persistance de la lymphangite cutanée (épanchement articulaire).

Adynamie progressive, diarrhée. La température se maintient entre 39°,5 et 40°. *Pas de frissons.*

Apparition d'un épanchement pleural à gauche, qui devient rapidement total.

Peu après, point de côté, à droite ; début d'épanchement. L'œdème général du tégument s'accentue un peu. Consomption rapide.

L'état général s'aggrave. Lèvres et langue fuligineuses. **Temp.** 40°,4. Pouls, 128. Agonie d'un jour et demi. Mort le 8 mars.

La maladie a duré en tout *vingt-huit jours*.

On peut résumer la série des phénomènes morbides en disant qu'après des suites de couches sans accidents marqués, se sont montrés successivement les signes d'un processus subaigu autour de l'utérus, processus tardif, né sous une influence fortuite (froid, fatigue), mais dont la cause était nécessairement dans la matrice elle-même, comme l'indique l'existence primitive d'une *endométrite putride*.

Les lésions ultimes ont été de deux sortes : métastases purulentes dans les séreuses : articulations, plèvres ; altérations du sang et des vaisseaux : pyohémie, thromboses veineuses.

L'autopsie révèle les désordres suivants :

Cavité abdominale. Les anses intestinales et la séreuse pariétale ont leur coloration normale. Cent grammes environ de liquide limpide, citrin, collecté dans le petit bassin et sans odeur putride aucune; un petit flocon fibrineux dans le cul-de-sac recto-utérin.

Il n'existe de traces d'une inflammation récente nulle part, sinon vers les annexes de l'utérus, où s'étendent quelques filaments pseudo-membraneux, mous, laiteux.

Le vagin est absolument normal.

Utérus. Le col est fermé, parfaitement revenu sur lui-même. Il n'offre pas trace de dechirures. Volume de l'organe double de celui de l'état normal.

La muqueuse est assez nette, sans débris gangréneux. Il y a encore quelques vestiges du feutrage de la caduque et le long du bord gauche quelques traînées bleuâtres douteuses, c'est-à-dire légèrement enflammées.

Des coupes répétées à satiété ne me révèlent autre chose que l'existence de caillots d'apparence normale dans les sinus et les vaisseaux des parois de l'utérus, aussi bien dans l'épaisseur de la muqueuse que de la musculeuse.

Les deux trompes sont vides. Mais la portion frangée est tuméfiée, tomenteuse, vascularisée, e. un mot très enflammée.

Examen des ovaires. Le droit n'a rien d'anormal, tandis que le gauche est augmenté de volume, diffluent et arborisé par places.

La coupe montre que *plusieurs ovisacs sont convertis en veritables abcès;*

que beaucoup de vésicules de la substance médullaire sont remplies par un coagulum purulent.

Nulle part, en somme, je ne trouve de lymphatiques suppurés.

Examen des veines. Dans l'épaisseur du ligament large du côté droit et sur son insertion utérine, il n'existe pas de thromboses dans les veines restées libres partout (pas de lymphangite). A l'angle externe seulement, quelques veinules oblitérées anastomosées avec le plexus utéro-ovarien. Celui-ci forme une masse compacte dont la coupe montre tous les vaisseaux oblitérés par des caillots blanchâtres, durs, solides. Le tissu conjonctif environnant est induré et forme la trame insterstitielle de la masse d'où se détache le tronc *utéro-ovarien* volumineux et rempli par un thrombus demi-organisé jusqu'à son embouchure dans la veine cave. Il existe *uniquement* une collection purulente du niveau de l'extrémité centrale du thrombus.

Du côté gauche, mêmes lésions avec cette différence qu'au lieu de commencer au niveau des annexes, la phlébite se continue dans toutes les veines du bassin et dans celles du membre inférieur par la fémorale; tous ces vaisseax sont oblitérés. Comme pour le tronc utéro-ovarien droit, il n'existe de coagulum purulent qu'au niveau de l'embouchure dans la *veine rénale*, mais ici, en examinant le caillot, je rencontre en deux autres point espacés de quelques centimètres, de la suppuration au centre et autour du caillot.

Examen microscopique. — Les parois des veines sont extrêmement hypertrophiées ; la gaine périvasculaire également, les lymphatiques périvasculaires sont à peine enflammés : les ganglions n'ont subi qu'une altération légère.

Le caillot est en voie d'organisation ; l'endothélium vasculaire est desquammé et granuleux ; les globules du sang englobés dans le thrombus sont très altérés ; néoformation vasculaire par place.

En écartant le caillot et en le séparant de la paroi séreuse, je découvre une mince nappe de pus lié, sale, tapissant le coagulum ; j'aperçois au même niveau de très petits points arrondis, noirâtres, adhérents à la paroi vasculaire, infiltrés pour la plupart dans les vestiges de l'endothélium et difficiles à détacher avec la pointe d'une aiguille.

Ces petits grains sont des amas de vibrions innombrables, mélangés d'organismes corpusculeux brillants, la plupart incolores ; quelques-uns seulement sont colorés en brun.

Ces points noirâtres forment le long de la paroi interne des veines, à l'endroit de la suppuration, des traînées, quelquefois confluentes et simulant une tache de petite dimension.

Le pus, collecté ou étendu en nappe autour du caillot, comme celui qui existe au centre du coagulum fourmille d'organismes.

Les veines des membres sont oblitérées sur de grandes longueurs de leurs trajet ; suppuration dans les caillots au bras droit ; coagulum pseudo-organisé dans la poplitée du même côté.

Thorax. La surface des deux poumons est plissée ; leur volume est diminué de moitié au moins.

Epanchement purulent dans les deux cavités pleurales. Les deux feuillets séreux sont tapissés par une fausse membrane, épaisse, molle, tomenteuse.

Dépouillé de sa coque membraneuse, le poumon *gauche* laisse voir au fond de la scissure interlobaire *un énorme lymphatique du volume d'une plume d'oie*; le long du bord postérieur du même organe, traînée interstitielle de même aspect, longue de 4 à 5 centimètre, de largeur irrégulière, ne dépassant pas un centimètre. La coupe pratiquée transversalement montre que le tissu pulmonaire est infiltré de pus jaune crémeux à une profondeur de quelques millimètres seulement, entouré d'une zone péripneumonique.

La base possède *une frange* mince de même apparence, d'une belle couleur jaune serin.

Il n'existe pas d'infarctus jeune. Mais à la surface de la plèvre pariétale, dépouillée de son exsudat, et au niveau des sommets, on voit de beaux lymphatiques gorgés de pus jaune crémeux.

Dans le médiastin postérieur, il existe deux ou trois gros lymphatiques suppurés, en rapport avec la nappe purulente du bord postérieur du poumon gauche.

Examen microscopique. — Le contenu liquide des vaisseaux suppurés de la plèvre pariétale, le liquide infiltré dans la trame pulmonaire des zones purulentes de la *base*, du bord postérieur, et du sillon interlobaire du poumon gauche, sont envahis par des amas fourmillants de microbes. Le tissu est absolument détruit et des coupes pratiquées plus tard montrent qu'il a été converti en une substance lacunaire, traversée par quelques éléments encore persistants, vaisseaux, bronchioles, qui constituent la trame au sein de laquelle les épithéliums gonflés, les leucocythes et quelques rares globules rouges sont perdus, enveloppés et infiltrés par des organismes. Impossible de retrouver une paroi lymphatique intacte ou un point d'apparence normale. A la périphérie, la subtance pulmonaire réapparait avec les lésions de la pneumonie catarrhale ; les lymphatiques sont distendus, remplis de cellules de la lymphe granuleuses, et fortement enflammés.

Les ganglions bronchiques sont tuméfiés. La substance pulmonaire, comprimée par l'exsudation, est le siège d'une congestion surtout intense vers les bases.

Péricarde normal, sauf une légère exsudation opaque le long des vaisseaux.

Foie. La surface est absolument normale. Coloration pâle du tissu ; légère dégénérescence graisseuse. La bile est à peine colorée.

Rate normale.

Reins normaux.

Je recherche le long des veines utéro-ovariennes, et jusque à la face inférieure du diaphragme, s'il existe des vaisseaux lymphatiques malades ou suppurés ; je n'en rencontre point.

L'intestin ne présente rien d'anormal.

Cerveau. Les méninges sont infiltrées d'un liquide louche, opaque ; exsudats blanchâtres le long des vaisseaux. Certaines veinules superficielles sont oblitérées par des coagula sanguins.

Arthrite suppurée de la hanche gauche. Liquide séro-fibrineux dans le coude droit et le genou du même côté.

En résumé. 1° Lésions des annexes, ovaires et trompes. Phlébite d'origine pelvienne... ne dépassant pas le ligament large du côté droit, propagée aux veines du bassin et du membre inférieur du côté gauche. Phlébite des veines des membres supérieurs. Absence d'infarctus métastatiques récents ou anciens. Suppuration des caillots à leur terminaison centrale et dans les veines du bras droit. Voilà un premier groupe de lésions qui ont des connexions intimes, assurément. — Lésions nées dans le milieu sanguin, *primitives.*

2° Lymphangite péripulmonaire, suppuration des séreuses pleurale, articulaire et cérébrale. Voilà un deuxième groupe d'altérations entées sur les précédentes et qui n'ont apparu que dans une deuxième phase de la maladie.

L'origine peu douteuse du mal a siégé dans l'utérus et s'est propagée ensuite aux annexes.

La succession des désordres serait donc celle-ci :

1° Endométrite septique. 2° Salpingite, ovarite suppurées ; peut-être périmétrite légère, guérie par la suite. 3° Phlébite née dans les annexes, infection du milieu sanguin. 4° Suppurations secondaires des séreuses ayant amené la mort bien plutôt que la pyohémie proprement dite.

La suite rendra peut-être assez bien compte de ces faits, dont l'assemblage et la succession sont assez insolites, mais qui auront, je l'espère, l'avantage d'éclaircir certains points obscurs de la pathogénie de l'affection particulière qui m'occupe.

EXPÉRIENCES.

Le 3 mars (cinq jours avant la mort), je prends au moyen d'un tube effilé une gouttelette de sang à la pulpe de l'index de la main droite. Je rappelle que le membre est douloureux, tuméfié, et que la circulation périphérique est fort gênée par la thrombose des veines centrales.

N. B.—Pour recueillir la goutte de sang, je recouvre au préalable la pulpe du doigt d'une mince couche de collodion, qui se dessèche immédiatement. Ce procédé rapide me paraît plus simple que le lavage antiseptique de la peau ; il est aussi plus sûr et il a l'avantage d'exercer une légère compression qui favorise la sortie du sang. Je pique ensuite avec une épingle flambée au préalable.

J'ensemence une gouttelette de ce sang dans de l'urine neutre, le 3 mars, à 10 h. 1/2 du matin.

Examen du sang frais. — Il est très coloré. Beaucoup de globules rouges sont déformés. On en rencontre qui sont comme couronnés d'une chaîne non interrompue de petits grains très fins qui leur donnent la forme crénelée.

Certains autres n'en présentent sur leur pourtour que deux ou trois. Ils occupent la zone réfringente du globule. Certaines fois on les voit se détacher de ce globule sous forme de chapelets à grains multiples et faire effort pour devenir libres ; cela dans les endroits où le liquide est en plein mouvement.

Un grand nombre de ces petits corpuscules brillants sont isolés sous le champ du microscope, sous la forme de points doubles; ils ont le volume ordinaire de cet organisme. D'autres un peu plus volumineux sont simples avec un commencement de segmentation qui leur donne une forme un peu allongée et étranglée. D'autres enfin sont réunis en groupes au nombre de trois ou quatre au plus.

Les chapelets à grains nombreux sont presque tous adhérents par une de leurs extrémités à un globule rapetissé.

En outre il existe dans la préparation un grand nombre de globules de volume variable (en moyenne la moitié d'un grand globule rouge).

Au point de vue du siège exact de cette couronne de points brillants qui entourent certaines hématies, il n'est pas douteux qu'elle occupe la zone claire périphérique des globules, restant séparée de la partie centrale, opaque, par une ligne très mince, brillante.

D'autre part, la forme habituelle des globulins presque tous déformés, quelques-uns munis encore d'un ou deux points brillants ; quelques autres, tenant après eux un chapelet ou un prolongement en massue, et en définitive leur volume très inférieur à celui des globules restés intacts, semble indiquer qu'ils ne représent plus que les globules eux-mêmes dépourvus de la substance hyaline qui enveloppe la matière colorante.

Je pouvais donc supposer que j'avais affaire à une désintégration de globules normaux dont le mode de destruction serait justement d'abord la segmentation périphérique du protoplasma hyalin, et ensuite la séparation par prolongements moniliformes, caudés, en massue, etc.

Très peu de globules blancs. — Il est important de noter que le plus grand nombre des hématies ne présente rien de semblable à ce que j'ai décrit.

4 mars.—Le liquide ensemencé, exposé à l'étuve à la température de 37°, est aussi limpide que la veille.

5 mars. — Le soir, il commence à se troubler un peu.

6 mars. — Depuis hier, le liquide a cultivé.

Examen. — Il existe dans le liquide des quantités de chapelets à quatre, six grains et plus, mais n'arrivant pas à égaler en longueur les chapelets obtenus dans des cas analogues.

Pas d'autre organisme ; pas de bactéries.

L'urine est restée neutre ou légèrement acide, ce qu'elle était avant la culture ; ce n'est donc point le germe de la fermentation ammoniacale qui s'est développé. D'ailleurs le liquide de la culture avait été mis à l'épreuve.

Réexaminé le 8 mars, j'y découvre des chapelets innombrables irréguliers, mobiles, ne dépassant pas une longueur moyenne.

Il sont composés de huit à douze grains au plus.

N. B. — Je trouve en outre dans ma note ce qui suit :

Quelques tubes granulés, très pâles, réguliers, la plupart entrelacés ou s'entrecoupant les uns les autres sous des angles divers ; spores libres dans leur environ ; les tubes sont pour la plupart fasciculés en amas parallèles, rien d'analogue à la fibrine.

Le 8 mars 1830. A dix heures, la malade étant à la période agonique, je prends une goutte de sang à l'index gauche par le procédé indiqué plus haut.

La coloration me paraît être très faible dans le tube ; la quantité du sérum prédomine notablement sur celle des matériaux solides colorés.

Examiné immédiatement, le sang est d'une pauvreté extraordinaire en globules rouges ; les globules blancs y sont aussi assez rares.

La plupart des globules rouges se présentent dans la préparation, réguliers et n'ayant subi aucune espèce d'altération. Dans un point particulier, ils paraissent, au contraire, confondus, rassemblés et arrivés à un degré considérable d'altération granuleuse.

Au début de mon examen, j'aperçois un grand nombre d'organismes simples et en couples libres ; presque tous les globules me paraissent intacts. Un quart d'heure après environ, j'ai grand' peine à retrouver quelques-uns de mes organismes, tandis que le nombre des globules granuleux a augmenté considérablement.

Sur une nouvelle préparation, je retrouve des zones où les globules sont très peu altérés; d'autres, où ils le sont au contraire beaucoup. Je vois très nettement s'agiter dans leur intérieur les micrococcus au nombre d'un, deux ou trois, qui ne tardent pas à se précipiter vers la périphérie, où ils vont constituer les points saillants qui couronnent ensuite les hématies.

Dans les zones périphériques de la préparation, c'est-à-dire au voisinage de l'air, les globules restent infiltrés et tassés en amas grenus. Ils sont hérissés sur leur contour.

Il en est de même au point où des bulles d'air se rencontrent çà et là dans la préparation.

Dans ces bulles d'air s'aperçoivent des stries que laisse le liquide en certains points, et qu'il est facile de reconnaître à leur irrégularité et à leur hyalinité parfaite.

Je rencontre quelques organismes, deux bâtonnets courts dans l'un d'eux; un seul bâtonnet dans un autre avec un chapelet. Tous deux sont immobiles.

Dans le liquide, en dehors des bulles d'air, j'aperçois aussi trois bactéridies immobiles, très nettes; il en doit exister d'autres mais vu la difficulté que j'ai eue à apercevoir celles-ci, je les juge rares; j'en retrouve trois autres dont une en voie de segmentation granuleuse.

En outre, quelques très rares chapelets parfaitement organisés, et, comme cela m'est arrivé tout à l'heure, dans les premiers moments, j'ai vu pas mal de diplococcus et de monococcus libres et je n'en vois plus maintenant.

Les globules en cerf-volant y sont très rares, de même que ceux en raquette ou en haltère.

Demi-heure après, l'état granuleux avec diminution énorme de volume se voit toujours sur les bords de la lamelle; au centre, les hématies ont conservé leurs dimensions et leur régularité, de même que leur homogénéité.

La mort survient à 11 heures du matin. A midi et demi je recueille du sang dans la veine jugulaire gauche.

Je l'examine immédiatement :

Globules rouges peu abondants, peu déformés. Il semble que ceux qui ont dû être désagrégés ne sont représentés que par des organismes corpusculeux libres. Ces organismes très petits, peu nombreux, immobiles, sont sous deux formes : monococcus et diplococcus; pas de chapelets.

Je mets en culture dans des ballons, les uns d'urine neutre, les autres de bouillon de cerveau de chien, le sang recueilli au moment de l'agonie.

a. (Culture dans le vide.) J'introduis dans la veine un petit tube en verre effilé et coudé que je casse par une brusque pression dans le vaisseau. Le vide avait été fait préalablement en surchauffant l'air dans le petit ballon au moment de le fermer à la lampe. Le sang s'est précipité dans le tube et l'a rempli au 4/5. Je ferme à la lampe.

b. J'ensemence dans de l'urine neutre et dans du bouillon une goutte de sang pris dans un tube ouvert à l'air pur.

Les cultures du sang agoniqne semé dans du bouillon et de l'urine, exposé six jours à une température de 37° à 38°, un jour à 39°, puis à la température ordinaire toujours au contact de l'air pur, restent stériles.

Celles du sang mort, cultivé dans les mêmes conditions à l'air, restent stériles aussi; elles le sont encore toutes au bout de huit jours; aucun organisme ne s'est développé.

Le sang pris pur dans la jugulaire, après la mort, ne cultive pas davantage dans le vide.

Les globules contenus dans la gouttelette ensemencée sont restés parfaitement conformés.

Le sang cultivé *in vacuo* n'a aucune odeur; pas d'organismes. Quelques plaques granuleuses immobiles; quelques amas granuleux filiformes, irréguliers, n'ayant aucune ressemblance avec les bactéries ordinaires, mais ayant l'aspect absolu de la fibrine et ses réactions chimiques.

J'ajoute, en outre, que ces globules se sont déformés par la dissociation sous la plaque; mais tout en prenant les formes les plus bizarres et les plus variées, ils n'ont jamais rien présenté qui ressemblât à ce que j'ai aperçu à l'examen du 4 mars fait immédiatement, c'est-à-dire : la segmentation par grains, la couronne de points et les aspects en massue, en haltère, etc.

Expériences sur les liquides recueillis, 24 heures, post mortem,
9 mars, 11 h. mat.

Mise en culture dans de l'urine neutre et dans du bouillon neutre :

1° Du liquide puisé dans les méninges que j'ai eu soin de mélanger de particules de substance cérébrale en les dissociant à l'intérieur avec la pointe du tube effilé (culture du même liquide dans le vide).

Examen immédiat :

    a. Micrococcus nombreux, quelques-uns légèrement étranglés.

    b. Bâtonnets peu nombreux, minces et courts.

    c. Chapelets de 3, 6 et 7 grains.

Les globules rouges qui ont pénétré dans le tube sont petits, mais intacts.

2° Pus pris dans les veines utéro-ovariennes.

Examen immédiat :

    a. Petits monococcus très agiles.

    b. Diplococcus un peu plus gros.

    c. Bâtonnets étranglés, très courts ; bâtonnets elliptiques.

    d. Chapelets mobiles de huit à dix grains très fins.

3° Pus pris dans les lymphatiques du poumon suppuré.

    a. Diplococcus du pus à foison.

    b. Fines bactéries régulières.

    c. Longs bâtonnets, les uns réguliers et homogènes ; les autres en voie de segmentation.

4° Liquide péritonéal puisé dans le vide.

    a. Fourmillements de micrococcus en couples.

    b. Zoogleas ; points simples.

    c. Chapelets de 15 à 20 grains.

    d. Bactéries minces et grosses de longueur variable, unies ou en voie de séparation.

Examen le 10 mars, à 10 heures :

Liquide des méninges (culture très louche).

    a. Points doubles.

b. Organismes assemblés par groupes réguliers de quatre grains.

c. Chapelets de six, huit, dix grains et même de quinze à vingt grains.

Les chapelets de longueur moyenne sont très mobiles; les plus longs sont immobiles ou animés d'un mouvement très lent.

Plus de la lymphangite pulmonaire (bouillon très louche).

a. Zooglea.

b. Points doubles.

c. Monococcus et diplococcus ; bactéries très courtes étranglées.

d. Quelques chapelets.

Pus de la veine utéro-ovarienne :

Mêmes organismes que dans la culture précédente.

Examen des cultures dans le vide.

Liquide du péritoine cultivé (*in vacuo*).

Examen le lendemain, 10 mars :

Le liquide a l'odeur putride et est devenu louche. Le petit tube qui le contient était absolument rempli, vide d'air par conséquent au début de l'expérience.

Les organismes ont donc vécu sans air, ont pullulé.

a. Tubes nombreux, longs, immobiles, grenus; quantité énorme de germes et de bactéries.

b. Corpuscules germes brillants, unipunctués, légèrement ovoïdes, en groupes ou isolés, en quantité énorme.

c. Bactéries de toute longueur et de toute grosseur, de très fines et de très grosses, très agiles.

d. Points doubles.

e. Longs et nombreux chapelets.

Au bout de très peu de temps, les bactéries se résolvent en corpuscules dont quelques-uns s'accouplent, mais lentement.

a. Sur les bords de la lamelle tout est germes corpusculeux, ovoïdes unipunctués, très brillants, bien plus volumineux que ceux qui constituent les points doubles et les chapelets ordinaires. De très rares bactéries au milieu de cette myriade de corpuscules.

b. Au centre de la lamelle, bâtonnets libres ou en voie de segmentation ; zooglea.

Tel est ce qui se passe dans la préparation recouverte aussitôt. Le mouvement cesse sur les bords en même temps que la segmentation des organismes en corpuscules se fait, et ce n'est pas à la dessiccation que ce phénomène est dû, car le liquide est abondant sous la lamelle.

Au centre, le mouvement persiste, en même temps que la segmentation des bactéries est lente ; les germes se réunissent en zoogleas pâles, hyalins, surtout au bord des petites nappes d'air introduites et recouvrant la préparation.

Les phénomènes s'accomplissent en 15 à 20 minutes dans le liquide soustrait rapidement à l'air. Ils se produisent très rapidement si on laisse la goutte de liquide étalée une à deux minutes sur la lame. On ne retrouve plus, après 4 à 5 minutes, que des germes en zooglea et quelques très petits chapelets de trois ou quatre grains.

Ce sont donc des anaérobies, puisque l'air les transforme rapidement en germes. En tout cas, il est certain que leur développement en nombre et en volume se produit dans le vide d'une façon rapide et intense.

Culture in vacuo du liquide méningé mêlé de substance cérébrale.

Uniquement : points doubles extrêmement nombreux et chapelets ; pas une bactérie ni un vibrion.

J'ensemence dans un ballon à air pur.

Le liquide n'a pas bougé ; à 11 heures du matin, il ne contient que les mêmes organismes, pas de multiplication.

Je porte la température à 40° pendant deux heures.

Rien ne se produit ; le liquide semble se clarifier.

Je le porte à 45° pendant une heure. Je l'examine à 4 heures. Je ne trouve rien, le liquide est limpide ; il ne contient que des amas amorphes, granuleux.

Nota. D'autres organismes portés à la même température (chapelets du chien), ont résisté parfaitement et sont restés vivants.

OBSERVATION XXVI.

Cette malade était accouchée 24 heures auparavant. Il y eut d'après ce qu'elle raconte une rétention du placenta pendant 20 heures environ.

Elle a déjà eu un enfant, il y a quatre ans.

La malade est pâle, se plaint de douleur de ventre, de frissons repétés. Température 39°,8.

La palpation du ventre est très douloureuse, surtout à gauche; le cul-de-sac gauche est également douloureux et rempli par une tumeur dure.

Rien dans les autres organes. Glace sur le ventre. Inject. phéniquées. Sulfate de quinine.

Le 19. Signes très nets d'endo-péricardite. Oppression très marquée. Le ventre est toujours très douloureux. Température toujours élévée; peu d'albumine. Vésicatoire sur la région précordiale.

Le 20. La malade se trouvait mieux depuis quelques jours quand elle a été rise subitement d'hémiplégie gauche, complète, avec perte de la sensibilité dans les membres paralysés.

La température qui était descendue à la normale remonte à 39°,8.

15 *février :*

Echares au talon et à la partie postérieure du jarret. Œdème dans les membres supérieur et inférieur du côté paralysé.

Cet œdème disparaît peu à peu et la malade reste aujourd'hui avec une hémiplégie complète du côté gauche. La sensibilité est revenue. Les signes d'endo-péricardite persistent.

EXPÉRIENCES.

Mon collègue et ami M. Veil a l'obligeance de m'écrire pour m'informer de ce cas qui m'intéressait particulièrement.

Le 6 février, je recueille à la pulpe du doigt une goutte de sang.

Je l'examine immédiatement avec mon excellent collègue M. Netter. Nous pûmes constater tous deux qu'il y existait de très petits corpuscules mouvants simples, en couples et en groupes de trois, quatre, cinq et davantage. Les globules étaient très déformés. (Je n'avais pas encore eu l'occasion de voir de près le conflit des globules et des microbes.)

Une gouttelette de ce sang est mise le jour même en culture dans du bouillon de poule neutre au laboratoire de M. Pasteur.

Le 12, j'examine la culture : j'y découvre une pullulation de petits organismes unipunctués et bipunctués. Ceux-ci sont composés d'un couple de micrococcus bien séparés et non pas seulement étranglés ; quelques chapelets très courts de trois, quatre grains et plus, tous très agiles, très remuants. J'assiste à la juxtaposition bout à bout, de plusieurs de ces couples qui ainsi soudés finissent par constituer un chapelet de quatre grains.

Voici la quatrième fois que je pratique le même examen à vingt-quatre heures d'intervalle. Rien ne s'est modifié depuis le premier jour.

Le 14 février, après m'être assuré que rien n'est changé dans la composition du liquide de culture et que j'ai affaire uniquement à un micrococcus unique : *point, couple de points, chapelets*, je pratique à la région abdominale d'un lapin (A) l'inoculation de trois gouttes de mon liquide, et, à la région cervicale d'un second lapin (B), j'inocule la même quantité.

Le 15 et le 16 février, rien d'anormal ne se produit chez mes deux animaux.

Le 16, le lapin B, qui est d'un tiers plus petit que le lapin A, a une légère élévation de température. Le lapin A a moins de fièvre.

Les points inoculés se tuméfient lentement par la suite et il se forme aux points inoculés des tumeurs fluctuantes qui finissent par devenir volumineuses. L'état général n'a été affecté que fort peu et du troisième au sixième jour seulement. Depuis, les deux animaux ont continué à manger, aller et venir, sans manifester aucun symptôme morbide pendant longtemps.

Lapin A. Le 18 mars, je constate qu'il s'est développé une tumeur du volume d'un gros œuf à la région inoculée ; à côté, une tumeur grosse comme une noisette. Depuis quelques jours l'animal mangeait peu, il a maigri.

Je le sacrifie. Je trouve sous la peau de la région abdominale deux abcès parfaitement enkystés par une coque fibreuse isolée du tissu périphérique ; la paroi est mince, blanche nacrée à l'extérieur, rosée, bourgeonnante à sa face interne ; le contenu est épais, crayeux comme celui de certaines tannes (ressemblant assez à du plâtre délayé ou à du fromage blanc).

Le petit abcès communique avec la grande poche par un conduit étroit ; de la principale tumeur partent en outre quatre prolongements divergents remplis de la même matière, constitués de même, et du volume d'une plume de corbeau. Ces prolongements s'effilent à leurs extrémités, et il est facile d'apercevoir de gros lymphatiques blancs qui se répandent dans les tissus environnants. L'injection colorée les dessine à merveille. Les plus gros de ces vaisseaux séreux gagnent le côté du thorax et l'aisselle correspondante. Sur leur trajet et dans le creux axillaire apparaît une chaîne ganglionnaire formant une tumeur véritable, moniliforme, irrégulière. Je n'en vois pas sur le trajet des vaisseaux séreux qui vont à l'aine.

Les deux principaux ganglions mésentériques sont encore plus malades ; ils contiennent des zones d'infiltration purulente caséeuse

Les ganglions du bord adhèrent du mésentère sont tuméfiés, blanchâtres, non caséeux.

Le poumon est normal. Le canal thoracique également.

Les lésions se sont irradiées uniquement *vers l'abdomen*. *Le foie* est infiltré de tumeurs jaunâtres ou blanchâtres, à coque fibreuse, blanche nacrée, à contenu liquide caséeux ou caséiforme, du volume d'un gros grain de mil à celui d'un grain de maïs. Quelques-unes de ces tumeurs plus uniformément jaunes, plus petites, n'ont pas de coque ni de contenu liquide ; elles simulent absolument une infiltration tuberculeuse caséifiée, ou mieux l'infarctus caséeux que j'ai signalé dans une de mes observations.

Beaucoup de ces tumeurs sont apparentes à la surface. Certaines zones du foie en sont infiltrées sur une étendue de quelques millimètres ; les nodules sont alors petits, presque confluents, séparés par une traînée de tissu pâle, ce qui donne au foie à ce niveau un aspect tacheté très remarquable : on dirait un gros infarctus avec des noyaux de suppuration commençante.

On isole assez facilement certains de ces petits nodules du tissu environnant, au moyen des aiguilles. La grande masse de la substance hépatique est saine. La capsule n'a contracté aucune adhé-

Doléris.   12

rence. Il y a en tout peut-être bien une centaine d'infarctus purulents.

Examen microscopique, après durcissement.

1º *Ganglions tuméfiés de l'aisselle.* — Il y existe une hyperplasie conjonctive notable sans grande néoformation vasculaire. Beaucoup de cellules granuleuses. Les artifices de préparations nécessités pour l'examen ne me permettent pas d'y observer autre chose que des phénomènes d'hyperplasie vulgaire, embryonnaire, avec tendance à la dégénération dans certains points. Le tissu n'est pas riche en vaisseaux, mais je n'observe pas d'oblitérations réelles.

2º *Ganglions caséeux du mésentère.* — Hypergénèse embryonnaire considérable ; vaisseaux gros et petits oblitérés par une substance jaune granuleuse qui conserve sa coloration même traitée par l'action rapide du picro-carmin. Je constate aisément que les points caséeux sont constitués uniquement par un bouquet ou une trame de vaisseaux de toute dimension dont la lumière est oblitérée ; la paroi très épaissie reste nette cependant, et dans l'intervalle de ces lacis vasculaires thrombosés le tissu peu altéré contient à peine quelques jeunes cellules, indice d'une inflammation modérée.

Foie. — Sur des coupes de l'organe, j'ai obtenu la démonstration absolue de ce fait, à savoir : que les infarctus, jaunes, caséeux, non inflammatoires, simulant des tubercules étaient identiquement constitués comme les points jaunes des ganglions.

La lumière des vaisseaux est remplie d'une substance *jaune*, finement grenue, sans structure morphologique (c'est à peine si parfois on y aperçoit un vestige d'endothélium), non colorée par le picro-carmin, se colorant vivement par l'hématoxyline et n'offrant aucune trace d'organisation. La paroi vasculaire est très épaissie et se colore vivement ; le picro-carmin lui donne l'apparence d'un anneau rouge vif entourant une masse jaune. Pas de cellule géante ; rien qui y ressemble. Autour de la paroi vasculaire légère infiltration cellulaire dans les environs des thrombus jeunes les noyaux se colorent bien : quant aux infarctus enkystés plus vieux, à contenu demi-liquide, il est facile de voir que la paroi de la membrane enkystante n'est qu'un processus plus avancé, fibreux, de la péri hépatite développée autour d'eux.

(*N. B.*) Je suis très heureux d'avoir eu l'occasion si belle pour m'édifier sur ces prétendus tubercules que certains expérimentateurs prétendent avoir rencontrés chaque fois qu'ils ont inoculé un liquide morbide quelconque à un lapin. C'est même là le fond de l'objection de M. Colin, quand il dit que le pus ordinaire injecté sous la peau de cet animal détermine la tuberculose. On peut affirmer qu'il n'en est rien et que l'erreur est vraiment facile à démontrer : ce que l'on produit par du pus, du sang, de la lymphe, par un liquide septique ou bénin en apparence, c'est l'*infarctus caséeux*, la *thrombose capillaire purulente*, caséeuse, des petits vaisseaux. Rien, en effet, n'autorise, dans ce cas, à songer au tubercule. Les épitheliums, le tissu interstitiel ne deviennent pas caséeux ; les vaisseaux ne s'obstruent que mécaniquement et par une substance spéciale sur laquelle je vais revenir ; enfin, il n'existe nulle part de granulations embryonnaires, et la cellule *vaso-formative*, la cellule géante y est toujours absente. J'ai fait un grand nombre de préparations de ces tumeurs. On y voit fort bien à l'œil nu, après coloration, la coupe du vaisseau rempli de la matière caséeuse et, lorsque l'infarctus est assez volumineux, on voit un semis de points nettement contournés, au centre desquels se détache le cercle plus volumineux du maître-vaisseau également oblitéré.

Examen des liquides.

Sang puisé dans la veine axillaire droite. — Rares et très petites granulations libres difficiles à classer (la culture jugera).

Pus des gros abcès de l'abdomen.—Composition histologique ordinaire du pus ; grandes cellules très granuleuses.

Quantité très considérable de points doubles et simples, libres et infiltrant les éléments histologiques. La masse semi-liquide en paraît uniquement composée ainsi que de quelques chapelets à quatre et six grains au plus, moins nombreux certainement. En grattant la paroi granuleuse de l'abcès, je découvre à l'examen d'*immenses chapelets* à trente, quarante grains et plus, formant des paquets, des lacis comparables à des pelotons d'anguilles. Ils sont très mobiles et finissent par se séparer et se segmenter dans la préparation.

Foie. — L'examen du liquide provenant d'un des petits kystes caséeux montre une quantité énorme de granulations mouvantes, quelques-unes accolées deux à deux, d'autres constituant des chaînes moniliformes. Le nombre des grains est très variable ; certaines chaînettes de deux points sont entourées d'une zone hyaline qui rappelle un peu dans son ensemble (protoplasme et couples) les corpuscules jeunes de la pébrine. Au fur et à mesure que je regarde la plage liquide fourmillant de granulations, je vois celles-ci se rassembler et les petits chapelets naître pour ainsi dire sous mes yeux. Leurs grains restent cependant un peu espacés, et l'on dirait qu'ils sont reliés par une substance unissante très peu visible de même nature que le protoplasma de tout à l'heure. Ça et là la préparation est traversée de fils à limite nette, très longs et très droits qui ne sont ni des vaisseaux, ni des filaments nerveux, qu présentent par places comme des renflements fusiformes séparés par des parties rétrécies. Au niveau des filaments, on aperçoit des granulations isolées ou accouplées qui sont manifestement logées dans l'intérieur du tube. Le reste des éléments anatomiques, épithéliums, cellules ou sang, sont infiltrés de granulations qui se présentent quelquefois dans leur intérieur sous la forme d'un chapelet court, logé complètement dans la cellule, ou n'y ayant pénétré qu'en partie ; le reste demeure au dehors et se meut lentement sous la lamelle.

Lapin B. — Le même jour (18 mars) je constate la présence d'un abcès, gros comme un œuf de pigeon, au point inoculé ; je l'ouvre et je le vide.

Je sacrifie l'animal le 1er avril. La tumeur s'est reformée en par-
·tie. L'autopsie me fournit des résultats identiques à ceux donnés
par celle du lapin A. Seulement les infarctus du foie sont rares et
très petits. J'en isole un certain nombre au moyen d'une aiguille,
et je les examine.

J'y rencontre des micrococcus et des chapelets qui se colorent
fort bien par l'hématoxyline, comme dans la première expérience.

L'examen des ganglions du cou et du thorax me fournissent les
mêmes résultats que dans les premières recherches.

Je répète les mêmes cultures et j'ai à enregistrer la répétition des mêmes faits que pour le premier lapin. Seulement
cette fois-ci j'ai ensemencé le chapelet de la paroi qui m'a fourni
un développement considérable.

Toute la différence entre le premier fait et celui-ci est dans les
lésions locales. Au point inoculé, je constate donc une tumeur assez volumineuse à coque fibreuse, mince : au pourtour, un semis
de petits nodules abcédés de la grosseur d'une aveline ou d'un
grain de maïs ; quelques-uns, plus petits encore, apparaissant
d'une belle couleur jaune pâle à travers leur membrane enkystante au nombre de 10 à 12, reliés par des lymphatiques opaques
épaissis, et s'étendant jusqu'aux ganglions du cou en une traînée
irrégulière.

Ils sont tous développés dans le tissu du derme, et ne sont nullement adhérents au tissu cellulaire sous-cutané.

Pas de vascularisation anormale autour d'eux.

Lorsque j'incise ces sortes de colonies, je découvre la surface
interne de la paroi granuleuse et pâle. Le contenu est identique à
celui de l'abcès principal.

Je résume en disant que le sang de la malade de Lariboisière contenait un organisme corpusculeux dont le développement ultérieur a donné des chapelets qui, inoculés,
ont produit de la suppuration avec tendance à l'enkyste-
ment et à la métastase dans les vaisseaux sanguins du
foie.

19 mars. J'ensemence dans différents liquides, tels que de l'urine neutre, du bouillon de rate et de poumon de veau, *acidulés*, *neutres* ou *alcalins* :

1º Le contenu caséeux des infarctus hépatiques, qui ne me donne qu'un léger développement d'organismes corpusculeux très petits, rares, sans action, lorsqu'on les inocule *même en grande quantité*.

2º Le sang de la veine axillaire, qui ne cultive pas.

3º Le pus des abcès de la paroi abdominale qui, au bout de trois jours seulement, me donne un développement du microbe ensemencé, mais très-petit et sans chapelets. Sa vitalité paraît fort diminuée, car il est peu mobile.

Inoculé à plusieurs animaux : lapin, cobaye, chat, il reste souvent sans action et ne donne que, dans fort peu de cas (1 fois sur 5 seulement), un résultat précis ; encore la lésion déterminée dans ces circonstances est-elle très discrète : induration limitée du tissu cellulaire, pas de suppuration, résolution rapide, absence complète de phénomènes généraux.

Il faut dire que je n'ai opéré qu'un peu tard, quinze jours après la mise en culture, au moins ; mais j'ai souvent inoculé ces microbes affaiblis, rapetissés par une deuxième série de cultures, et j'a toujours obtenu des effets douteux ; tandis que l'action *pyogénique* suivie de *métastases* des microbes obtenus par la première série de cultures est constante.

L'inoculation *du pus* des abcès, lui-même, n'a été pratiquée qu'un très petit nombre de fois et avec des résultats variables. J'ai surtout et constamment suivi dans mon étude la méthode d'isolement du microbe primitif, par la culture artificielle, et je n'ai guère enregistré que les résultats de ces sortes d'expériences.

Mais il existe des quantités de cas dans lesquels l'inoculation du pus de l'abcès expérimental a été pratiquée dans des circonstance identiques, surtout à l'étranger, et qui ont donné des résultats positifs, surtout lorsqu'on a eu soin d'injecter, non seulement le contenu liquide de l'abcès (point double), mais aussi des débris de la membrane kystique, où se refugient les microbes les plus vivaces (longs chapelets) qui existent dans le kyste purulent (1).

(1) Depuis que j'ai eu connaissance du dernier mémoire de Koch sur

La bouillie crayeuse du centre de l'abcès contient surtout des organismes morts, inertes ou très dégénérés. La culture dans un liquide expérimental ne leur fournit pas apparemment les maté riaux d'une réorganisation vitale suffisante ; car, ou bien ils ne s'y développent pas, ou bien ils y meurent au bout d'un certain temps, ou bien il se peut encore que, séparés par la culture expérimentale de la matière vivante, ces microbes perdent leur action spéciale pyogénique, et ne soient appelés à se développer que dans des conditions nouvelles et toutes différentes. Ce point de détail est à l'étude.

Il n'en reste pas moins avéré :

1° Que l'inoculation du premier germe isolé sur la femme malade, et cultivé même plusieurs fois, produit des lésions suppurati ves locales ; que le transport des germes se fait dans les organes où il détermine des thrombus capillaires, et par ce fait des infarctus pyoïdes. .

L'action du germe est atténuée nettement sur le lapin et le co baye, si on la compare à ses effets sur la femme enceinte.

2° Que l'inoculation du pus, reproduit artificiellement, détermine des lésions identiques, mais atténuées sur le lapin, nulles sur le cobaye.

3° Que la culture artificielle du microbe, recueilli dans l'abcès, déterminé par la première expérience, est impuissante à le faire se reproduire avec son action première.

Le germe dégénère et meurt.

Les observations qui précèdent s'appliquent aux circonstances spéciales de mon observation.

Il ne faut pas oublier que j'ai eu soin de détailler mon *modus faciendi* et mes expériences. C'est pour n'en tirer que des déductions certaines dans la limite de leur valeur.

a septicémie, j'ai pu en cultivant des parti cules prises sur la face interne de la paroi, qu'il indique comme étant le siège des chapelets, obtenir par la culture un organisme semblable encore très actif, qui se développe assez bien dans un liquide expérimental et qui a une action pyogénique positive.

Observation XXVII.

(Lue par M. Pasteur à l'Académie de médecine).

Le 14 juin, à Lariboisière, une femme est très malade des suites d'un récent accouchement. Elle est sur le point de mourir; elle meurt en effet le même soir à minuit.

Quelques heures avant la mort, on recueille du pus d'un abcès qu'elle porte au bras, on recueille également du sang par une piqûre faite à l'un des doigts de la main. Ces deux liquides sont ensemencés. Le 15, le flacon où l'on a ensemencé le pus de l'abcès est rempli de longs chapelets de grains. Le flacon au sang est resté stérile. L'autopsie a lieu le 16 à dix heures du matin. Le sang d'une veine du bras est ensemencé ainsi que le pus des parois de l'utérus et celui d'une collection de pus située dans la synoviale du genou. Toutes ces cultures sont fécondes, même celle du sang, et toutes offrent les longs chapelets de grains. Le péritoine ne renfermait pas de pus.

Interprétation de la maladie et de la mort. — La blessure de l'utérus après l'accouchement a fourni comme à l'ordinaire du pus qui a donné asile aux germes des longs chapelets de grains. Ceux-ci, par les lymphatiques probablement, ont passé dans les articulations et un peu partout, déterminant l'origine d'abcès métastatiques qui ont amené la mort.

Observation XXVIII.

Insertion vicieuse du placenta. — Hémorrhagies graves avant et pendant le travail et pendant la délivrance. — Phlébite des sinus et des veines utérines. — Embolies pulmonaires. — Pleurésie purulente à droite. — Oblitérations de petites branches vasculaires du vagin, du foie, du diaphragme. — Lymphangite utérine très limitée, sans péritonite.

P..., femme Vautrec, 44 ans. Multipare (14 enfants à terme), entre à dix heures du matin, le 4 juillet, à l'hôpital Cochin (maternité annexe), dans le service de M. le Dr L.-Championnière.

Toutes les couches antérieures ont été normales. Sans être d'une forte constitution, P... jouit d'une bonne santé habituelle. Sa grossesse à évolué sans complications notables. Elle est un peu pâle aujourd'hui. Les muqueuses sont peu colorées, par suite probablement d'un accident tout récent dont elle raconte ainsi les détails.

Le 30 juin, à deux heures du matin, hémorrhagie utérine subite et abondante, sans cause connue. Elle diminue, mais sans cesser tout à fait, jusqu'au soir, neuf heures. Le repos au lit semble la maitriser, à ce moment, sans le secours d'aucun autre traitement.

Reprise de l'hémorrhagie le lendemain 1er juillet, et persistance jusqu'au 4 au matin, où elle nous arrive toujours perdant du sang et par intermittences du liquide amniotique. C'est à deux heures du matin, le même jour, que paraît s'être opérée lentement la rupture des membranes.

Les contractions sont continuelles, le ventre dur et douloureux. Difficulté, de la palpation et du diagnostic par cette méthode. Bruits du cœur fœtal à gauche de l'ombilic, élevés. Au toucher, on ne constate point de partie accessible en présentation.

Néanmoins les indices vagues fournis par cette triple exploration dénotent une présentation transversale pouvant se terminer par l'engagement du siège (flanc droit) ou de l'épaule (la tête présumée à gauche).

Le col est représenté par un bourrelet peu volumineux. Ses orifices sont perméables, et le doigt qui le traverse facilement n'a pas de peine à reconnaître une insertion marginale du placenta saillant à gauche de l'orifice interne et décollé déjà en partie par des caillots solides. L'écoulement du sang est très modéré. Néanmoins la parturiente est soumise à une surveillance rigoureuse.

Les contractions persistent et le travail paraît marcher sans qu'une hémorrhagie alarmante se déclare.

A deux heures 10 minutes, le sang reparaît en abondance, mêlé de quelques gros caillots, dont un plus volumineux vers deux heures 25 minutes. La dilatation est de 4 à 5 c.m. de diamètre environ; l'hémorrhagie ne paraît pas devoir s'arrêter; le vagin est rempli de caillots. Mlle Senet, sage-femme de garde, pratique en hâte le tamponnement pour parer au danger le plus pressant, et envoie prévenir l'interne du service.

Dès la fin de l'opération, les contractions devinrent de plus en plus fréquentes et énergiques, tandis que les battements du cœur fœtal diminuaient en nombre et en force. Comme malgré le tamponnement le sang s'infiltrait jusqu'aux boulettes de charpie les plus extérieures, après avoir constaté, autant que cela était possible par la palpation, que le siège avait franchi le détroit supérieur, Mlle Senet enleva vivement le tampon et put saisir un pied déjà engagé dans le vagin. La dilatation était complète; la délivrance fut assez facilement opérée. Le placenta décollé prématurement fut extrait sur l'instant non sans que l'hémorrhagie se reproduisît pour **ne s'arrêter** enfin que lorsque l'utérus fut complètement débarrassé de son contenu et définitivement contracté par suite d'une injection hypodermique d'ergotine.

Durant le travail, T. 37,8.

Immédiatement avant l'expulsion, T. 38,2.

Le pouls s'est maintenu petit et un peu irrégulier à 132, toute la journée, jusqu'à la délivrance.

L'enfant ne fit point d'inspirations spontanées et succomba au bout de dix minutes malgré l'insufflation. Il était blanc, presque exsangue.

L'état de la mère, après ces pertes sanguines repétées, était déjà alarmant. Quelques minutes s'étaient à peine écoulées qu'elle éprouva un violent frisson avec élévation thermique : 39,2.

Pouls très petit, 170.

Suites de couches. — Institution d'un régime tonique et reconstituant dont l'alcool était la base principale. Signes d'anémie profonde.

5 juillet, T. 39;7. Excitation cérébrale, facies terreux, sauf les pommettes qui sont colorées. Sulfate de quinine, 1 gramme.

Du côté du ventre, ni douleur, ni gonflement.

Le 6, même état. T. 39,9, urines normales.

Le 7, frisson violent dans la journée, anhélation, langue sèche. T. 40,3, teinte ictérique, soif ardente. Soir, 39,8.

Le 8, nouveau frisson, mêmes symptômes, intermittences cardiaques, souffle anémique. T. mat. 40,3. Soir 39,9.

Les 9 et 10, même état. L'auscultation révèle une diminution notable de la sonorité dans la base droite et des signes d'engouement au point correspondant. Douleur épigastrique en barre. Dyspnée intense. Rien du côté de l'utérus. La température reste élevée entre 39° et 39,5.

Les 11 et 12. L'ictère et la dyspnée se prononcent de plus en plus, fièvre vive. La température est entre 39,4 et 40,3. Douleur pleuro-hépatique des deux côtés. Souffle et râle à la base droite ; râle à gauche. Expectoration rare de crachats visqueux rouillés.

Les 13 et 14. Signes certains de pneumonie à droite, moins nets à gauche. Douleur plus vive à la base du thorax. Dyspnée croissante. Crachats foncés jus de pruneaux. Respiration entre 35 et 40. La température se maintient au-dessus de 40°. C'est le 14 au soir seulement que les crachats deviennent caractéristiques de l'hépatisation grise.

Deux vésicatoires ont été placés de chaque côté de la poitrine le 13 au soir.

L'utérus n'a rien présenté d'anormal.

Le 15, à 4 heures 50 du matin, la mort est survenue après une agonie rapide sans production de syncope.

Autopsie le 16 juillet, à 9 heures du matin.

Nota. — Aussitôt après la mort, il a été recueilli au moyen de tubes clos et avec les précautions ordinaires :

1º Du sang de la veine axillaire gauche. 2º Du pus séreux dans la cavité pleurale droite. 3º Du sang au milieu du poumon droit par le même orifice pratiqué sur la partie latérale du thorax. Ces différents liquides examinés aussitôt, et mis en culture dans le laboratoire de l'Ecole normale par M. Pasteur, contiennent des microbes développés sous forme de chapelets, peu mobiles, abondants et de facile reproduction.

Abdomen. — Absence de péritonite. Coloration normale des parois et des viscères.

L'utérus et ses annexes. — Ne présentent rien à leur surface extérieure. Dans le cul-de-sac utéro-vésical, une cuillerée de sérosité limpide avec un ou deux flocons de fibrine pure. Pas une goutte de pus. Pas de fausses membranes.

Bassin. — En détachant l'utérus, on constate que les veines des parois droite et gauche sont oblitérées par des caillots organisés, qui ne se continuent point dans le tronc veineux utéro-ovarien gauche.

Celui du côté droit, au niveau de son entrée dans le ligament large, est oblitéré par un caillot de 3 à 4 centimètres de long, moitié cruorique, moitié fibrineux, peu solide et peu adhérent à la paroi du vaisseau. Quelques veines afférentes se réunissent au tronc immédiatement au-dessous du coagulum.

Utérus. — A la coupe. Un éperon saillant de 3 c.m. indique la disposition bicorne de l'organe.

Toute la portion non placentaire est *saine.*

La portion placentaire à gauche du col est formée superficiellement d'une couche désorganisée, putrilagineuse ; profondément d'un tissu lacunaire dont les sinus sont garnis de caillots fibrineux en partie ramollis et suppurés dans une zone circulaire d'un centimètre de hauteur au niveau de l'isthme utérin. Ces caillots se prolongent dans les plexus veineux des ligaments larges. C'est du côté droit que les coagula vasculaires sont abondants surtout. Ils forment de gros paquets noueux. L'intérieur de certaines veines est plein de pus. L'oblitération se continue dans la veine utérine correspondante...

Les veinules qui avoisinent la paroi droite du vagin sont oblitérées jusqu'au 1/3 inférieur de ce conduit.

Il existe au voisinage de la vulve une excoriation muqueuse, profonde, ayant suppuré abondamment pendant la vie. A 1 c. m. de ce point, en remontant le long du bord droit, les veines sont oblitérées.

Il existe uniquement au niveau de l'isthme utérin dans la couche sous-séreuse une couronne de lymphatiques pleins de pus crémeux qui contourne la base du col.

Quoique la paroi de ces vaisseaux soit saillante sous le péritoine rétroutérin qui est immédiatement appliqué sur elle, il n'existe point, nous l'avons déjà vu, aucune trace de péritonite, même limitée, à ce niveau. Pas d'exsudat ni de vascularisation. Les ganglions péri-utérins sont d'aspect et de volume normaux.

Veine cave. Sang liquide, sans caillots.

Foie. — D'apparence graisseuse. La surface convexe des deux lobes est le siège d'un pointillé qui révèle une hépatite superficielle diffuse. Congestion intense du petit lobe. La substance hépatique est molle, friable à l'excès, facile à réduire en bouillie tout le long du bord postérieur. On y retrouve des petits infarctus pseudo-miliaires. Pas de suppuration collectée ni diffuse.

Diaphragme. — Au niveau du centre phrénique, la face concave présente des ramifications veineuses saillantes, oblitérées par des caillots continus.

Thorax. Cœur. — Le cœur gauche est absolument vide. Légère toile fibrineuse appendue à la mitrale.

Le ventricule droit est rempli par un énorme caillot en partie chronique, en partie organisé ramolli à son centre. Ce caillot se continue dans l'oreillette et surtout du côté de l'artère pulmonaire et de ses ramifications. Péricarde sain.

Le *poumon droit* est adhérent à la paroi costale par toute sa surface au moyen d'une fausse membrane molle, épaisse, fibrino-purulente, qui l'enveloppe d'une coque continue. Pas de liquide interposé.

Un gros infarctus existe à la base. Un semblable occupe le quart du lobe moyen. Tous deux jaunes, ramollis au centre, sont entourés d'une large zone de péripneumonie. Toute la surface du poumon est hépatisée dans l'épaisseur de deux millimètres environ. Adhérence complète des trois lobes.

A chacun des deux infarctus correspond une branche volumineuse de l'artère pulmonaire oblitérée par un long caillot organisé, ramolli, d'aspect purulent dans les plus fines ramifications.

Il existe en outre quelques petits infarctus dans le lobe inférieur; les uns prêts à entrer en suppuration, les autres convertis en cavités purulentes. Le poumon gauche est adhérent par sa base à la plèvre pariétale et hépatisé dans une épaisseur d'un centimètre environ.

Cerveau. Infiltration des méninges. Louchissures le long des gros vaisseaux.

Réflexions. Qu'il me soit permis de mettre en relief quelques points de clinique et d'anatomie pathologique.

1.° L'infection puerpérale a trouvé chez notre femme un terrain affaibli par une longue et abondante hémorragie,

par conséquent favorable à son développement, d'autant
plus que le milieu était mauvais en ce moment. Ophthalmie purulente, lymphangites graves de l'utérus et du sein
décelaient dans le service une constitution épidémique.
C'est le sang et les vaisseaux qui ont fourni le point de départ des accidents, la phlébite utérine ayant été l'origine
des complications organiques éloignées. La lymphangite
n'a paru jouer qu'un rôle pathogénique initial, puisque
nonobstant la suppuration discrète de quelques vaisseaux
séreux le péritoine et les ganglions sont restés indemnes.
Cela, contrairement aux faits les plus communs.

2° Cliniquement, deux frissons à vingt-quatre heures
d'intervalle ont marqué la production des deux embolies.
Ce n'est pas la marche ordinaire de *l'infection purulente
puerpérale*, de la phlébite : les frissons répétés, la cachexie
rapide avec une température très oscillante sont la règle,
tandis que la forme inflammatoire avec frisson initial unique ou double et hyperthermie permanente caractérisent
au contraire la lymphangite, la *péritonite*.

Cette observation montre l'inversité des phénomènes,
d'une façon fort nette. Les faits de ce genre ne sont pas
rares, ce qui tendrait à réduire de beaucoup la prétention
qu'ont formulée certains auteurs, d'établir par ces seuls
symptômes généraux le diagnostic différentiel des deux lésions : *phlébite et lymphangite*.

Il est rare que la phlébite existe seule. Il est plus fréquent d'observer la lymphangite sans la phlébite. Il en résulte que les signes se mélangent, se voilent les uns les
autres. L'absence des phénomènes locaux péri-utérins ou
abdominaux est un indice important de la prédominance
de la phlébite.

Expériences.

Le contenu de la plèvre, les embolies et le sang ont donné uniquement le miciobe en chapelet dans toutes les cultures, avec micrococcus associés par deux et trois. Dans les veines suppurées, au niveau des abcès, points doubles extrêmement abondants.

Observation XXIX.

(Recueillie par M. Pousson, interne des hôpitaux).

S..., âgée de 28 ans, forte constitution, bonne santé habituelle. Fièvre typhoïde à quatorze ans; depuis, aucune maladie.

Une première grossesse il y a dix-huit mois, avortement à deux mois provoqné par de grandes fatigues. Suites simples.

Deuxième grossesse à terme, il y a quinze jours. Accouchement laborieux. Application de forceps en ville. Après des efforts de traction qui durent plus de vingt minutes, sans résultats, l'accouchement est abandonné aux forces naturelles. Quatorze heures après, expulsion au milieu de très vives douleurs, d'un fœtus à terme très volumineux, mort et macéré. La malade dit que depuis huit jours elle ne sentait plus les mouvements de son enfant. Délivrance facile et complète. Aussitôt après l'accouchement, s'établit par le vagin un écoulement de matières séro-sanguinolentes très fétides.

Pendant quatre jours la malade va bien, pas de fièvre, pas de douleurs abdominales. Pas de poussée congestive du côté des seins, qui restent flasques et indolents. L'écoulement vaginal séro-sanguinolent est devenu sanieux et reste très fétide. Lavages et injections phéniquées.

Le quatrième jour, 9 mai, frissons, fièvre, état saburral. Pas de douleurs abdominales, pas de nausées, ni de vomissements. Le ventre est simplement un peu ballonné, constipation. A ce moment, l'œil gauche devient rouge, douleureux, suppurant. Cataplasmes sur l'œil. Lavages intra-vaginaux. Pas de traitement interne.

Les jours suivants, l'état de l'œil s'aggrave et présente tous les phénomènes de la choroïdite suppurée.

Les lochies abondantes restent fétides. Le ventre, toujours ballonné, n'est pas douloureux.

11 mai. La face dorsale de la main gauche gonfle, la peau est chaude et un peu rouge, la malade y éprouve quelques douleurs lancinantes. Le même jour, mêmes phénomènes inflammatoires à la face dorsale de l'avant-bras droit : de ce côté la réaction locale est plus modérée qu'à la main gauche s c'est à peine si la peau est chaude et si la malade y éprouve quelques douleurs. L'écoulement lochial, malgré les lavages, est toujours fétide. La malade maigrit rapidement, les téguments prennent une coloration pâle, blafarde, le facies devient abdominal.

Le 15. Entrée à l'hôpital, Hôtel-Dieu, salle Saint-Martin, service de M. Moutard-Martin, d'où elle est transférée, dès le lendemain, dans le service ophthalmologique du professeur Panas.

A son entrée dans ce service, l'aspect général de la malade est celui des affections puerpérales : facies amaigri, traits tirés, peau jaunâtre, cireuse, amaigrissement général, masses musculaires des membres flasques. Pas d'œdème. Le ventre est ballonné, la palpation n'en est pas douloureuse. Pas de nausées, ni vomissement. Constipation.

Pas de fièvre. Temp. 37,5.

Pertes lochiales fétides.

Par le toucher vaginal, on constate que l'utérus est volumineux. Le col est très gros et mou, ses lèvres, encore entr'ouvertes, donnent au doigt la sensation de déchirures. Les culs-de-sac sont libres ; le vagin est chaud ; la muqueuse en est boursouflée et hyperémiée. Cette exploration n'est nullement douloureuse. Abcès franchement fluctuant à la face dorsale de la main gauche et de l'avant-bras droit.

L'œil gauche présente l'état suivant. Conjonctive végétante suppurée. Cornée infiltrée de pus, ne permet pas de voir les parties sous-jacentes, elle n'est pas ulcérée ; la malade n'éprouve plus dans cet œil aucune douleur.

EXPÉRIENCES.

J'examine, sur l'invitation de mon excellent ami et collègue, M. Pousson, le sang et le pus de la malade, le 18 mai.

Le sang puisé au doigt donne des micrococcus assemblés diversement et des chapelets très courts de trois et quatre grains. Les globules sont très déformés et en petit nombre ; le sang est très pâle.

Le pus, pris dans la conjonctive, donne un développement de chapelets de toute longueur.

Le pus sanguinolent, puisé dans l'abcès de la main, donne aussi des chapelets en grand nombre.

OBSERVATION XXX.

Gauthier, Elise, âgée de 24 ans, de bonne constitution, entrée le 5 juin 1879, dans le service de M. Lucas-Championnière à l'hôpital Cochin. Bipare.

Bon état à son arrivée. Pas d'antécédents morbides. Dernières règles du 20 au 30 août 1878. Vomissements, nausées, syncopes. Douleurs abdominales, malaise général pendant toute la grossesse. Accouchée en O.I.G.P., réduite après un travail de 14 heures. Délivrance naturelle; rupture des membranes tardive, pratiquée artificiellement quelques moments avant l'expulsion. Fille vivante, pesant 3,045 grammes.

7 juin. Frisson, douleurs abdominales, lochies fétides, pas de déchirures, quelques contusions profondes seulement.

Le 8. Température fébrile, douleurs abdominales et fétidité augmentées (sulfate de quinine et vésicatoire). Monte à l'infirmerie. Temp. soir, 38,8.

Le 9. Les frissons se répètent. Temp. 39,4.

Le 10. Le traitement paraît avoir atténué les phénomènes locaux et généraux. Temp. matin, 38,4; soir, 39,6.

Le 11. On s'aperçoit de l'apparition d'une éruption érythémateuse pâle siégeant à la face antérieure des épaules, à la base du cou et sur le haut de la poitrine, caractérisée : 1° par l'irrégularité des plaques et des réseaux qui la constituent ; 2° par sa couleur pâle habituellement qui devient foncée sous l'influence de l'air et surtout de l'émotion causée par la visite ; 3° par l'inconstance et la variabilité de son apparition ; 4° par le défaut de phénomènes généraux précurseurs (fièvre, frisson) ; 5° par son extension modérée ; au moment même de la plus grande éruption elle n'a pas dépassé les limites du bord supérieur du vésicatoire.

En résumé, pendant toute la durée de son apparition (12 jours) avec les caractères sus-énoncés, l'éruption était surtout remarquable par sa disparition et sa réapparition fréquentes du jour au lendemain, du soir au matin, d'un instant à l'autre. C'est là une variété d'érythème polymorphe (en nappe, en plaque ou réticulé) analogue à ceux décrits par Hébra dans les maladies infectieuses, chancre mou, syphilis, blennorrhagie; par les chirurgiens dans la pyohémie, la septicémie, etc.

Le 11. Temp. matin, 38 ; soir, 38,4.

Le 12. Temp. matin, 38,8 ; soir, 39,6.

Le 13. Temp. matin, 40,2 ; soir, 38,6.

Le 14. Temp. 38,8.

Le 15. Temp. matin, 39,2 ; soir 38,9.

Le 16. Temp. 38,2.

N. B. Dans les premiers jours, l'éruption a concordé avec une douleur vive et mobile dans les épaules.

Les 17-18. Diarrhée très intense, diaphorèse abondante coïncidant avec un abaissement brusque de la température et l'apparition de quelques bulles de sudamina sur la région pectorale supérieure, siège ordinaire de l'érythème. Température matin, 37,2 ; soir, 40,2.

Le 19. Jusqu'à ce jour les phénomènes abdominaux se sont atténués ; ils s'exaspèrent à partir de ce moment. La diarrhée cesse brusquement. L'érythème disparaît sans laisser trace de desquamation. Sueurs suspendues. A partir de ce moment, aggravation. Température : matin, 40,2 ; soir, 40,3.

Le 20. Du côté du ventre, ballonnement général. La malade n'accuse pas de point douloureux local, mais endolorissement général des reins et du ventre avec grand malaise.

Température : matin, 40,3 ; soir, 40,8.

Le 21. Insomnie, anorexie, langue saburrale et sèche. Facies très légèrement grippé. Frissons de temps en temps. L'état général fait penser à la pyohémie, lochies fétides. Vomissements multiples dans la journée, tympanisme.

Température : matin, 39,6 ; soir, 40,2,

Le 22. Selles diarrhéiques de temps en temps. Lochies moins fétides. Urines toujours normales.

Température : matin, 39,5 ; soir, 39,8.

Le 23. Jusqu'ici le traitement a consisté en sulf. quinine (1 gr. 20 cent. par jour) toniques. Pour les vomissements : glace, eau de Seldlitz, etc. A partir de ce matin traitement par l'alcool ; elle en prend environ 220 gr. (kirsch) dans la journée.

Brusque cessation du sulfate de quinine. On ordonne salicylate de soude 4 gr. La nuit, insomnie complète ; elle aurait émis des urines sanglantes.

Température : matin, 39,8 ; soir, 41°.

Le 24. Frisson intense à 8 heures du matin. L'état général semble cependant meilleur ; les vomissements persistent. Lochies non fétides. Aspect général et facies pas mauvais.

Température : matin, 41,1 ; soir, 41,7.

Le 25. Suspension du salicylate.

Température : matin, 39,3 ; soir, 39,8.

Le 26. Le matin transpiration très abondante ; la température prise à ce moment est de 38°. Dans l'après-midi, deux frissons.

Température : matin, 38° ; soir, 40,3.

Le 27. Transpiration nulle à 8 heures et demie. La transpiration commence vers 10 heures et la température prise à 1 heure de l'après-midi est de 39,7.

Le 28. A 9 heures du matin, transpiration abondante température 40,5 ;

Doléris.   13

le facies est meilleur, la malade elle-même se sent mieux ; elle se plaint d'un point de côté assez fort néanmoins. Pleuro-pneumonie : râles de déplissement bullaires, pas de souffle ; crachats adhérents non colorés. Température soir, 40,2.

Le 29. Frisson dans la nuit. Dans la journée deux autres frissons de trois quarts d'heure de durée, chacun. Il n'est pas possible de procéder à une auscultation minutieuse ; phénomènes intenses de pneumonie.

Température : matin, 37,8 ; soir, 39,4.

Le 30. Dyspnée calmée avec des injections de chlorhydrate de morphine. Douleur paraissant siéger principalement dans les articulations des épaules et des membres inférieurs.

Température : matin, 39,5 ; soir, 40,3.

1er juillet. Elle paraît mieux le soir, la langue est devenue un peu humide, pas de toux ni d'expectoration depuis avant-hier. Ventre toujours ballonné.

Température : matin, 39,6 ; soir, 39,8.

Le 2. Auscultation. Poumon droit : souffle intense. Râles crépitants. Bronchophonie. Matité au deux tiers inférieurs.

Poumon gauche. Respiration rude et bruyante. Sonorité, douleur vive de toute la surface cutanée de la poitrine. Toux depuis ce matin, pas d'expectoration, la langue est sèche et dépouillée, pas d'œdème thoracique.

Cœur. Bruits sourds ; impossible de les entendre.

Température : matin, 38,5 ; soir, 40,5.

Le 3. Température 38,4.

Le 4. Température : matin, 39,5 ; soir, 40,4.

Le 5. Depuis quelques jours, langue humide, crachats rouillés peu abondants, persistance des douleurs articulaires. Sueurs profuses. Parfois facies animé phlegmasique, parfois pâle et comme cachectique.

Température : matin, 39,8 ; soir, 40,1.

Le 6. Température : matin, 39,5 ; soir, 38,6.

Le 7. Température : matin, 39,2 ; soir, 39,3.

Le 8. La langue est redevenue sèche depuis hier. Même état à 4 heures du soir frisson intense, apparition d'une douleur extrêmement vive dans les reins, anhélation, etc.

Ventre peu ballonné, pas de vomissements, ni nausées, ni renvois.

Température : matin, 38,8 ; soir, 39,4.

Le 9. Hyperesthésie généralisée. Impossible de la toucher. Langue extrêmement sèche. Cœur sourd, pas de voussure. Douleur lombaire très intense. On constate une escharre profonde au sacrum.

Température : matin, 39° ; soir, 41,8.

Le 10. Même état. Il semble s'opérer un peu d'amélioration. Le cœur bat régulièrement, mais très fort. L'épaule gauche est toujours douloureuse, mais non tuméfiée.

Température : matin, 39,6 ; soir, 39,8.

Le 11. Pendant cinq à six jours fièvre variable. Intermittences de mieux et de pire. Langue tantôt sèche, tantôt humide.

Température : matin, 39,2 ; soir, 38,8.

Le 12. Même état.

Température : matin, 39° ; soir, 40,2.

Le 13. Température : matin, 39,7 ; soir, 39,9.

Le 14. Température : matin, 39,3 ; soir, 39,6.

Le 15. Température : matin, 37,9 ; soir, 38,5.

Le 16. Température : matin, 40,3 ; soir, 40,5.

Le 17. Température : matin, 41° ; soir, 41,7.

Le 18. Frisson à 4 heures du matin, intense, prolongé.

Température : 41,8. Morte à 8 heures trois quarts du matin.

Autopsie. — On trouve dans l'abdomen un verre environ de sérosité *purulente*, non fibrineuse. La surface péritonéale ne présente pas d'arborisations, excepté vers l'isthme utérin où sur une surface très limitée existent une ou deux plaques vasculaires sans fausses membranes. Les ligaments larges et les dépendances de l'utérus sont normaux. La surface externe de l'utérus présente à gauche et en arrière un point suppuré qui fait une saillie dans le cul-de-sac recto-utérin. C'est le ganglion de Lucas-Championnière, converti en une cavité purulente du volume d'une amande. Pas de fausses membranes à la surface péritonéale. Sur le bord droit de l'utérus existe un paquet veineux oblitéré par des caillots solides. Il en est de même sur le bord gauche. Il est impossible de retrouver ces caillots dans les troncs mêmes des veines utérines. La phlébite paraît prédominer à droite. Au niveau du ganglion suppuré de Lucas, c'est-à-dire, en avant du réseau veineux voisin de ce ganglion ces veines malades forment de chaque côté des bords de l'utérus un paquet du volume d'une grosse amande.

Les annexes de l'utérus sont saines. La trompe et l'ovaire ne présentent pas de lymphatiques suppurés dans leur épaisseur. La séreuse correspondante présente une coloration normale.

La vessie ne présente rien à l'extérieur. La muqueuse est parsemée de traces ecchymotiques anciennes devenues d'un gris ardoisé.

La symphyse pubienne est pleine de pus. Les deux articulations scapulo-humérales présentent du pus dans la synoviale, mais moins à gauche qu'à droite. De ce côté on trouve aussi du pus dans la bourse séreuse sous-deltoïdienne. C'était la partie la plus douloureuse pendant la vie. Les hanches et les genoux n'offrent rien de particulier.

La plèvre gauche est le siège d'une pleurésie purulente avec flocons caséeux, épais. Pas d'abcès métastatiques superficiels. Lymphangite suppurée de la plèvre. On voit des vaisseaux lactescents opaques le long des parois costales. La pleurésie occupe les trois quarts inféro-externes de la plèvre. Le sommet est libre de fausses membranes.

Le péricarde contient un demi-litre de liquide citrin, floconneux, avec fausses membranes sur les deux parois.

Le cœur renferme des caillots cruoriques dans les deux cavités, mais ces caillots ne se continuent pas dans les vaisseaux. L'endocarde est sain.

L'arachnoïde cérébrale se présente très vasculaire avec œdème plastique et infiltration sur la convexité. Louchissures le long des vaisseaux.

L'arachnoïde spinale offre les mêmes lésions avec adhérences légères de la pie-mère et vascularité anormale.

Le cerveau ne présente rien de particulier.

Au poumon gauche, traces d'une pneumonie occupant les deux tiers inférieurs : hépatisation rouge; quelques traces d'hépatisation grise. La pleurésie purulente enkystée aux deux tiers inférieurs correspond exactement à la surface du poumon hépatisé. L'hépatisation occupe toute l'épaisseur de l'organe, et on trouve un infarctus central.

Le poumon droit ne présente rien. L'artère pulmonaire n'est pas oblitérée.

Le foie est gras, volumineux, mais il n'y a pas d'infarctus ni d'abcès métastatiques. La vésicule biliaire renferme un liquide filant peu compacte, presque incolore.

La rate présente 5 à 6 infarctus suppurés de petit volume.

La capsule surrénale gauche ne présente rien. Celle du côté droit est convertie en une poche purulente. C'est une bouillie jaunâtre enveloppée d'une fine et mince coque.

Remarque. Cette observation se rapporte à la communication faite par M. Pasteur à l'Académie de médecine le 4 mai dernier. On pourra la lire tout au long dans le Bulletin.

Le sang ne cultiva point.

Le pus fournit abondamment le microbe en longs chapelets.

Elle est surtout intéressante par la multiplicité des lésions, par l'apparition de l'efflorescence cutanée, et par la longueur de la maladie. J'ai pensé que la lecture en pouvait être utile.

Je dois ajouter que le sang n'a été pris que sur un point dans une petite veine du bras ; le résultat négatif de la culture tient peut-être à ce fait. Je ne doute pas que si on eût multiplié les expériences et pris du sang dans les cavités cardiaques, par exemple on n'eût découvert des organismes.

Forme suppurative commune.

J'ai essayé de rattacher à cette forme les cas où s'observent des phlegmasies avec suppuration rapide dans le péritoine, les plèvres et qui sont presque constamment liées à la lymphangite purulente de l'utérus. Dans quelques cas la lésion est mixte et occupe à la fois le système sanguin et le lymphatique. Mais le phénomène constant est la *purulence*.

Cette forme est parfois assez rapide à tel point qu'on pourrait se demander si je suis autorisé à la séparer de la forme septicémique. Je crois néanmoins avoir bien fait ainsi car la forme septicémique que j'ai qualifiée seulement de *rapide* est parfois *foudroyante*, comme l'une des deux observations que j'ai recueillies le démontre, tandis que la forme suppurative commune ne tue en moyenne qu'après un certain temps, bien qu'elle puisse faire éclater un de ces accidents nerveux, foudroyants aussi, qui tuent avec une grande rapidité.

En outre, la forme septicémique rapide ne s'accuse pas par des lésions appréciables ; l'empoisonnement est tout.

Celle-ci au contraire s'accuse par des lésions extrêmement étendues à tel point qu'on a pu les prendre autrefois pour la maladie elle-même. Il faut au surplus se souvenir que la septicémie rapide survient souvent, toujours peut-être, à un moment donné de la forme suppurative et termine la scène en très peu de temps : je m'en suis expliqué déjà. La distinction réelle est dans la nature de l'infection *initiale* et *dominante* relevant dans les deux cas de deux organismes *morphologiquement* et *physiologiquement* différents.

OBSERVATION XXXI.

(Lue par M. Pasteur à l'Académie).

Le 12 mars 1878, M. le Dr Hervieux a l'obligeance de me recevoir dans son service de la Maternité, pour visiter une femme accouchée depuis quelques jours et qui est atteinte d'une fièvre puerpérale grave. Les lochies sont d'une fétidité extrême. Je les trouve remplies d'organismes microscopiques de plusieurs sortes. D'une piqûre à l'index de la main gauche qu'avait été convenablement lavée et essuyée avec un linge *flambé*, on recueille un peu de sang, qui a été ensemencé dans du bouillon de muscles de poule. Les jours suivants, la culture est restée stérile.

Le 13, on recueille de nouveau du sang par une piqûre au doigt, qui, cette fois, se montre fécond. La mort ayant eu lieu le 16 mars à 6 heures du matin, on voit que le sang renfermait un parasite cultivable trois jours au moins avant la mort.

Le 16, dix-huit heures avant la mort, on a ensemencé le sang pris au pied gauche par une piqûre d'épingle. La culture s'est encore montrée féconde.

Expériences. — La première culture du 13 mars ne renfermait que l'organisme des furoncles ; la culture suivante, celle du 15, renfermait un organisme voisin de celui des furoncles, mais qui toutefois en diffère le plus souvent assez pour en être facilement distingué. En effet, tandis que le parasite des furoncles est par couples de grains, rarement même réunis en petits chapelets de trois ou quatre grains, le nouveau, celui du 15, est en longs chapelets, dont le nombre de grains est pour ainsi dire quelconque. Les chapelets sont flexibles et on les voit souvent enchevêtrés comme des fils de perles brouillés.

Autopsie. — 17 mars, à deux heures.—Grande abondance de pus dans le péritoine. Il est ensemencé avec toutes les précautions voulues. Du sang pris dans les veines basilique et fémorale est également ensemencé. On ensemence également le pus de la surface de la muqueuse de l'utérus, de celle des trompes et enfin le pus d'un lymphatique de la paroi de l'utérus. Voici le résultat des cultures : partout les longs chapelets de grains dont j'ai parlé tout à l'heure, et partout sans mélange d'autres organismes, excepté dans la culture du pus du péritoine qui, outre les longs chapelets de grains, a montré également le petit vibrion pyogénique que j'ai désigné sous le nom d'organisme du pus dans la note que j'ai publiée en commun avec MM. Joubert et Chamberland, et communiquée le 30 avril 1878.

Interprétation de la maladie et de la mort. — Après l'accouchement, dans les parties blessées de l'utérus, le pus qui s'y forme toujours naturellement, au lieu de rester pur s'est associé à des organismes microscopiques venus du dehors, notamment à l'organisme en longs chapelets de grains et au vibrion pyogénique. Ces organismes ont passé par les trompes dans le péritoine et l'un d'eux dans le sang, probablement par les lymphatiques. La résorption du pus, toujours très facile et prompte quand il est pur, est devenue impossible par la présence des parasites, dont il eût fallu tenter d'empêcher l'apparition au moment de l'accouchement.

OBSERVATION XXXII.

(Lue par M. Pasteur à l'Académie).

Le 14 mars, à l'hôpital Lariboisière, une femme meurt de fièvre puerpérale, le ventre déjà tout ballonné avant la mort.

Par une ponction dans le péritoine on recueille du pus qui s'y trouve en abondance et on l'ensemence ; on ensemence également le sang d'une veine du bras. La culture du pus fournit les longs chapelets dont il est question dans l'observation précédente et également le petit vibrion pyogénique. La culture du sang ne donne que les longs chapelets très purs.

Observation XXXIII.

N° 47. Cauvard (Euphrasie), 27 ans ; accouchée le 5 décembre à 2 h. 20 ; primipare, travail de 10 heures, accouchement facile. Enfant pesant 3,040 grammes.

Le 6. Fièvre, trois frissons ; douleur abdominale (vésicatoire, sulfate de quinine), température 39,5, lochies peu fétides.

Le 7. Même état.

Le 8. A 2 heures du soir, température 38°,4. Le vésicatoire est levé depuis hier ; la douleur persiste, la face est vultueuse. Les lochies recueillies dans le vagin sont sanguinolentes, roussâtres, peu fétides.

Examen à 4 h. 1\|2 :

a. Quantité de germes bi-punctués.

b. Çà et là des bactéries immobiles de dimension assez forte.

c. Déformation et infiltration des cellules par des micrococcus simples ou en couples.

d. Globules rouges rares, très déformés, pâles.

Le 9. Fétidité très marquée, fièvre vive, douleur abdominale exacerbée, température 40,2 ; vomissements.

Le 10. On remet un autre vésicatoire ; sulfate de quinine 1 g. 20. Même état.

Le 11. Prostration vers le soir ; la fièvre n'a pas cédé, le ventre est ballonné, les vomissements persistent, facies terreux grippé ; température 39,8.

Le 12. Pas de changement. Prostration plus profonde, la fièvre persiste, fuliginosité de la langue et des lèvres ; pouls serré, rapide, irrégulier, engouement du poumon. L'agonie commence à midi.

Mort dans la nuit vers quatre heures du matin.

N. B. Il n'a pas été fait d'injection désinfectante.

Expériences. — Le 13, à huit heures, je prends sur le cadavre .

1º Du sang recueilli dans la veine jugulaire externe droite :

Les globules sont très déformés ; un grand nombre de microccocus du volume ordinaire des grains des chapele ts sont associés par trois, quatre et cinq en chaînettes courtes.

2º Sérosité péritonéale puisée par une ouverture à l'abdomen. J'y trouve : 1º de très rares globules sanguins, des globules du pus : vingt par champ, quelquefois on en voit des agrégats granuleux contigus à un ou deux chapelets ; 2º elle est en outre remplie de chapelets composés d'un nombre variable de grains : dix à douze ; un grand nombre n'est que de trois, quatre, cinq grains, quelques-uns rares, de vingt à trente grains.

La culture des deux liquides me donne un microbe allongé en longues chaînes de grains un peu plus gros dans celle du liquide péritonéal, et des quantités de couples de grains.

3º Du pus pris sur le col utérin. Il contient des organismes très nombreux et variés : en filaments très courts et d'autres plus longs, tous immobiles et d'un diamètre très fin. Ils sont droits ou contournés, comme crispés à la façon de crins. Malgré le grand nombre de ces organismes, je ne vois que très peu de chapelets.

Beaucoup de points doubles.

Globules du pus isolés et en agrégats granuleux infiltrés de points doubles et de chapelets.

OBSERVATION XXXIV.

(Lue par M. Pasteur à l'Académie de médecine).

Le 17 mai 1879, une femme accouchée depuis trois jours est malade, ainsi que l'enfant qu'elle allaite. Les lochies sont remplies du vibrion pyogénique et de l'organisme des furoncles, celui-ci en faible proportion. Le lait et les lochies sont ensemencés. Le lait fournit l'organisme en longs chapelets de grains et les lochies seulement l'organisme du pus. La mère est morte ; il n'y a pas eu d'autopsie.

Expériences. — Le 28 mai on a inoculé à un lapin, sous la peau du ventre, cinq gouttes de la culture précédente du vibrion pyogénique. Les jours suivants, un abcès énorme s'est déclaré qui s'est ouvert spontanément le 4 juin. Il est sorti un pus abondant, caséeux. A côté de l'abcès se trouvaient des parties dures, étendues. Le 8 juin, l'ouverture de l'abcès est considérable, la suppuration active. Près de ses bords on sent un autre abcès qui communique visiblement avec le premier, car par la pression du doigt le pus coule abondamment de l'ouverture de ce premier abcès. Pendant tout le mois de juin, le lapin est malade et les abcès suppurent, mais de moins en moins. En juillet ils sont formés ; l'animal est guéri. On ne sent plus que quelques nodosités sous la peau du ventre.

Réflexion. Combien de désordres doit amener dans le corps d'une femme récemment accouchée un organisme pyogénique à ce degré, lorsque, par les lésions du placenta maternel, il a pu pénétrer dans le péritoine, dans les lymphatiques ou dans le sang? Sa présence est beaucoup plus dangereuse que celle du parasite à chapelets. Ajoutons que son développement est toujours imminent, car ainsi que je l'ai dit dans le travail déjà cité (avril 1878), on peut facilement retirer cet organisme de beaucoup d'eaux communes.

J'ajoute que l'organisme en longs chapelets de grains n'est pas moins répandu et qu'un de ses habitats est la surface des muqueuses des parties génitales. Il n'existe donc pas de parasite puerpéral proprement dit. Je n'ai pas rencontré la septicémie vraie, mais elle doit être au nombre des affections puerpérales.

OBSERVATION XXXV.

Une malade du service de mon collègue et ami M. Bar est atteinte de lymphangite et de péritonite le troisième jour de ses couches. Elle est morte assez rapidement, au bout d'une semaine environ. L'autopsie a confirmé le diagnostic.

Le 18 mars je prends dans un tube préparé du sang provenant d'une scarification de l'abdomen. La région est préalablement lavée à l'alcool et, pour éviter toute erreur, j'en recueille dans trois tubes différents.

Examen : Les globules sont tous crénelés.

Micrococcus d'un assez gros volume, isolés ou par couples.

Quelques-uns rassemblés par trois ou par groupes de quatre.

Pas de bactéries cylindriques.

Je recueille les lochies à l'extérieur, sur la vulve même. Il n'y existe que quelques points doubles et de rares vibrions vulgaires.

J'en recueille plus profondément. En écartant les parois du vagin, je constate l'odeur putride de l'écoulement.

Il y a beaucoup de points doubles.

Bactéries fines de grandes dimensions.

Chapelets de grains de moyenne longueur.

J'ensemence le sang dans trois ballons.

Le 19. Le liquide des ballons est louche.

Dans tous les trois, le même organisme a cultivé.

C'est le micrococcus que j'ai trouvé par l'examen immédiat. Son volume est triple de celui du grain ordinaire ; il est d'une grande réfringence, bien arrondi, très nettement limité ; il en existe des couples et des colonies de six à sept au plus. Tous sont immobiles, il y en a d'agglomérés par trois formant un triangle et par quatre en carré.

Pas de chapelets.

Pas de bactéries.

L'ensemencement d'une goutte de cette culture dans trois nouveaux ballons reproduit identiquement le même organisme ; de plus, le 21 mars, je constate que les microbes se sont réunis dans la première culture en longs chapelets de beaux grains brillants au nombre de douze et plus, analogues aux chapelets ordinaires, sauf le volume bien supérieur pour ceux-ci ; en outre, il y a avec les chapelets de nombreux couples. Il semble même que chaque chaînette ne soit que l'assemblage de plusieurs articles doubles ; ce qui le prouverait assez, c'est que chaque chaînette est composée de grains en nombre pair. Les grains ont une tendance à prendre une forme un peu elliptique dans certains chapelets ; cela tient sans doute à un effort de segmentation ; tous sont immobiles.

Des cultures successives dans des bouillons différents (Liebig, rate de veau) me paraissent démontrer que l'organisme en question est susceptible de reproduction longtemps continuée, mais que son volume diminue notablement avec les cultures et surtout lorsque je l'ensemence dans des bouillons pauvres en matières albuminoïdes.

Un fait remarquable encore est le suivant. Au bout de dix jours, tous les ballons, ou plutôt toutes les cultures se sont clarifiées assez notablement et le liquide a pris une belle teinte jaune serin. Les chapelets dissociés ont laissé à leur place, au bout de quinze jours, de petites monades d'un volume un peu inférieur et douées d'un mouvement très douteux.

L'injection des premières cultures au lapin a produit de la suppuration diffuse avec phénomènes généraux ; ouverture spontanée de l'abcès.

L'injection de la quatrième culture paraît agir très lentement et sans réaction notable. Chez trois lapins, six à huit gouttes déterminent au bout de onze jours seulement une tumeur froide, au point inoculé. La tumeur contient du pus jaune. Ii n'y a pas d'abcès métastatiques dans les organes.

N. B. Je ferai remarquer ici que quinze jours après j'ai inoculé un organisme très ressemblant à celui-ci et qui provenait du sang d'un homme mort dans mon service, en trois jours, de méningite cérébro-spinale avec arthrites, pleurésie et péritonite purulentes. Le résultat des inoculations a été la reproduction fidèle de mes expériences sur les cultures de la femme de la Maternité. Je ne puis me défendre d'un rapprochement qui me paraît bien naturel entre deux cas, appartenant chacun à deux maladies ressemblantes et dont les lésions sont en tout cas identiques, si ce n'est que la plaie initiale manque dans l'un, dans la méningite, et qu'elle existe dans l'infection puerpérale. J'aurai à faire valoir cette corrélation à propos de l'étude de la contagion médiate.

OBSERVATION XXXVI.

La nommée Caussimon, primipare, âgée de 18 ans. Entrée le 1er avril à l'hôpital Cochin, nº 47.

Grossesse à terme, régulière. Travail de moyenne durée, O. I. G. A. Déchirure du périnée. Femme examinée par plusieurs élèves. A la salle d'accouchement, on avait continué à recevoir des femmes comme par le passé, et elles accouchent dans la même salle. Il n'y avait pas eu de malades. (Voir chap. *Epidémie.*)

Accouchement normal le 1er avril à 10 h. du matin. Déchirure du périnée.

Bon état du 1er au 4.

Le 4. Temp. 39,4 ; frisson (88). Ventre douloureux. Vésicatoire, sulfate de quinine. Monte à l'infirmerie, nº 47º.

Le 5. Temp. matin, 38º.

Le 6. Temp. matin, 39,5 ; soir, 39,6, P. 120. } Douleurs abdominales.

Le 7. Temp. matin, 38º ; soir, 38. P. 112. } Facies phlegmasique.

Le 8. Temp. matin, 39,8 ; soir, 39, 5. P. 120. } État général peu atteint.

Le 9. Temp. matin, 38,6 ; soir, 39,6.

Le 10. Temp. matin, 39,6 ; soir, 40º. P. 110. Frisson à la suite d'une émotion (scènes de famille). Teinte ictérique, sueurs, diarrhée.

Le 11. Temp. matin, 39,6 ; P. 100, soir, 40,1 ; P. 132.

Le 12. Temp. matin, 40 ; P. 134 ; soir, 39,6 ; P. 148. Facies pyohémique.

Le 13. Temp. matin, 40,4 ; P. 132 ; soir, 39,6 ; P. 118. Douleurs au coude gauche. Le membre inférieur droit est œdématié, douloureux.

Le 14. Temp. matin, 39 ; P. 120 ; soir, 40 ; P. 132. Irido-choroïdite. Panaris sous-épidermique du médius gauche.

Le 15. Temp. matin, 39 ; P. 140. Même état. Dyspnée intermittente, sueurs très abondantes. Morte le lendemain.

Examen : 1º Sang du doigt, le 15 avril 1880.

2º Pus de la phlyctène suppurée.

Le sang me donne par la culture des points doubles, et des chapelets.

Le pus me donne les mêmes organismes en quantité énorme. M. Chamberland, qui l'a examiné de son côté, y a découvert les mêmes éléments.

Notes sur l'autopsie, rédigées par M. Carafi, interne des hôpitaux.

Dans le péritoine, il y avait à peine de liquide, louche seulement, avec un ou deux grumeaux fibrino-purulents.

L'utérus offrait à la surface interne un liquide noirâtre, ou plutôt une bouillie. La surface placentaire parfaitement reconnaissable à la présence du caillot faissait une saillie arrondie du côté de la muqueuse.

Il y avait du pus dans les lymphatiques utérins. Il y avait même de petits abcès gros comme un pois, visibles à travers le péritoine sur le côté de l'utérus.

La rate était extrêmement volumineuse et pesait 510 gr., elle était mollasse.

Le foie sain partout, le lobe gauche était très graisseux, il donnait à la main la sensation du caoutchouc ramolli par la chaleur.

Les poumons offraient une congestion considérable à la base, la coupe donnait lieu à l'écoulement d'un liquide rouge noirâtre, et la densité du poumon était augmentée.

Le cœur offrait des lésions très évidentes. Il était peu hypertrophié. L'endocarde gauche était enflammé. Sa coloration était rouge au niveau de la valvule auriculo-ventriculaire gauche. C'est au niveau de l'orifice aortique que les lésions sont accusées. Les valvules sont très rouges, visqueuses au toucher, ratatinées, comme enroulées, mais on ne découvre pas de lésions proprement dites.

Les reins sont congestionnés. Toute la substance corticale présente une coloration rouge cerise. Ils sont un peu augmentés de volume.

Les deux articulations du coude contenaient du pus ; la gauche, une cuillerée à bouche à peu près ; la droite un peu moins. Rien dans le genou ni dans le *cou-de-pied droits.*

La culture du liquide du péritoine et du pus des lymphatiques a fourni des chapelets et des bactéries septiques avec des microbes pyogéniques.

Le sang a donné également le chapelet.

Observation XXXVII.

Le 10 janvier, je vais à l'hôpital Tenon, où mon collègue, M. Stackler me montre une femme qui succombait à une infection puerpérale, avec tous les signes de la péritonite et de la lymphangite, c'est-à-dire de la forme ordinaire suppurative de la maladie.

Peu après la mort je recueille sur cette femme :

1º Des lochies purulentes dans le vagin à une assez grande profondeur ; l'écoulement est fétide, de coloration jaune.

Beaucoup de leucocytes intacts, quelques-uns désagrégés.

Organismes très mobiles, micrococcus en points simples.

Organismes ovoïdes très mobiles aussi.

Points doubles circulaires et ovoïdes.

Vibrions très mouvants, en quantité énorme.

Bâtonnets longs et minces, presque immobiles.

Pas de chapelets.

2º Du sang puisé dans la veine basilique.

Globules blancs intacts, pas en nombre très notable.

Nombreux globulins immobiles.

Globules rouges déformés, étoilés ou crénelés, la plupart complètement, les autres incomplètement. Les crénelures sont constituées par des points brillants qui se détachent isolément ou qui, une fois détachés, s'accouplent deux à deux pour former des couples très mobiles doués d'autonomie.

Il existe peu de globules rouges intacts.

Beaucoup de monades mobiles accouplées et isolées.

Pas de chapelets, ni de vibrions.

La culture du sang est malheureusement perdue par l'invasion d'un organisme commun dans les laboratoires, qui s'est déposé sous forme de voile à la surface du ballon (cet organisme meurt à 50º).

Les lochies ensemencées ont cultivé d'innombrables et très longs chapelets formant de véritables amas entrelacés, beaucoup de points doubles, quelques micrococcus de volume plus grand, mais en plus petit nombre, de longues bactéries immobiles isolées, réunies par groupes ou mélangées au paquet de chapelets.

L'autopsie démontre l'existence des lésions supposées, lymphangite et *péritonite*.

Le sang, pris dans la crurale, donne, par la culture, de très longs chapelets immobiles à grains fins.

Des couples en grande quantité.

Des couples de gros grains plus brillants, moins mobiles. Bacillus courts. doués d'un mouvement oscillatoire lent.

Le pus séreux d'un lymphatique superficiel donne uniquement des paquets de très longs chapelets.

Le pus crémeux d'un gros lymphatique intra-pariétal donne les mêmes chapelets, mais, en outre, de très nombreux points doubles et de très courts bâtonnets.

Forme lente, suppurative progressive, pyohémique.

————

J'ai dû consacrer un cadre spécial à cette forme relativement bénigne. Deux éléments différents sont le point de départ de la maladie sous ses deux aspects. Le premier est la localisation visible ; le deuxième est l'altération générale souvent inappréciable par la constatation de symptômes locaux.

Au premier élément je rattache les métrites lentes, chroniques, ayent leur point de départ dans une infection avortée ; mais l'*épine* existe, elle siège dans l'utérus ou aux environs de l'utérus. C'est un thrombus phlébitique infectieux ou un abcès lymphatique. Surviennent ensuite sourdement les phlegmons iliaques, les périmétrites et des métastases tardives variables peu connues encore aujourd'hui. Parfois on observe aussi des périodes de résorption.

Au deuxième élément, je rattache la *dyscrasie*, la *pyohémie* lente. La raison d'être est dans une cause analogue, mais la localisation se fait de préférence dans le système sanguin, il n'y a pas de tumeur, il n'y a pas de périmétrite. Plus tard, et sans qu'on se croie toujours autorisé à rattacher les effets tardifs à la cause disparue en apparence, on assiste à des métastases variées comme dans le premier cas.

J'ajoute que ce sont deux formes bénignes, puisqu'elles sont susceptibles de guérison par le traitement ordinaire. Mais je voudrais qu'on ne perdît point de vue l'origine de ces états pathologiques que l'on retrouve toujours dans une *mauvaise couche* : c'est le mot consacré.

OBSERVATION XXXVIII.

Brochand, (Albertine). âgée de 19 ans, entrée le 29 mars] 1880, hôpital Cochin, lit n° 43.

Grossesse pénible.

1er avril. Accouchement prématuré, spontané, régulier, à 8 mois. Bassiu vicieux, 8 cm. 1|2. Hémorrhagie, 500 gr. Couchée immédiatement au n° 43 de l'infirmerie. Expulsion de nombreux caillots fétides. Hémorrhagies post partum.

Température, 1er avril, 37,5, soir.

Le 2. Matin, P. 84, Temp. 37,4; soir, P. 120, Temp. 38,2. Montée du lait régulière. Pas de crevasses. Enfant séquestré de bonne heure.

Le 3. Matin, P. 92, T. 37,2 ; soir, P. 104, T. 37,8.

Le 4. Matin, P. 120, T. 38°; soir, P. 112, T. 38,6.

Le 5.
Le 6.
Le 7. } Température au-dessus de 38°. Bon état général.
Le 8.

Le 9. Frisson, matin, P. 120, T. 39,8; soir, T. 38°. Vésicatoire, sulfate de quinine 1 gramme.

Le 10. Matin, P. 96, T. 37,6; soir, P. 104, T. 38°.

Le 11. Matin, P. 92, T. 37,8 ; soir, P. 116, T. 38,4.

Le 12. Matin, T. 38,4 ; soir, P. 128, T. 37,8.

Le 13. Matin, T. 38,6 ; soir, P. 120, T. 38,9.

Le 14. Matin, P. 116, T. 37,8; soir, T. 38,4.

0,60 cgr. sulfate de quinine. Jusqu'ici les phénomènes les plus frappants sont l'anémie profonde, facies extrêmement pâle, presque terreux. Affaiblissement considérable.

Le 15. Temp. 38,9. Frisson.

Examen du sang pris le 45 avril, au bout du doigt-index de la main droite :

La coloration en est très pâle; il y a très peu de globules rouges, la plupart ont subi une décoloration et une déformation remarquable.

Il y existe des micrococcus en quantité notable.

La culture développe l'organisme reconnu dans le sang pur : c'est une monade petite, très mobile, d'aspect terne, résistant bien à la potasse et à la chaleur. Elle pénètre les globules de sang frais de la façon la plus nette et, lorsqu'on l'observe longtemps sous le microscope, on la voit tourner dans l'hématie, se segmenter, proliférer, et finalement l'élément anatomique se déforme et plusieurs corpuscules mobiles se trouvent à l'état de liberté par effraction de la couche externe de l hématie ; ils ont la même structure que les autres monades.

Ces monades se réunissent aussi en groupes de cinq à six, de façon à constituer des petites colonies.

La malade meurt quelques jours après.

Elle avait uniquement *un abcès lymphatique assez gros dans l'utérus.*

Le sang était extraordinairement aqueux, les organes anémiés et pâles, les séreuses semblaient *lavées.*.

Les cultures du sang après l'autopsie ont reproduit les micrococcus trouvés durant la vie.

Le liquide péritonéal, il y en avait peut-être un demi-verre, presque incolore, contient des micrococcus plus vivaces que dans les ballons, qui ont au bout de trente-six heures donné de fins chapelets.

OBSERVATION XXXIX.

Duc, (Alexandrine), 23 ans, cuisinière. Entrée le 19 mars 1880.
N'a jamais eu aucune maladie.

Accouchée il y a un an au mois d'avril.

Accouchement di.ficil·, présentation de la face, travail très long, forceps; l'enfant est mort au bout de quinze jours.

Lymphangite, métropéritonite qui tient la malade alitée pendant près de deux mois. Elle sort faible encore, anémiée profondément.

Suites des couches. Trois jours après elle entre à Lariboisière, avec une péritonite suraiguë. Elle y reste cinq mois.

Elle reprend alors ses occupations.

Au mois de janvier dernier, le 18, au moment des règles, la malade a été prise de très vives douleurs. Le flux menstruel était peu abondant et était complètement séreux. Les douleurs ont persisté pendant toute la durée des règles.

Au mois de février, le 19, mêmes douleurs, même qualité et quantité de flux menstruel. Les douleurs persistent après la disparition des règles qui, depuis lors, n'ont plus reparu. Ces douleurs présentent par intervalles des exacerbations au moindre mouvement de la malade. Elles siègent dans l'hypogastre, tantôt plus vives à droite, tantôt à gauche.

Vers le 10 mars, le ventre est enflé, la sensibilité persiste, elle se décide alors à entrer à l'Hôtel-Dieu (salle Sainte-Martine, lit n° 6).

Le 19. Douleur, frissons qui se manifestent en même temps que les exacerbations douloureuses. Facies pâle, amaigri, cachectique, teinte presque terreuse, tumeur péri-utérine remontant jusqu'à l'ombilic.

Vers le 15 avril, la tuméfaction diminue considérablement en même temps qu'il s'écoule par le vagin un liquide blanchâtre. épais, purulent. Il a dû se faire une ouverture spontanée par là. Les culs-de-sac sont moins empâtés.

Mais, à partir du 1er mai, la tuméfaction du ventre se reproduit et va en augmentant sensiblement tous les jours. L'état général est en rapport avec les modifications de l'état local.

Depuis son entrée elle a fréquemment, presque tous les soirs, des frissons erratiques et des poussées fébriles de deux ou trois jours. Le facies reste très altéré; sueurs; alternatives de diarrhée et de constipation. Le canal vaginal est baigné d'un liquide épais, purulent, presque fétide.

En somme, cette malade subit du côté du bassin un développement irrégulier, mais progressif, d'une tumeur dont la nature n'est pas à mettre en doute : c'est un phlegmon dont l'évolution a été jugulée parfois par une thérapeutique énergique, mais dont la marche vers la suppuration extérieure paraît certaine. D'autre part, toute l'économie est frappée; l'anémie profonde, le dépérissement, les crises sudorales et intestinales indiquent bien une infection lente de tout l'organisme et en particulier du milieu sanguin.

J'ai examiné et cultivé à trois reprises le sang de cette malade. Deux fois la culture d'une gouttelette recueillie à la pulpe du doigt m'a donné un petit micrococcus en points isolés et en points doubles. La troisième fois la culture est restée stérile.

Le sang offrait les altérations spéciales que j'ai décrites à propos de la pyohémie lente. Néanmoins il est à présumer que l'économie est en état de résister et que la maladie restera localisée dans la lésion. Il n'en est pas moins vrai que l'organisme se trouve en petite quantité et sous une forme très réduite dans le milieu sanguin. Je pense aussi qu'il n'y est que d'une façon intermittente. J'ai eu soin de choisir les périodes fébriles pour me livrer à mes recherches, dans l'espoir que j'aurais plus de chances de découvrir le microbe que je soupçonnais être la cause de l'état général.

Observation XL.

Le 19 mars je mets en culture dans trois ballons trois gouttelettes de sang pris pur à des endroits différents sur une femme du service de M. Empis à l'Hôtel-Dieu. Cette femme a été malade pendant dix jours à la suite d'un récent accouchement. Guérie en apparence pendant une quinzaine, elle retombe.

Il n'y a pas de trace bien nette de phlegmasie péri-utérine, mais l'état général est très altéré : facies jaune, anémié à l'excès ; écoulement purulent par le vagin.

Accès de fièvre passagers, avec douleurs rhumatoïdes et frisonnements.

Deux fois le ventre est devenu douloureux : on a cru que la malade allait faire une péritonite. Les symptômes se sont calmés, sans vésicatoire, sous l'influence seule du sulfate de quinine.

Elle est à la sixième semaine après ses couches.

Le sang est cultivé dans deux ballons et donne des micrococcus en petits points isolés, ou réunis irrégulièrement.

L'examen immédiat en a été très difficile en raison des particularités suivantes :

Proportion normale des globules rouges ;

La plupart sont réguliers, un peu pâles cependant.

Un petit nombre sont crénelés.

Beaucoup de globulins.

Fibrine abondante ; elle se coagule rapidement sous forme de tractus moniliformes irréguliers que j'aurais pu prendre pour des chapelets sans les réactions chimiques spéciales.

Quelques micrococcus en points, que j'ai considérés comme douteux jusqu'après la culture, où j'en ai vu le développement abondant.

Cette malade a guéri.

OBSERVATION XLI.

Le 5 avril, mon excellent collègue, M. Adhémar Robert, ouvre un phlegmon iliaque volumineux sur une femme accouchée depuis plus d'un mois (n° 11, salle Sainte-Anne). L'état général était absolument analogue à celui de la femme précédente. Frissonnements, poussées de fièvre, facies cachectique, terreux.

Je prends du sang avant l'opération, et du pus de l'abcès.

Je mets chacun des deux en culture dans deux liquides : urine et bouillon.

Le résultat de la culture est des plus intéressants.

Dès le lendemain 6 avril, les ballons contenant du pus ont cultivé en quantité vraiment incroyable l'organisme pyogénique en points doubles.

Les microbes sont rassemblés en amas et lorsqu'on regarde dans les petits ballons, on dirait qu'ils renferment de véritables grumeaux de pus émiettés dans le liquide ; il y a même de véritables agrégats d'un beau jaune, compacts, déposés sur le fond du vase en couche épaisse. Cela me fait même dire que le liquide est transformé en un véritable pus artificiellement fabriqué par la multiplication de l'organisme qui lui donne souvent naissance.

Les ballons au sang sont à peine troubles. Ils renferment néanmoins quelques organismes en couple.

Le 7 avril les micrococcus sont disposés en longs chapelets dans tous les ballons ; peu de diplococcus relativement.

Deux jours après, il ne reste plus de chapelets. Il n'y a plus que des micrococcus en points, en couples et en colonies. Evidemment le chapelet est la forme la plus parfaite de ce microbe.

La couche de grumeaux est plus épaissie encore, mais composée de plus fines miettes : elle est molle et toujours d'un beau *jaune*, couleur du pus *caséeux*.

Nouvelles expériences.

MÉTRITE GANGRÉNEUSE EXPÉRIMENTALE.

Le 19 février, j'injecte à une chienne boule-dogue de forte taille qui a mis bas son dernier chien avant-hier, huit gouttes de la culture du liquide méningitique de la femme de Beaujon, à six ou sept centimètres de profondeur dans l'épaisseur de la paroi du conduit vagino-utérin en inclinant vers la paroi abdominale. (C'est ce même liquide qui a déterminé la mort rapide sans suppuration chez les cobayes.)

L'animal est doué d'une grande force. Le lendemain il reste isolé dans un coin du chenil ; il ne mange pas, ses yeux larmoient. Le museau est chaud, tremblements passagers, soif ardente. Cet état dure sept à huit jours, après quoi la chienne se remet à aller et venir et manger comme les autres.

J'examine son sang le 24 février et je n'y découvre rien de spécial : la culture reste stérile.

Il s'écoule par la vulve un peu de liquide sanguinolent d'odeur fétide.

Dans l'attente de découvertes précieuses du côté des organes génitaux, jugeant que l'état général pourrait ne recevoir qu'une atteinte légère, l'animal résister et les lésions, s'il y en avait, se réparer, si j'attendais trop longtemps, je sacrifiai la chienne le 26 février par *section du bulbe*.

Le tissu cellulaire de la région pelvi-abdominale est très infiltré, surtout du côté gauche. Il est probable que j'avais incliné mon aiguille un peu plus de ce côté en pratiquant l'injection.

Le liquide qui baigne les mailles du tissu renferme en quantité innombrable des *corps elliptiques* brillants, ayant exactement le volume de ceux que renfermait le liquide d'injection, mais ici ils ont un contour plus net et ne paraissent point doués de mouvement. Les réactions chimiques ordinaires me donnent la certitude que j'ai affaire à des organismes à l'état de corpuscules germes.

Certaines cellules en sont remplies et ressemblent à des sacs de forme variée dans l'intérieur desquels les corpuscules germes sont animés d'un certain mouvement. Ces saccules sont colorés par l'hématoxyline, et lorsqu'on presse un peu fort sur la lamelle on en voit certains éclater et répandre leur contenu de sporules qui se mettent alors à flotter dans le liquide. Je dis que je suppose voir dans ces corps globuleux irréguliers des cellules infiltrées de corpuscules germes, mais il se pourrait fort bien que ce soit là un degré de développement de l'organisme qui a donné naissance à ces germes, c'est-à-dire de ces sortes de colonies à demi enkystées dans une substance unissante analogue à celle des zooglea.

Le liquide infiltré renferme encore de longues bactéries : les unes unies, les autres à demi segmentées, très mobiles.

Le tissu est en outre distendu par des bulles gazeuses d'odeur fétide, en assez grand nombre, et dont la proportion augmente au fur et à mesure que je me rapproche de la profondeur, c'est-à-dire de la paroi vaginale.

La même infiltration se prolonge derrière le pubis et ne cesse que vers le bord supérieur de la symphyse, de telle façon que le vagin paraît comme disséqué dans son demi-pourtour antérieur.

L'abdomen ne présente rien de particulier. Le péritoine contient une très petite quantité de liquide dans lequel nagent de rares globules lymphatiques et quelques bactéries cylindriques.

La surface *séreuse* des cornes utérines présente un aspect bien différent du côté droit et du côté gauche. Arborisations vives étendues de la bifurcation de l'utérus à l'ovaire, de ce dernier côté. A droite, inflammation moindre.

J'incise complètement, à partir de la vulve, toute la longueur du conduit génital.

Les parois *du vagin* et la surface muqueuse sont normales.

Dans le liquide qui humecte cette muqueuse, je trouve une grande quantité de bâtonnets, mélangés de corpuscules germes.

A partir de la bifurcation utérine, la muqueuse est convertie en une bouillie noirâtre, épaisse, d'odeur infecte, qui s'infiltre encore dans la paroi musculaire, jusqu'à la couche péritonéale où j'ai vu tout à l'heure une congestion si vive, du côté gauche surtout. C'est, en effet, dans la corne gauche que siègent les lésions les plus avancées ; c'est là que cette masse, molle, putrilagineuse, est le plus abondante et le plus épaisse. On a peine à retrouver nettement la structure musculaire de l'utérus, dont l'épaisseur est ainsi infiltrée. Cette infiltration ressemble en certains points au piqueté bleu verdâtre du fromage de Roquefort ; je ne saurais la mieux comparer. Les parois sont, au contact, uniquement séparées par la bouillie putride qui remplit l'utérus.

J'examine cette matière en une douzaine de différents endroits.

Le putrilage libre à la surface muqueuse, ainsi transformée, est uniquement composé de débris de cellules de toute sorte, de globules sanguins, à peine reconnaissables, de saccules énormes semblables à ceux du tissu cellulaire, comme eux gonflés de corpuscules ovoïdes, brillants, résistant à l'action de l'*ammoniaque*, de la *potasse*, et se colorant au bout d'un certain temps par l'hématoxyline, de bactéries de toute dimension, la plupart cependant plus courtes que celles du péritoine.

La *musculaire* renferme d'innombrables corpuscules libres, et des faisceaux intriqués de longs bâtonnets réguliers, les uns segmentés, les autres noueux ou unis ; des amas colorés en vert nagent autour et au milieu de ces faisceaux, qui ont l'aspect de certaines mucédinées.

Je n'insiste pas ici sur la nature de ces organismes, quoique leur étude m'ait longtemps occupé. Il y a à revoir dans ces recherches pour être définitivement édifié à ce sujet. Je signale les particularités principales seulement, dans la crainte de hasarder une opinion qui serait peut-être trop affirmative. Il est d'ailleurs facile de répéter l'expérience avec une culture de bactéries septiques, obtenue dans les mêmes conditions.

L'ensemencement de particules de ces points verdâtres et du liquide putride a produit de longues bactéries, droites, ondulées, segmentées ou noueuses ; d'autres, plus courtes, qui rappellent les

petits boudins septiques, dès le lendemain du jour de l'ensemencement.

De fines bactéries d'une certaine longueur.

Des amas de corpuscules germes, se colorant rapidement par l'hématoxyline, tandis que les bâtonnets ne se colorent pas.

Voici encore une autre particularité de l'histoire de cet organisme. Trois des cultures d'une particule verdâtre de la muqueuse,
prise au même point déjà loin de la muqueuse, presque sous la
couche péritonéale, ont donné les mêmes éléments que ceux que je
viens de décrire. En outre, il y avait dans les trois ballons des
corps spéciaux, composés d'un saccule très nettement limité par
une paroi, et d'où partaient des filaments creux, ramifiés pour la
plupart, dont quelques-uns étaient en voie de segmentation. Les
saccules étaient remplis de spores. Il se peut que dans tout ceci il
n'y ait que la transformation progressive d'un organisme dont l'histoire complète est à faire.

J'ai pris des informations précises au sujet des modifications que
subit la muqueuse des voies génitales chez les animaux, après le
part et en particulier chez les chiennes. Je tiens de l'obligeance de
M. Nocard, professeur d'obstétrique à l'Ecole vétérinaire d'Alfort,
que jamais rien de semblable à ce que je viens de décrire ne se
produit à l'état normal, à la suite de la parturition. La muqueuse
est épaissie, mais la caduque ne change pas ou change peu de coloration, et l'involution se produit rapidement. L'écoulement lochial
n'existe pas, à proprement parler. La surface cotylédonaire n'est
le siège d'aucune nécrobiose appréciable.

Je conclus donc de ma première expérience que les lésions observées étaient le fait de l'injection d'organismes septiques dans le
voisinage de l'utérus, et que le développement de cet organisme
s'est fait surtout *au niveau* des surfaces cotylédonaires, naturellement prédisposées à l'action de la bactérie. La continuité des désordres partant du point inoculé et suivant la paroi vaginale jusqu'à l'utérus, en est le garant certain.

Les lymphatiques n'étaient pas appréciables à l'œil nu.

Dans l'épaisseur de la matrice dont j'ai fait des coupes, j'ai
trouvé des altérations marquées des parois vasculaires et lymphatiques, mais ces derniers vaisseaux sont rares chez le chien, à en
juger par le petit nombre que j'en ai vu dans le champ du micro-

scope. Ces lésions consistaient en un épaississement notable de l'endothélium et de la tunique moyenne.

Je n'insisterai pas davantage sur cette expérience intéressante à beaucoup d'autres points de vue, mon intention étant uniquement de faire connaître la reproduction expérimentale chez l'animal d'une lésion presque constante dans la septicémie puerpérale de la femme.

Péritonite expérimentale.

Pour rechercher les influences que les liquides puerpéraux du *péritoine* pouvaient exercer sur les animaux, Orth injecta ces liquides avec la seringue de Pravaz dans la cavité abdominale de deux lapins. Il fit les deux expériences suivantes.

1re *Expérience.* — Lapin jeune adulte.
17 janvier 1873. 10 heures ; T., 39,1.
10 h. 30. Injection de 10 divisions de la seringue de **Pravaz.** L'exsudat est très frais.
11 h. 15 ; T., 38,7.
1 heure ; T., 39,3
5 heures ; T., 40,3.
Le 18. Mort le matin.
Autopsie. La peau du creux épigastrique est déjà verte ; le côté de la poitrine est rouge. La surface du péritoine est très humectée ; le liquide incolore, visqueux, gluant, que l'on peut retirer goutte à goutte des espaces interviscéraux, montre une quantité énorme de ces sortes de chapelets que contient le liquide injecté. A un endroit du gros intestin, au côté droit de l'abdomen, se trouve une grande accumulation de pus ; les parties de l'intestin avoisinant le point injecté sont d'un rouge intense. Quelques flocons de pus se trouvent encore à différents niveaux, soit sur l'in-

testin, soit sur la paroi abdominale. *On y rencontre une quantité énorme de micrococcus, soit animés de mouvements, soit déjà réunis en chapelets. Le mésentère est rempli partout de petites ou de grosses tumeurs formées par une accumulation de micrococcus.* Le tissu conjonctif du médiastin postérieur est rempli par un liquide séro-sanguinolent qui contient surtout des micrococcus isolés, mais aussi des chapelets très visibles (jusqu'à 10 grains). Les deux surfaces séreuses du diaphragme sont riches en micrococcus. La rate est grosse ; on y voit quelques chapelets. Le foie est pâle ; les deux poumons sont congestionnés.

2ᵉ *Expérience.* — Lapin mâle adulte.

21 janvier. 9 h. 39 ; T., 39,6 ; injection de 10 divisions de la seringue de Pravaz ; liquide très frais.

12 h. 30 ; T., 38,3.

5 h. 30 ; T., 34,7 ; mourant.

6 heures ; mort après convulsions.

Autopsie. Le sang de la veine fémorale des vaisseaux de l'oreille et du cœur droit contient une énorme quantité de micrococcus, le plus souvent isolés ou réunis deux à deux ou en nombre plus grand. Dans aucune préparation il n'y a de bactéries cylindriques. Dans la cavité abdominale se trouve un liquide incolore, filant ; la surface du péritoine est luisante. A des endroits différents de la surface des organes et sur la paroi abdominale se trouvent des accumulations d'un liquide fibrino-purulent, où abondent les micrococcus. Les intestins sont congestionnés ; à une place du cæcum se trouve une accumulation fibrino-purulente ; la paroi abdominale est très fortement hyperémiée ; sur la muqueuse intestinale se trouvent quelques ulcérations. La rate est grosse, de couleur violet sombre ; rien de remarquable dans le reste des organes.

J'ai répété l'expérience de Orth en la modifiant *notablement,* c'est-à-dire qu'au lieu de porter directement *non pas le pus,* mais le microbe pyogénique dans la séreuse des animaux, je l'ai inoculé à la paroi abdominale.

De premiers essais pratiqués à la façon de ceux de Orth, par M. Pasteur et par moi ensuite, furent négatifs. Le cha-

pelet ne produisit point dans le péritoine les lésions atten
dues.

Sous la peau, je l'ai déjà relaté maintes fois dans le courant des observations précédentes, il a produit des lésions
suppuratives, tantôt rapides, tantôt plus lentes, qu'il fût
ou non accompagné de l'organisme pyogénique. Ces lésions
sont d'autant plus intenses que la culture est plus récente,
et plus rapprochée du premier ensemencement.

L'usage de cultures vieilles ou trop multipliées explique
un certain nombre d'insuccès que j'ai scrupuleusement
consignés.

Une autre cause est l'extrême résistance de certains
animaux, je l'ai signalée aussi. Le lapin lui-même si sen-
sible à la bactérie septique résiste parfois à l'organisme en
chapelet, ce qui prouve bien qu'il y a lieu de distinguer
entre les formes *septique rapide* et *suppurative*; car enfin
les lésions expérimentales sont aussi différentes que celles
qu'on observe chez la femme.

Néanmoins dans la grande majorité des cas, si l'on se
met dans de bonnes conditions, on obtient des résultats
très concluants de l'expérience.

Restait à expliquer la résistance du péritoine à un organisme qui se rencontre justement dans la péritonite, mais
rarement seul, tandis qu'on l'isole à merveille dans le sang:
c'est ici que les expériences de Haussmann ont été pour
moi d'un grand secours.

Cet expérimentateur a démontré que même la bactérie
septique était sans action sur la muqueuse vaginale des
animaux, lorsque cette muqueuse était intacte, bien dé-
fendue par un épithélium solide, mais qu'il suffisait d'une
plaie, si légère fût-elle, pour déterminer rapidement la septicémie. Ses essais sont nombreux ; ils sont concluants, bien

que les liquides d'expérience n'eussent pas des qualités irréprochables : c'étaient du sang et des débris d'organes putréfiés.

Il a ainsi démontré la nécessité de la plaie placentaire pour la contagion locale. Je ne pense pas que si les bactéries eussent eu aussi bien accès dans le péritoine, leur action eût été nulle, mais enfin je me borne à discuter les faits actuels. Je devais admettre que le péritoine *sain* de mes animaux résistait à l'inoculation d'une faible quantité du microbe en chapelet.

D'autre part, M. D'Espine, M. Quinquaud avaient expérimenté sur des animaux *après le part*, et leurs résultats étaient assez positifs pour m'indiquer la voie, puisque l'injection de lochies et de matières septiques avaient produit des accidents.

Une dernière raison encore, la meilleure : M. Chauveau a démontré de la façon la plus nette l'influence du point lésé dans la localisation de l'infection. Les animaux auxquels on a pratiqué le bistournage, qui est comme on le sait une opération sans plaie, et auxquels on injecte des liquides septiques, ont de la gangrène et des lésions septiques de toute nature, *d'abord* au niveau du siège de l'opération, tandis que les autres, non inoculés guérissent très rapidement : c'est même ce qui fait la sûreté de cette méthode.

C'était la démonstration de l'importance *du locus minoris resistentiæ* ; j'aurai à l'invoquer plus tard, à propos de certains modes d'infection puerpérale, par contagion *médiate*, c'est-à-dire en dehors de la plaie.

Sur la septicémie rapide des femmes en couches, j'étais fixé ; des expériences suffisantes et suffisamment variées m'avaient démontré l'action énergique de *la bactérie* sur les milieux de l'économie.

Il me restait donc de ce côté à tenter de produire les lésions *septiques* localisées à l'endroit prédisposé, ce que je fis : mon expérience précédente m'a donné l'occasion d'étudier *la métrite putride* expérimentale chez la chienne après le part.

L'inoculation du microbe pyogénique et du chapelet dans le péritoine avait échoué, tandis quelle avait réussi à Orth deux fois avec le *pus* lui-même. L'explication est simple : Orth a inoculé des bactéries avec les chapelets. Il s'est servi d'un liquide impur, puisé dans le péritoine après la mort ; or souvent, et je le repète, *toujours* peut-être il y a des bactéries mélangées aux organismes du pus, dans le péritoine, après la mort, dans la plupart des cas d'infection puerpérale aiguë. Si on inocule ce liquide, on s'expose à donner uniquement de la septicémie, ou de la septicémie avec de la suppuration.

Il fallait donc inoculer le chapelet bien isolé. C'est ce que j'ai fait. J'ai choisi un cas qui m'avait fourni cet organisme *pur*, et de plus je me suis mis en quête d'animaux en état d'opportunité.

Je voulais obtenir la suppuration expérimentale du péritoine. Mal édifié sur le degré de résistance de la séreuse, j'ai créé profondement par injection dans la paroi abdominale un foyer d'où la germination des microbes pourrait rayonner vers la séreuse.

J'ai opéré sur une lapine qui était restée très faible des suites d'une récente parturition. Le surlendemain de l'inoculation de quatre gouttes d'une culture de chapelet à l'état de pureté, elle mourait. L'autopsie m'a révélé une lésion congestive avec suppuration, localisée presque au point injecté, et une péritonite suppurée généralisée. Le ventre contenait une grande quantité de liquide mélangé de dépôts pseudo-membraneux épais, caséeux. Injection vive de la séreuse au niveau surtout du point correspondant à l'inoculation. L'utérus est arborisé à l'intérieur et à l'extérieur.

Or, l'animal n'avait offert de réels phénomènes morbides qu'après l'injection. Il mangeait bien avant ce moment, la température était normale.

Dès l'opération il cessa de manger, et la fièvre survint rapidement.

J'ai répété l'expérience sur une chatte, avec le même organisme. Elle n'est pas morte, quoique elle ait été fort malade pendant plusieurs jours.

Bien certainement il y a lieu de multiplier ces essais, mais la difficulté de se procurer des animaux en gésine à l'époque de l'année où je me livrais à ces expériences m'a obligé de m'en tenir à quelques-unes seulement. Je ne manquerai pas d'ailleurs de les reprendre.

EXPÉRIENCES AVEC DES MICROBES INOFFENSIFS.

J'ai inoculé deux organismes très connus et très étudiés:
le vibrion *termo* et la grande *bactérie commune de la putréfaction*.

Comme on avait presque toujours opéré en inoculant sous
la peau ou dans les cavités, j'ai choisi une région très vasculaire, la verge, le testicule, et la peau de la face chez le
lapin, et le prépuce chez le chien.

J'ai expérimenté sur six animaux: trois à Alfort et trois
au laboratoire de l'Hôtel-Dieu.

Résultat nul les six fois.

J'ai en outre fait des inoculations intra-veineuses, et je
n'ai rien observé non plus. J'ai répété cette dernière expérience chez le chien : effet négatif toujours.

Il était désormais démontré pour moi que les microbes
aérobies, *B. termo*, *grande bactérie commune*, si fréquents
(on peut dire qu'on les trouve partout), et dont l'action est
si rapide sur les matières en putréfaction où on les rencontre toujours, étaient sans effet dans l'organisme vivant
et qu'ils devaient même y périr rapidement.

Ce n'est pas sans intention que j'ai fait ces essais et que

je les ai multipliés au moyen de ces deux organismes vulgaires qui se développèrent dans des liquides de culture
dont ils déterminèrent rapidement la putréfaction : il me
fallait expliquer les cas de fétidité des lochies sans organismes nuisibles. Cette circonstance doit se produire rarement, mais enfin elle est possible. Donc quant aux deux
organismes en question, et il y en a peut-être bien d'autres
encore, leur présence n'a aucune signification. Les lochies,
liquides inertes, peuvent les contenir sans préjudice pour
la femme, et subir une décomposition qui se traduit par
l'odeur fétide spéciale. Pourvu qu'il n'y ait point de germes
infectieux à proprement parler, il n'y a pas d'effets nuisibles. Inversement, la septicité des liquides peut se produire sans le concours de ces germes (*termo* et *B. commune*)

Ces circonstances se présentent rarement ; presque toujours il y a association de microbes bénins et de microbes
infectieux.

Cela prouve encore comment l'infection d'une plaie ne
se produit pas, même lorsque ces organismes, *bénins*, si je
puis ainsi dire, pullulent à sa surface et lui donnent parfois une odeur putride marquée. Ces faits rappelés souvent
aux chirurgiens par Pasteur répondent aux étonnements
et au scepticisme de ceux qui s'honorent presque d'entre-
tenir la pourriture sous leurs pansements.

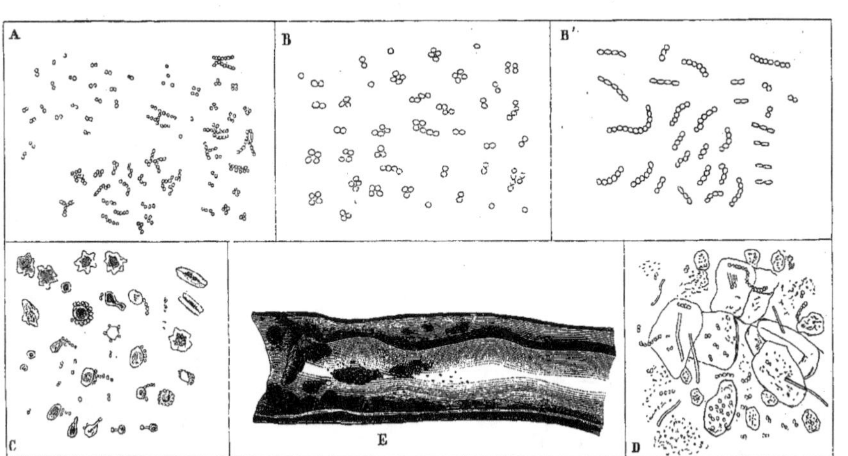

A. Microbes en points simples, en couples, en colonies, en chaînettes ir-
régulières provenant du pus et du sang (24 h. après l'ensemensement)
donnant des chapelets réguliers par une culture prolongée.
B. Microbes de grand volume (Obs. XXXV et méningite cérébro-spinale)
12 h. après l'ensemensement, groupes, couples, carrés, triangles,
chaînettes.
B'. Les mêmes 70 h. après. On constate une certaine tendance à prendre la
forme elliptique. Il y a des chapelets réguliers.

C. Déformation des globules, segmentation ; variétés d'aspects. Certaines
hématies n'ont subi qu'une déformation banale ; leur aspect est irrégulièrement stellaire.
D. Aspect des microbes dans les lochies : Il y a beaucoup de granulations
protéiques. Dans le pus du péritoine l'aspect est comparable.
E. Caillot dans une veine crurale. Les points noirs sont des colonies de
microbes sous endothéliaux.

TRANSMISSION DES GERMES INFECTIEUX

De la contagion

Rochoux dans le dictionnaire de médecine de 1834 déclare que la *contagion* existe dans toute maladie dans
laquelle le sujet qui en est affecté produit un principe susceptible de communiquer le même mal à un individu sain
quelles que puissent être d'ailleurs l'origine primitive de
ce principe, les conditions qui rendent son imprégnation
plus ou moins facile, les voies par où elle a lieu et la
manière dont elle s'effectue. Anglada, Trousseau, Gallard
ont modifié plus ou moins cette définition qui ne dit pas
assez puisqu'elle n'envisage que le contage élaboré par un
organisme atteint et qui dit trop en émettant l'idée que le
contage frappe un individu sain. En effet, on sait au contraire que la prédisposition morbide est créée par le fait
qu'il existe chez l'individu qui va être contagionné un
trouble antérieur. Sans faire un paradoxe je peux donc
dire qu'il faut être déjà malade pour le devenir. Un trouble
fonctionnel, embarras gastrique, courbature etc. la fatigue
l'épuisement, le surmenage, sans être des maladies réelles

préparent le terrain à la contagion et celle-ci va déterminer une affection d'une grande gravité. C'est l'histoire de l'érysipèle, de la septicémie et de l'infection puerpérale. M. Bernheim a fait très nettement ressortir ces faits dans son article du dictionnaire encyclopédique. Mais il a en outre le mérite d'avoir donné au mot *contagion* toute sa valeur et de l'avoir défini complètement en reconnaissant au contage le caractère d'élément vivant pouvant se transmettre par voie *médiate* et *immédiate*.

La voie médiate, c'est l'air, et c'est dans l'air que se fait la conservation des germes. L'histoire des graines enfermées dans les sarcophages des Pharaons susceptibles de germination au bout de trois mille ans n'est pas l'exemple le moins remarquable de la vitalité de certains végétaux inférieurs.

Il en a été de la nature du contage dans l'antiquité, ce qui en est aujourd'hui sauf la démonstration acquise dès maintenant. La gale et nombre d'affections du cuir chevelu et de la peau, auxquelles aujourd'hui on a reconnu une origine parisitaire indiscutable puisqu'on a isolé le germe morbifique, avaient été considérées de tout temps comme contagieuses. Varro et Columelle avaient créé l'idée du *contagium vivum* reprise au XVII° siècle par Leuwenhœk.

Enfin depuis les progrès accomplis dans ces dernières années, grâce aux travaux des savants que j'ai eu souvent l'occasiou de citer, les mots de *contage*, *virus*, *miasme*, ont été remplacés par ceux de germe animé, microbe, organisme inférieur, être vivant en somme, végétal parasite ou protiste comme on voudra, mais susceptible de reproduction par les voies ordinaires des corps vivants.

Pour le sujet qui m'occupe exclusivement je pense avoir

donné la démonstration de *l'existence* du germe, constante et susceptible d'analyse.

Mais il reste à faire disparaître des obscurités et à établir dans ce but la réalité de la transmission de ce germe d'un sujet à l'autre par voie directe ou indirecte. La réalité de la contagion, et quand je dis contagion, maintenant que nous sommes fixés sur le contage, j'entends *le transport de ce contage sur l'individu par un moyen quelconque*, je ne préjuge pas même de la voie d'introduction dans l'organisme.

Il est juste de reconnaître que ce principe peut-être un peu différemment entendu à une époque où on séparait soigneusement la contagion de l'épidémie, mais néanmoins d'acception générale identique à celle d'aujourd'hui, est établi de vieille date pour l'infection puerpérale.

Quelques noms célèbres s'y rattachent. En France, Lorain, Depaul, Tarnier; en Angleterre, Gordon, Denmann; en Allemagne Semmelweiss et Wieger, se sont efforcés de faire prévaloir l'idée de la transmissibilité. Depuis l'opinion a été peut-être hésitante, mais aujourd'hui, je ne crains pas de répéter à ce propos la phrase de M. Raymond « Hâtons-nous de le dire pour l'honneur du « corps médical français, il n'est pas de médecin qui ne « pense que les épidémies de fièvre puerpérale ne soient le « résultat de la contagion. »

Mais comment la contagion est-elle entendue? Voilà toute la question.

La tendance est nettement accusée. On n'accepte guère d'autre mode que l'infection locale par la plaie, quelle qu'en soit la voie de transport.

Les Anglais, les Allemands, les Américains ont admis deux modalités qu'ils font distinctes:

L'infection autogénétique.

L'infection hétérogénétique.

La première est créée au niveau de la plaie même par la décomposition putride de débris placentaires, des lochies, des caillots sanguins, etc.

La deuxième est secondaire en ce sens qu'elle est apportée à la plaie par une cause directe, l'accoucheur, la sage-femme, les objets, les habits, les linges.

Il est bien clair que dans l'esprit des nombreux praticiens auxquels je fais allusion, la nature de l'infection auto-génétique n'est pas mise en cause pas plus que son origine, ils semblent regarder la septicité des liquides comme une circonstance pouvant se produire spontanément ou de toute autre façon. En tous cas ils ne jugent nullement la question importante pour moi : la *cause*.

On pourrait résumer leur manière de voir en forçant les termes de la façon suivante : dans le premier cas la malade s'empoisonne elle-même, elle fabrique spontanément son poison ; dans le second le poison est apporté artificiellement du dehors à la plaie. J'aime mieux croire qu'ils n'ont eu nullement souci de l'interprétation et s'en sont tenus à la constatation grossière des faits très-visibles. D'autres, néanmoins ont procédé avec plus de rigueur en démontrant que la septicémie spontanée en apparence avait comme l'autre une cause extérieure toujours identique. Le paragraphe que j'ai consacré à l'étude des lochies et celui qui traite de l'introduction des germes dans la plaie est justement destiné à corroborer cette assertion.

Je ne vois donc pas l'utilité qu'il y a à conserver ces deux mots, l'infection étant toujours hétéro-génétique.

Je préfère réserver un paragraphe à part pour une deuxième variété de contagion qui celle-là, a hautement sa raison d'être; c'est celle qui se produit par une voie autre que la plaie. Quoique rare cette variété mérite au moins une discussion et une place spéciales.

Je diviserai donc les modes de transmission de l'infection en deux classes.

Dans la première je rangerai tous ceux qui atteignent la plaie utérine elle-même.

Dans une deuxième, j'envisagerai la contagion par les voies autres que la plaie.

I

CONTAGION PAR LA PLAIE.

Ce genre de contagion si prédominant qu'il a pu paraître exclusif à la plupart des observateurs et qui se résumait autrefois par l'axiome suivant : *morbus totus ab utero procedit* reconnaît un certain nombre de modalités suivant lesquelles elle se produit.

A. La première, on peut l'accepter je pense, est propre à l'accouchée dans les cas où le vagin contenait antérieurement les germes infectieux introduits par hasard, comme je l'ai indiqué en étudiant les microbes des lochies. Il est difficile pour ne pas dire impossible de donner la preuve de cette hypothèse, expérimentalement, mais il est des faits qui semblent plaider en sa faveur : tels sont ceux d'un écoulement virulent du vagin, antérieur, etc., de certaines accouchées qui tombent malades à la suite de la délivrance, et la préexistence dans les voies génitales de certains infusoires qu'on retrouve ensuite dans les lochies, comme je l'ai observé plusieurs fois. En tous cas je signale la possibilité de ce mode d'infection, sans la pouvoir démontrer toutefois.

B. La contagion par les *pièces de pansement*, les *linges*, les *canules* à *injection* servant à plusieurs femmes à la fois, aussi bien aux accouchées récentes qu'à des malades, et qu'on n'a pas eu la précaution de désinfecter suffisamment; par les liquides d'injection eux-mêmes, lorsque par le fait de la négligence ou du mauvais vouloir des infirmières ils ne sont pas dans les conditions d'asepsie rigoureuse, soit qu'elles se servent au hasard d'eau simple ou d'infusions vieilles souvent altérées des différentes substances végétales, médicinales destinées aux lavages. Ces infusions, guimauve, noyer, etc., sont souvent le réceptacle de fourmilières d'organismes inférieurs de toute sorte.

C. La contagion par les *instruments* sales, mal nettoyés, conservés dans des meubles au milieu de diverses autres pièces servant à la chirurgie et également malpropres. Si dans ces conditions on n'a pas soin de les désinfecter avec la plus scrupuleuse précaution, l'infection est à redouter au premier chef. Si d'autre part on se sert pour enduire ces instruments d'huile ou d'un autre corps gras, dont les accoucheurs, les élèves, les sages-femmes, les infirmières même font usage indistinctement, pour examiner des femmes malades, ou pour graisser l'extrémité des *sondes*, des canules, etc. A ce propos, Olshauser a démontré que l'emploi des cathéters plongés dans un liquide lochial putride déterminait de la cystite aiguë.

Dans une opération pratiquée pour l'occlusion du vagin, Zweifel, d'Erlangen, observa à la suite une pelvi-péritonite septique dont on ne pouvait découvrir primitivement la cause. On songea à examiner le *catgut* qui avait été employé pour les ligatures et on y découvrit des bactéries. On examina du même coup deux autres pièces de catgut mal préparées, et on trouva à l'intérieur des germes corpusculeux d'organismes septiques. Zweifel conseille de pratiquer un examen soigneux du catgut qui, par sa nature animale, peut être le réceptacle des microbes, si la préparation en est défectueuse. (Centralblatt für Gynæcologie, n° 12.)

D. Le contact même passager avec des débris septiques provenant des *rideaux*, des *draps*, des *bassins*, etc., rentre dans le mécanisme évident quoique difficile à saisir sur le fait d'infection par l'air, c'est ainsi que je résume mon idée, par le *milieu* si l'on veut encore, et il faut le généraliser même à tous les objets qui peuvent être mis en contact avec la malade et dont il serait difficile de préciser le nombre et la nature.

E. Le contact avec un *enfant* contaminé. M. Chauffard en 1874 communiquait à la Société médicale des hôpitaux les faits suivants. La mortalité était grande dans son service de l'hôpital Necker. Or il arriva à constater que le contact des nourrices, et des enfants des nourrices avec les nouveau-nés et aussi avec les accouchées, était la cause principale de l'épidémie régnante. Les enfants de deux ans affectés d'accidents septiques à des degrés variables, ecthyma, abcès, érysipèle, le nouveau-né atteint d'ophthalmie purulente, de lymphangite périombilicale ou de phlébite du cordon, les nourrices portant des abcès lymphangitiques du sein, etc., etc., vivaient pêle-mêle en communication permanente. De là un cercle non interrompu d'infections

transmises des unes aux autres et transportées de ceux-ci
sur ceux-là. Il allait jusqu'à conclure qu'une suppuration,
qu'une affection quelconque donnant lieu à des écoulements
purulents dans le voisinage ou le contact de femmes en
couches peut amener des accidents puerpéraux.

Je me suis expliqué au sujet de la suppuration et je
reviendrai sur l'influence contagieuse de certaines maladies
d'origine septique probable quoique atténuée. L'important
est l'existence du *germe septique* ; la suppuration peut
n'être qu'un phénomène accessoire. Or j'aurai à propos de
l'érysipèle, de l'ecthyma, de certains abcès lymphangitiques, etc., à m'expliquer sur la nature du germe qu'on
rencontre parfois dans l'excrétion morbide de ces maladies.
S'il est établi que la nature septique et transmissible de
certaines d'entre elles tient justement à la présence d'un organisme infectieux, la question sera bien près de sa solution. Un microbe peu dangereux pour certains individus
chez lesquels ils rencontre des conditions de résistance
spéciales, dont la nocuité même sera atténuée par cette résistance, retrouvera peut-être chez la femme puerpérale
le terrain où rien ne s'opposera à ses ravages car il recou-
vrera sa virulence première.

Je tiens de M. Siredey un fait extrêmement intéressant
à l'appui de cette thèse. Une femme entre dans son service
l'année dernière avec un enfant de deux ans couvert d'eç-
thyma et portant en outre plusieurs abcès. La mère est sur
le point d'accoucher et l'enfant couche dans le même lit.
Après la délivrance, elle tombe immédiatement malade et
meurt; l'enfant meurt aussi et ce premier accident devient
le point de départ d'une épidémie qui fait périr plusieurs
accouchées.

Quant à l'ophthalmie purulente, je pense qu'il n'est pas

utile d'insister longuement ici sur son influence nuisible lorsqu'on laisse les enfants en contact avec la mère. Il n'est pas de précaution et de surveillance qui puissent prévaloir contre l'imprudence de certaines femmes. La séquestration absolue est bien certainement le seul moyen de prévenir le fâcheux effet de ce contact, car on ne pourra jamais empêcher la mère de soulever le bandeau qui recouvre les yeux de l'enfant: certaines ont l'habitude d'instiller quelques gouttes de leur lait dans l'œil malade, c'est une coutume dont on ne peut les défaire. Leurs mains, leurs linges, leurs mouchoirs sont en contact avec le pus virulent qui s'écoule de l'œil, et on peut prévoir dès lors avec quelle facilité elles pourront introduire des germes dans leurs organes génitaux, lorsqu'on n'a pas pris la précaution de faire le pansement antiseptique de l'ophthalmie; encore cela peut n'être pas suffisant dans tous les cas et à tous les moments.

Les déjections d'enfants tombés rapidement malades peuvent agir dans le même sens, si l'infection est grave et nettement établie. C'est en tout cas un fait à prévoir, car de même que la contagion s'établit souvent de la mère à l'enfant la réciproque s'observe.

E. La contagion par les *nourrices* rentre un peu dans ce que je viens de dire. On peut y attacher le rôle des *garde-malades*. Le danger de leur contact pour la femme accouchée est dans les germes dont ces personnes peuvent avoir été imprégnées étant au service ou au voisinage de femmes infectées, ou de malades affectés de maladies septiques. Pratiquement il s'agit de savoir si on peut mettre une garde ou une nourrice qui se trouverait dans ces conditions auprès d'une femme saine.

La réponse n'est pas douteuse et malgré la réserve de Priestley, qui croit à des degrés divers de contagiosité de l'infection puerpérale, je n'hésite pas à me ranger à l'avis de Hicks, de Routh et Wallace, quoique ces deux derniers soient aussi moins sévères à l'égard de certaines formes qu'ils considèrent comme peu contagieuses. Je ne sais pour ma part ce qu'ils appellent plus ou moins contagieux. Il me semble qu'une accouchée qui est envahie par des organismes septiques, quelle que soit sa résistance, quel que soit le faible degré de réaction morbide, est susceptible de contagionner très grièvement une femme qui serait dans des conditions moins bonnes. Le germe est malin ; le terrain, la thérapeutique, telles ou telles circonstances favorables modifient les résultats chez elle, voilà tout. Mais pour ce qui est du danger à redouter, je tiens pour prudent et pour rigoureusement commandé par l'ignorance où nous sommes de bien des conditions de l'infection, de ne point faire de subtilités à cet égard et d'ériger en principe *la désinfection de la garde ou de la nourrice.* L'exagération en cette matière n'a, ce me semble, rien de bien gênant ni de bien difficile comme application. Qu'est-ce après tout que d'obliger une domestique à prendre un bain phéniqué, à laver ses mains dans une solution antiseptique lorsqu'elle doit toucher à la malade ; de changer de vêtements et, à la rigueur, de l'obliger à les faire étuver ? Je sais bien qu'on n'accepte pas de prime abord ces innovations, innovations en France, mais coutumes déjà vieilles dans d'autres pays, et qu'il est plus aisé de se reposer sur l'espoir ou la chance d'une heureuse issue. Je rappellerai à ce propos le principe de Blundet (in Principles and practice of obst. med.) qui dit que : *malgré les faits douteux ou négatifs en aprence de la contagion puerpérique, les faits affirmatifs sont tellement puissants, que ce sont ceux-là seulement qu'il faut avoir présents à l'esprit et qu'il est du devoir du médecin de les prendre pour base.*

G. — *Contagion par les accoucheurs, les sages-femmes, les elèves.* — Tous les cas de ce genre se ressemblent, car ils empruntent leur physionomie spéciale à la répétition de faits semblables cantonnés dans la clientèle d'un médecin ou d'une sage-femme, tandis que l'infection ne se produit pas dans la pratique de tel praticien, exerçant dans le même milieu ou dans le voisinage. Ce qui en fait surtout le caractère frappant, c'est justement cette considération que la réunion des meilleures conditions désirables existe généralement pour éviter de pareils *désastres*, c'est ainsi que les médecins qui en ont été les victimes ont qualifié ce qu'ils croyaient devoir rapporter uniquement à la male-chance.

Toutefois, la répétition de ces faits n'a pas manqué d'éveiller l'attention. La Société obstétricale d'Édimbourg, le Comité de la fièvre puerpérale de Berlin, l'Académie obstétricale de Philadelphie ont été d'un accord à peu près unanime lorsqu'il s'est agi de les proclamer bien haut pour en éviter la représentation. L'accoucheur est souvent l'agent de la contagion ; il sert de véhicule au contage.

Le cas, peut-être le plus anciennement et le plus connu, répété à tout propos, ce qui paraît choquer quelques rares dissidents, est celui du Dr David Rutter. Dans l'espace de quatre ans, il eut dans sa clientèle privée 95 cas d'infection puerpérale d'intensité variable, avec 18 décès. Pendant le même temps, ses confrères, sir William Klame, le Dr Meigs, entre autres, pratiquant dans la même ville, n'eurent pas un seul cas de maladie. Or, Rutter, après

plusieurs semaines d'abstention, essaya de reprendre le
service de sa clientèle, et les mêmes déboires se représen-
tèrent, malgré les précautions et les mesures de désinfection dont il eut soin de s'entourer. Lorsque dans la discussion de la Société d'obstétrique de Philadelphie en 1843
il fut question de cela, les objections ne manquèrent pas.
Le Dr Meigs semblait ne point vouloir accepter la réalité
de ce fait, qu'il qualifiait d'invraisemblable. Il fut établi
par le Dr Condie et d'autres médecins que Rutter était affecté d'un ozène tenace, et on put expliquer que les mains
de ce praticien, souillées de muco-pus fétide, avaient dû
nécessairement engendrer la septicémie chez ses malades.
Cette explication n'a rien de choquant et satisfait au contraire très suffisamment l'esprit. Playfair l'accepte volontiers dans son récent traité. Un cas analogue s'est présenté
depuis, et Heiberg a pu démontrer nettement l'existence de
bactéries septiques dans le coryza muco-purulent que l'on
soupçonnait être l'origine de la propagation des accidents.
Il paraissait bien improbable, en effet, qu'un homme ne
pût réussir à se débarrasser d'un germe après un temps
aussi long et une désinfection si sévère; aussi peut-on par-
donner à ceux qui ne voulurent pas tout d'abord convenir
d'un fait de ce genre. La déclaration des contemporains de
Rutter, la représentation du même fait et les recherches
spéciales d'Heiberg font tomber tous les scrupules et font
en même temps justice des objections satyriques des confrères qui se refusaient à admettre que dans ces circonstances « le médecin poursuivi par le subtil poison qui
s'attache à lui comme un malin génie, semblable au funeste
cheval de l'Apocalypse, sème la maladie et la mort sur ses
pas » (*sic*). Ces critiques ironiques, après la démonstration

Doléris.16

palpable de la cause, ne représentent que l'effrayante réalité de pareils faits.

Les cas isolés sont plus fréquents encore et souvent
insaisissables dans le mécanisme qui leur a donné naissance.

Un accoucheur célèbre, dit M. Th. Minor, à propos de la
discussion de l'Académie de médecine de Philadelphie
(Amer. Journ. of med. sciences, 1875), arrive trop tard
pour délivrer une de ses clientes ; il la trouve assistée par
le Dr M... qui était en train de terminer l'accouchement.

Rentré chez lui, l'accoucheur en question fait part à
quelqu'un de ses craintes au sujet de la parturiente, « car,
dit-il, le Dr M... qui était près d'elle, appelé en toute hâte,
vu l'urgence, sortait justement d'une maison où il soigne
une femme atteinte d'accidents puerpéraux graves. » Le
fait est que la nouvelle accouchée fut rapidement prise des
symptômes de l'infection, et on eut toutes les peines du
monde à l'arracher à la mort.

Quoi du plus frappant, quel enseignement plus éloquent
que les deux exemples cités par M. le professeur Depaul
en pleine Académie ?

« En 1839, pendant mon internat à la Maternité, un jour
que je venais de faire plusieurs autopsies de femmes
mortes de fièvre puerpérale, on vint me chercher pour
donner des soins à une dame en travail, dont l'habitation
était assez loin de la Maternité. Avant de me rendre près
d'elle, je pris toutes les précautions recommandées en pareille circonstance ; je changeai de vêtements et je me la-
vai les mains avec le plus grand soin : elles conservaient
cependant cette odeur si tenace dont les imprègnent, pour
plus de vingt-quatre heures, les autopsies de ce genre.
Cette dame accouchait pour la seconde fois ; sa délivrance

fut naturelle et des plus faciles. Dans la soirée, sans qu'aucune imprudence pût l'expliquer, un violent frisson se déclara et bientôt apparurent tous les phénomènes habituels de la fièvre puerpérale, qui se termina bientôt par la mort, malgré tous les moyens que je mis en usage et les savants conseils de M. P. Dubois, que j'avais fait appeler en consultation. L'autopsie ne put être faite.

« En 1849, alors que j'étais chargé des fonctions de chef de clinique dans le service d'accouchement de la Faculté, étant à l'amphithéâtre, occupé à faire une autopsie de fièvre puerpérale, on réclama mes soins pour une dame de la rue de l'Ancienne-Comédie. Je pris les mêmes précautions que dans le cas précédent, mais mes mains emportèrent la même odeur. Il s'agissait d'une septième grossesse, qui se termina avec promptitude et sans aucune complication. Tout alla bien jusqu'au soir, mais alors éclatèrent les accidents de la fièvre puerpérale : frisson, douleur abdominale, etc. M. Dubois voulut bien encore m'aider de ses conseils, mais tous nos efforts furent inutiles ; cette malade succomba aussi rapidement que la première. Le cadavre ne fut pas ouvert. »

Le Dr Moir, président du Collège des médecins d'Édimbourg, raconte le fait suivant :

Un enfant né d'un accouchement à terme meurt deux jours après sa naissance, et l'autopsie révèle une pleurésie purulente. Instantanément la mère, Mme H...., est prise des symptômes de la fièvre puerpérale ; il se développe de larges abcès en différents points du corps : jambes, bras, dos, sous le grand dorsal, etc. ; l'infection était bien évidemment commune à la mère et à l'enfant et préexistait à l'accouchemeut.

Deux heures après avoir délivré Mme H...., il est appelé

pour accoucher une autre de ses clientes, Mme W…C'est une multipare bien portante ; l'accouchement est régulier, facile. Le troisième jour, elle est prise de frisson, de fièvre, de douleur abdominale, des symptômes ordinaires de la fièvre puerpérale, en un mot ; elle meurt au bout de six jours.

Le même jour où il assista Mme W… et Mme H…, il visita deux autres dames. L'une était après ses couches, l'autre en travail. Elles tombèrent malades le lendemain: c'étaient aussi deux multipares. Elles furent très gravement atteintes ; chez l'une, la maladie dura six mois.

Or, le Dʳ Moir avoue loyalement qu'il a, sans appréhension aucune, visité successivement ses quatre malades, allant de l'une chez l'autre. Il n'hésite pas à se considérer comme ayant été l'agent de la contagion. L'origine de l'infection remonte à Mme H…, et dans l'espace de quelques heures il a, en quittant cette première, transporté le germe infectant chez ses trois autres malades.

Dans son Traité de la contagiosité de la fièvre puerpérale, Holmes apporte à l'appui de cette doctrine des exemples du même genre.

En voici un autre encore que je trouve consigné dans le *British med. Journ.* et qui mérite une mention spéciale.

Un ami du docteur Baird vit se dérouler à court intervalle une série de quatre cas d'infection dans sa clientèle à partir du jour où il accoucha une femme qui avait dans l'utérus un enfant putréfié.

Le mécanisme de la contagion transportée par les sages-femmes est tout aussi saisissable, et nombre de médecins le croient plus ordinaire que tout autre en raison de la fréquence et de la continuité des rapports qu'elles ont avec es accouchées. — C'est au moins la conclusion du comité de Berlin, dont j'ai déjà cité le rapport.

Huntley citant des épidémies établies de la sorte, l'explique par l'espoir toujours déçu qu'ont les sages-femmes et les jeunes médecins de voir le mal s'arrêter seul. Et ainsi ils le propagent d'une femme à l'autre. — Il porte ces faits à la connaissance de l'état civil et réclame qu'aussitôt l'épidémie constatée, il soit recherché sévèrement à qui incombe la faute première.

Dans le discours de M. Depaul à l'Académie, on trouve le cas d'une sage-femme qui aurait successivement infecté plusieurs femmes au moyen d'une éponge.

Robertson de Manchester rapporte un fait remarquable : Dans un mois une sage-femme de la *Maternité-Charité* assiste vingt femmes dans leur accouchement ; seize meurent de fièvre puerpérale : ses collègues délivrent durant le même temps, trois cent quatre-vingts parturientes sans qu'une seule soit atteinte.

Voici ce que raconte Huntley lui-même en 1865 (*British méd. Journ.*, 1875) : « Il est certain que la contagion me suivait, car les cas morbides étaient spéciaux à ma clientèle tandis que les autres accoucheurs mes confrères en étaient exempts. Je pris les mesures usitées en pareil cas, bains, changement complet d'habits : cela ne suffit pas. Je m'en fus en Irlande où je passai six semaines, après quoi je revins, espérant que je m'étais débarrassé du germe contagieux qui me suivait. Néanmoins les trois premiers cas de ma pratique furent fatals, et je me vis obligé de cesser les accouchements pendant longtemps.

« Semblable circonstance s'est représentée plus tard. »

Des faits analogues sont rapportés par Gordon, Armstrong, Gooch, Ramsbottam, Tyler Smith, Barnes, Routh, Wendell Holmes, etc. On comprendra que je n'insiste point; ceux que j'ai relatés me paraissent suffisants pour ne laisser aucun doute.

Dans tous ces cas on a pu saisir le plus souvent la cause en action et la conviction est absolue, comme dans une autre que je citerai encore, parce qu'il a été raconté par un de nos maîtres les plus distingués, profondément imbu de l'idée de la transmissibilité de l'infection puerpérique.

Dans le service de M. Siredey, une femme vient d'accoucher; l'interne de garde, qui se livrait à des travaux d'anatomie, est appelé pour la délivrer. Le cas était urgent, la femme perdait beaucoup de sang, le placenta était adhérent. L'interne n'eut pas le temps de songer à prendre toutes les précautions nécessaires pour se désinfecter suffisamment, il fit l'extraction du placenta. La malade fut prise d'accidents septicémiques le jour même et succomba en quarante-huit heures.

Mais souvent le moment et le mode d'action restent inconnus, quoiqu'on ait le plus souvent lieu de les soupçonner. Dans les services d'accouchement les malades sont entourées d'élèves qui n'ont pas les scrupules de leurs maîtres et qui ne craignent pas de négliger les mesures élémentaires de désinfection. Ils examinent successivement des femmes infectées et des femmes en travail, en se bornant à un lavage superficiel des mains; parfois même ils ne songent même pas à prendre cette précaution. En tout cas, les habits sont des moyens de transport des germes qu'on ne saurait trop mettre en suspicion. Quelques élèves vont dans les amphithéâtres, dans les salles d'autopsie, dans les services de chirurgie, et de là se rendent près d'une femme en douleurs sans que rien puisse contrôler leur état au point de vue de la contagion.

Un médecin connu à Paris a pu attribuer à l'oubli des

mesures de prudence, dans une circonstance analogue, la perte d'un des siens.

Je me demande si en présence de ces exemples un médecin consentirait volontiers à assister sa femme ou sa fille en couches au sortir d'une autopsie, d'un amphithéâtre, d'un laboratoire, même après avoir pris les précautions les plus multipliées.

Eh bien, à côté de cette extrême prudence dont chacun fait scrupuleusement usage dès qu'il s'agit de lui ou des siens, on est véritablement étonné de la facilité et de la latitude extrême de beaucoup de médecins lorsqu'il s'agit des autres, et cela surtout à l'hôpital. J'aurai à parler des mesures de désinfection qui me paraissent impérieusement nécessitées par la subtilité et la multiplicité des causes de l'infection puerpérale, et ces mesures si l'on veut être strictement rigoureux dans leur application doivent porter sur les mains, sur les habits, sur les instruments, etc., et s'étendre à tout le personnel qui approche de la parturiente.

Quand par malheur un médecin n'a pu éviter le contact d'une femme infectée, il est bien évident qu'il doit être d'une extrême sévérité pour lui-même et prendre tous les moyens de se purifier d'une manière radicale. Si des cas analogues à ceux que j'ai cités, comme ceux de Rutter, Huntley, etc., survenaient, quelle conduite doit tenir le praticien? Je ne saurais m'ériger en juge ou en moraliste, mais la conscience, qui raisonne les faits, ne saurait marchander avec les moyens nécessaires pour obtenir la fin désirée.

La cause étant connue, il s'agit de la prévenir. Peu d'accoucheurs seraient, je crois, capables de suivre l'exemple généreux et désintéressé d'un chirurgien de l'infirmerie royale d'Edimbourg. Le président de la Société médico-chirurgicale d'Edimbourg, M. le Dr Gillepsie raconte que son collègue, auquel je fais allusion, perdit une série de femmes en couches dans sa clientèle. Cela l'alarma à tel point qu'il renonça désormais à faire des accouchements en ville tant qu'il resta chirurgien d'hôpital, et le Dr Gillepsie ne craignit pas de le lui conseiller, convaincu que ses craintes étaient fondées. Cette conduite digne d'éloges, a été imitée par Huntley qui à la suite de plusieurs insuccès ayant tout lieu d'être persuadé qu'il était le véhicule de l'agent septique, qu'il transmettait ainsi à ses accouchées, s'abstint de pratiquer des accouchements pendant un très long temps. Aussi bien ne faut-il rien exagérer et en est-il de la contagion par le médecin ce qui en est de la contagion dans les maternités. J'arriverai à ce sujet dans le paragraphe spécialement consacré à la thérapeutique.

H. *Contagion médiate.*—Le mot est impropre (je ne l'ignore pas) mais il signifie, pour moi, l'ensemble des conditions de milieu, qui, je l'ai déjà dit, se rapportent aux objets, impossibles à déterminer d'une façon complète qui peuvent servir de véhicule aux germes. Je n'ai accepté ce terme, *médiate,* j'aurais tout aussi bien pu dire contagion par l'air et les objets indéterminés, que parce qu'il caractérise le mode insaisissable de beaucoup de cas de transmission, et cette considération s'applique tout aussi bien à n'importe quelle maladie contagieuse.

Je n'envisagerai dans ce paragraphe, que l'étude des conditions morbigènes, étrangères à l'infection puerpérale *proprement dite,* qui, elle, est toujours le fait d'une contamination plus ou moins directe, de malade à malade ou de toute autre façon, dans des mesures limitées cependant, tandis que ces conditions dont je veux parler existent souvent pour toutes les accouchées, elles sont en quelque sorte plus générales, et on peut dire que réellement *la contagion est dans l'air*. Un exemple fera mieux sentir mon idée : le voisinage d'un service de chirurgie, d'un amphithéâtre, l'existence d'une épidémie septique quelconque, érysipèle, lymphangite chirurgicale, telles sont les nouvelles circonstances que je vais envisager.

Ces causes sont réelles, je me propose de leur consacrer une étude assez longue, mais elles ne sont comparativement que peu de chose à côté de l'infection *directe*. « Le mécanisme le plus fréquent de la contagion, mises à part les conditions de milieu que je ne songe pas à nier, me disait M. le Dr Siredey, c'est le doigt de l'accoucheur ou de l'élève. »

Je consigne cet avis auquel je me suis rangé volontiers et je passe aux autres conditions pathogéniques de l'infection.

La première est le voisinage des services de chirurgie et les conséquences fatales qui s'ensuivent pour les services d'accouchements établis dans leur voisinage.

La deuxième est l'existence d'une épidémie caractérisée par des affections dont la nature sans être bien élucidée est généralement considérée comme ayant des affinités nombreuses avec la septicémie. Je n'ai point la prétention de les nommer toutes, mais il en est un certain nombre sur lesquelles l'opinion est généralement faite. Je citerai d'abord l'érysipèle, les lymphangites des plaies, les complications diphthéritiques, les efflorescences cutanées septiques, telles que l'ecthyma, etc.

Je ne veux pas faire leur histoire à part. Telles qu'elles

ont été étudiées cliniquement, ces complications ont été rangées parmi les manifestations extérieures de telle ou telle forme de septicémie. Il serait difficile d'être édifié dès maintenant à leur sujet et de pouvoir avancer qu'elles sont susceptibles de transmission d'un sujet à un autre. La raison en est bien simple. Ces affections ne se montrent qu'au milieu d'un état épidémique dans lequel la priorité et l'importance appartiennent à la maladie causale, la *septicémie*, tandis qu'on n'accorde qu'une attention secondaire à un quelconque de ses produits.

Je m'attacherai donc à établir simplement les relations de l'une d'entre elles, la mieux connue, l'érysipèle. Je rappellerai auparavant que Vesou, en 1864, attribuait la mortalité des accouchées de l'Hôtel-Dieu à ce que les salles d'accouchements se trouvaient situées au-dessus des services de la chirurgie. Il me faudrait citer un nombre considérable de noms pour renforcer cette thèse dont l'application est simple après les faits que j'ai apportés à l'appui d'une application rationnelle. Peu, Moreau, Hill, Duncan se sont surtout efforcés de démontrer que le danger provenait des érysipèles souvent endémiques dans le service de chirurgie; il y a plus, bien évidemment, car l'érysipèle n'est qu'une forme souvent très atténuée de la septicité.

Tout le monde reconnaîtra cependant que tous les érysipèles ne sont pas de même nature. Beaucoup se terminent par la guérison, quelques-uns sont d'une extrême malignité. Les uns sont phlegmoneux et s'accompagnent de désordres locaux énormes. D'autres sont surtout remarquables par l'intensité des phénomènes généraux, du côté du système nerveux principalement.

Il faudrait, pour donner une créance absolue à l'influence de l'érysipèle sur les accidents puerpéraux, avoir une notion exacte de l'agent morbigène de cette affection.

J'ai eu occasion d'observer trois cas d'érysipèle dans mon service de l'Hôtel-Dieu au commencement de cette année. Deux ont été bénins et comme il y avait absence de phlyctènes, je n'ai pas pu me livrer à l'examen de la sérosité.

Le troisième est un cas remarquable. Un homme de quarante ans est affecté d'un érysipèle facial qui évolue à peu près normalement. J'examine le liquide de larges phlyctènes qui occupaient une grande partie de la surface malade. J'y découvre par la culture de superbes chaînettes de micrococcus identiques à ceux que j'ai trouvés dans la fièvre puerpérale. Or cet homme a eu à la suite de son érysipèle seize abcès qui se sont formés dans l'épaisseur du derme successivement durant une période de trois semaines environ. Les abcès, véritables foyers de microbes (je les ai rencontrés à l'examen chaque fois qu'une collection purulente était ouverte), ont occupé uniquement la surface cutanée couverte auparavant par l'érysipèle, et chaque fois que l'abcès se fermait il y avait, malgré sa situation profonde, une nappe de lymphangite œdémateuse à bourrelet saillant au-dessus du point en voie de suppuration.

J'avais cultivé le sang de cet homme au moment de la période d'état de sa maladie et le résultat avait été nul. Au moment ou ses abcès, dont deux assez volumineux, étaient en pleine suppuration et où le pus baignait la surface de l'incision, la fièvre disparue a repris violemment ; il a eu trois ou quatre petits frissons, avec phénomènes de catarrhe gastro-intestinal. Pensant qu'il se ferait un peu de résorption, j'ai puisé du sang au niveau de l'épaule du malade et la culture m'a donné cette fois l'organisme corpusculeux du pus en abondance.

Trois jours après, le malade était repris d'un nouvel érysipèle sur les points occupés par l'ancien.

D'autres observateurs ont trouvé le micrococcus en chapelets dans les mêmes conditions. Je ne saurais néanmoins en tirer une démonstration absolue de l'identité de l'érysipèle et de la fièvre puerpérale, quoique la question ait été jugée ainsi autrefois. Mais ce que je me crois autorisé à conclure de ce fait et d'autres semblables, c'est que certains érysipèles, surtout ceux qui évoluent dans les services de chirurgie sous une influence septique, ne sont que des lésions extérieures de la septicémie locale (de la plaie) ou générale avec tendance à s'étendre suivant les réseaux lymphatiques superficiels. Leur cause est la présence d'un organisme reconnu pour septique, j'ai dit déjà dans quelle mesure, et cet organisme est susceptible de produire des désordres expérimentaux par l'inoculation, j'en ai la preuve.

On peut donc voir que pour moi j'attache plus d'importance à la cause elle-même qu'à la manifestation de la cause, et je ne fais que me répéter en disant à nouveau que le germe morbide est tout dans la maladie, la localisation étant un phénomène fortuit souvent et d'un ordre secondaire.

Quant aux assertions tirées de l'observation clinique, elles pullulent. J'ai déjà cité quelques noms, j'y ajouterai ceux de Danyau, Moreau, Trousseau, Dubois, Siredey, etc., ou pour mieux faire je vais indiquer quelques travaux les plus importants parmi les centaines qui existent à ce sujet.

Cas de Wells (in British med. Journ., 1876). — Thèse de Pihan-Dufailly sur une épidémie observée à l'hôpital Saint-Louis. —Athill (in Obst. Journ. of Great Brit.,1877). —Boardman (Boston med. and surg. Journ., 1876). — John Crocher (ibid., 1877). — Hecker (*voir bibliographie*). — Botrel (Archiv. génér. de méd., t. VII et VIII, 4ᵉ série 1845). — Rapport des Dᵣˢ Hall et Dexter sur la fièvre érysipélateuse de Vermont et New Hampshire dans ses relations avec la fièvre puerpérale (1844). Il y eut 30 cas d'infection, chez les accouchées et 29 morts. A Bath, il y eut en même temps 40 décès par érysipèle malin et 20 par puerpérisme. Holmes : Connexions et succession de l'érysipèle et de la fièvre puerpérale (1843). — Epidémie maligne de Philadelphie en mars et avril 1843. — Epidémie de fièvre puerpérale propagée par un érysipèle gangréneux. Robert Storrs (Lancette, janvier 1843). — Epidémie de Cincinatti avec prédominance de décès dans la race noire sur la race blanche. Dans le rapport statistique des Etats-Unis pour l'année 1870, il est consigné que la mortalité par érysipèle fut de 3,162 et par fièvre puerpérale de 1,828. — En 1872 et 1873, l'érysipèle malin et le puerpérisme infectieux sévirent en même temps à Cincinatti et dans tout l'Ohio, il y eut 122 morts par fièvre puerpérale et 68 par érysipèle. Thomas Minor, qui rapporte ces faits (in Am. Journ. of. méd. sciences de 1875) dans un mémoire excellent et fort complet sur la question, nous apprend que ces sortes d'épidémies sont fréquentes en Amérique et remarquablement meurtrières.

Braxton Hicks (Transact., vol. XII, 1870) n'émet pas le moindre doute sur l'affinité des deux sortes d'infection, qui en Europe peuvent ne point se montrer avec un caractère très frappant de contagiosité et de similitude symptomatique, mais qui ailleurs revêtent un caractère épidémique intense (on sait combien les affections lymphangitiques cutanées sont fréquentes en Amérique) et tel qu'on peut suivre du doigt la marche parallèle ou l'alternance des deux zymoses.

Je résume en quelques lignes ce qu'on peut conclure de faits aussi nombreux et aussi bien observés.

Tantôt c'est la coexistence de la fièvre puerpérale et de l'érysipèle dans un service d'accouchements. Tantôt c'est une épidémie propagée dans une maternité par une femme atteinte d'érysipèle comme M. Siredey en a publié un exemple remarquable, et comme cela est consigné dans les thèses de Quinquaud, de Viollet et surtout dans celle de Lorain (1855).

Tantôt c'est l'alternance qui règne entre les accidents puerpéraux de l'érysipèle.

D'autres fois c'est sur un pays entier que s'étend l'épidémie d'érysipèles, de lymphangites malignes, d'affections phlegmoneuses diffuses aussi bien chez les hommes que chez les femmes, et coïncidemment l'infection chez les accouchées et les nouveau-nés.

Voici encore un exemple intéressant à ce sujet.

En 1875, le Dr Baird fut appelé en Angleterre par un ami qui, d'ordinaire, très heureux dans ses accouchements était pour lors aux prises avec une épidémie tenace qui sévissait uniquement dans sa clientèle. Cet ami, craignant d'être lui-même le véhicule du poison puerpérique, pria Baird de le remplacer. Il venait d'observer, dans les trois dernière années, 50 cas d'infection, dont 12 morts. Un médecin du voisinage dut encore renoncer à la pratique pour une cause identique; il avait perdu 13 femmes. Un jeune assistant, qui le suivait d'ordinaire et avait pris sa place temporairement, perdit aussi 4 femmes, et le propre frère de ce médecin, accoucheur lui-même, avait eu 2 ou 3 décès. Dans une ville très voisine, il y avait eu 20 cas de mort par infection puerpérale.

Or, il régnait pendant cette épidémie des affections malignes en grand nombre ; l'*érysipèle* sévissait avec une grande intensité et frappait beaucoup de gens dont un grand nombre mouraient.

L'épidémie cessa à partir de 1875, et depuis on n'a rien observé de semblable dans ce district.

En France, ce n'est pas la coutume d'observer des faits semblables, et je n'ai pas à en chercher la raison. Néanmoins, il est intéressant de faire ressortir le fait de la fréquence des fièvres éruptives et des maladies zymotiques à manifestation cutanée, bien plus grande en Angleterre que dans notre pays, ce qui explique en même temps la prédominance de la forme épidémique observée même en pleine province.

J'ai déjà dit un mot de l'*ecthyma*, et je n'ai eu qu'une observation à citer : je n'en tirerai donc pas de conclusion spéciale.

J'aurai à m'occuper maintenant de l'influence de ceraines autres maladies infectieuses sur la production des épidémies puerpériques. La scarlatine, le typhus abdominal, la rougeole, la variole seraient, d'après beaucoup d'auteurs, dans ce cas.

Cette question est fort complexe ; il y a du pour et du contre ; l'entente me paraît cependant possible, les maladies que je viens de nommer se rencontrant parfois dans les services d'accouchées, à telles enseignes qu'une autopsie insuffisante pourrait donner le change. M. Siredey a cité un cas intéressant de ce genre dans son mémoire. Je rapporte moi-même un exemple analogue à propos d'une épidémie de l'hôpital Cochin. Il s'agissait, dans ces deux cas, de la fièvre typhoïde. Mais les fièvres éruptives peuvent, ce me semble, difficilement tromper ; elles évoluent avec leurs signes particuliers.

La scarlatine se distingue aussi par ses symptômes propres, mais une difficulté surgit ici. J'ai déjà parlé de la possibilité de l'*extériorisation* (qu'on me permette le mot) de l'infection septique, de ses déterminations cutanées, que j'ai fait rentrer dans les métastases lymphatiques au même titre que les métastases pleurales ou articulaires, et dans ces manifestations éruptives, j'ai signalé les dermites, les lymphangites bâtardes, les érythèmes multiformes que l'on rencontre dans nombre de maladies infectantes, les miliaires, liées ou non à des crises sudorales, les éruptions ecthymateuses ou furonculeuses, enfin les plaques scarlatiniformes ou *scarlatinoïdes*. Dans ces limites, je me crois autorisé à soutenir mon opinion, qui n'est que la répétition de celle de M. le professeur Depaul et de M. de Verneuil, soutenue dans la thèse d'un de ses élèves, M. Tremblez, d'Hébra, Bex, etc.

J'ai eu occasion d'observer, l'année dernière, trois de ces cas de scarlatinoïde. L'irrégularité des phénomènes généraux et de l'éruption même ne pouvaient laisser le moindre doute sur leur origine, bien différente de la scarlatine vraie. Chez l'une, l'éruption réapparut cinq fois (l'observation a été publiée dans le journal de M. Lucas-Championnière), semblable à ces érysipèles à répétition ou à ces érythèmes rebelles qui disparaissent et réapparaissent indéfiniment pour ainsi dire, tant il est juste de croire que la cause locale persiste longtemps sous la forme atténuée qu'elle revêt.

Chez les deux autres, ce furent de larges plaques d'érythème diffus, en nappes ou en réseaux, parfois avec un gonflement réel de la peau et de la douleur, sans fièvre presque; c'était bien la forme la plus bénigne. Les trois femmes étaient malades; les désordres pelviens étaient aussi nets que possible, et chez la première il y eut une tendance assez évidente à l'alternance entre l'effort cutané et la localisation génito-péritonéale. Olshausen a bien établi que souvent on a confondu sous le nom de scarlatinoïde ou de scarlatine puerpérale des affections très diverses, telles que l'eczéma rubrum aigu, l'urticaire, des lymphangites, l'érysipèle même, et surtout une forme spéciale de détermination cutanée, sorte d'apoplexie capillaire diffuse de la peau bien étudiée par Kiwish, ou encore des infarctus cutanés ayant leur origine, comme l'apoplexie diffuse, dans la présence d'éléments septiques au sein des réseaux lymphatiques du derme ou dans les capillaires sanguinicules. M. Guéniot, dans sa thèse (1862), penche très nettement vers l'idée d'un rapport intime de cause à effet entre la fièvre puerpérale et la scarlatinoïde, qu'il a fort bien étudiée cliniquement.

Mais pour ce qui est des scarlatines vraies, d'après Martin et Olshausen, elles sont toujours des maladies identiques avec la zymôse scarlatineuse franche, et il n'y a pas lieu d'en faire l'objet d'une considération spéciale. M. Colson en a relaté deux beaux cas observés à Cochin en 1877. Le plus souvent d'ailleurs la contagion est prise sur le fait et la scarlatine apparaissant chez une accouchée a sa cause dans le contact médiat ou immédiat avec une autre malade atteinte de la même maladie. La difficulté est pour les cas insidieux dans lesquels l'éruption est tellement intense et tellement généralisée, que vraiment, n'étaient les irrégularités de la marche et des autres symptômes, on en ferait volontiers des scarlatines vraies. Ainsi faisant, on arriverait facilement dès lors à identifier la fièvre éruptive avec la fièvre puerpérale.

Le plus souvent, en effet, les lésions locales ou générales de la septicémie coïncident avec la scarlatinoïde, et parfois même il y a alternance des manifestations cutanées et des manifestations localisées à la région pelvienne.

C'est bien cette difficulté qui a, surtout en Angleterre, suscité une opinion que beaucoup de gens pensent fausse ou au moins très exagérée, c'est que la fièvre puerpérale n'est qu'une forme de la scarlatine.

Je ne m'arrêterai pas à discuter cette théorie, quoique les matériaux abondent. Je noterai cependant qu'elle a trouvé beaucoup de contradicteurs, Atthill, Minor, Martin, Olshausen entre autres. Il me paraît indispensable d'être édifié sur la nature de la scarlatine pour juger de sa participation aux épidémies de puerpérisme infectieux. Je resterai donc dans une réserve absolue à cet égard.

Je n'ai que peu de chose à dire de la contagion des *nouveau-nés* ou plutôt je juge inutile de ne pas m'étendre sans preuves nouvelles suffisamment nombreuses sur ce côté de a question.

M. Pasteur a pu constater la présence du germe morbide de l'enfant dans un cas, je l'ai observé dans un autre cas. C'était bien l'organisme septique en chapelet et je ne doute pas un instant que les faits établis cliniquement par Lorain, Danyau, Hervieux, Depaul, Hecker, etc., etc., ne soient absolument vrais. et je suis persuadé que la septicémie de l'enfant est identique à la septicémie de la mère, mais j'attendrai, pour développer cette conclusion qui me pa-

raît désormais acceptable et pour en étudier tous les éléments, d'avoir rassemblé des faits expérimentaux du même
ordre que ceux que j'ai mis en avant pour établir la pathogénie de la maladie chez la femme en couches. La question est d'un haut intérêt pratique et mérite qu'on lui con-
sacre des recherches spéciales.

L'an dernier, je me suis livré à des études statistiques
qui jusqu'ici m'ont démontré une nécessité de la plus
grande importance : c'est la séquestration absolue de l'enfant, dès que la mère est soupçonnée atteinte d'infection.

Pendant la deuxième partie de mon internat dans le service de M. Lucas-Championnière, je me suis inquiété de
savoir quelle était la proportion de la mortalité des enfants
ayant séjourné un temps plus ou moins long, près de leur
mère malade et ayant continué à être allaités par elle ; elle
est notablement supérieure chez ceux-ci à ce qu'elle est
chez les autres.

Il est bien évident que la question présente des difficultés sérieuses dans l'application de la prophylaxie. Le lait
de la mère est supérieur incontestablement à toute autre
espèce d'allaitement, et néamoins quelle anxiété, quelles
hésitations ne doivent pas éprouver les médecins en présence de l'indication formelle de soustraire le nouveau-né
à un contact impur, dès qu'on a observé chez l'accouchée
les frissons de la fièvre avec les signes qui annoncent un
commencement d'infection, si légers soient-ils !

Les ophthalmies, l'ictère, la diarrhée, les vomissements
bien plus fréquents dans ces conditions, sont souvent, j'en
ai la presque certitude, les manifestations d'une contamination lente, mais réelle de l'enfant.

Je ne me hasarderai pas à risquer des chiffres, trop peu
nombreux encore, mais je puis déjà affirmer que la séques-

tration précoce donne les meilleurs résultats, à condition que l'allaitement du nouveau-né soit fait artificiellement dans les meilleuress conditions désirables.

Le seul inconvénient réel pour la mère, c'est la turgescence des mamelles, à laquelle on peut remédier par le dégorgement au moyen des appareils usités en pareil cas.

Je passe donc rapidement sur ce chapitre si important, me promettant de revenir plus tard sur la question de l'infection puerpérale de l'enfant et des moyens de la prévenir, dans un travail spécial.

Les conditions générales qui favorisent la contagion tirées de l'état physiologique, pathologique et psychique même du sujet, sont d'une extrême importance. Elles sont bien résumées dans tous les livres spéciaux et particulièrement dans le travail de M. Lefort sur les maternités. Je sortirais de mon sujet en développant cette partie de la question, puisque je me suis imposé uniquement la tâche de l'étude des conditions mécaniques matérielles de la pathogénie de l'infection puerpérale.

Il est aussi certaines circonstances qui favorisent la résistance à la contagion et, en dehors d'elles, il existe des individus jouissant d'une puissance réfractaire réelle.

John Parry rapporte un fait assez remarquable de résistance à la contagion, à l'appui de ses doutes. Je le mentionne en faisant observer que loin de discréditer la doctrine de la transmissibilité, il démontre tout au plus que pour la fièvre puerpérale comme pour d'autres affections transmissibles, il y a des espèces prédisposées et des espèces réfractaires. Je n'en veux d'autre preuve que la résistance absolue du mouton de Kabylie à la bactéridie charbonneuse, et celle du surmulot au bacillus septique, tandis que le mouton d'Europe et la souris commune sont rapidement tués par ces organismes.

Voici le fait de S. John Parry. De janvier 1870 à juin 1871, les quatre accoucheurs de Philadelphia Hospital, constamment en contact avec les accouchées malades, toutes atteintes gravement d'ailleurs (phénomènes nerveux intenses et suppuratifs rapides, avec eschares vulvaires etc.), vaquèrent comme d'habitude au soin de leurs accouchées de la ville sans avoir vu apparaître le moindre accident parmi celles-ci.

Et cependant, ajoute l'auteur, l'épidémie apparut par la suite dans la cité; mais comme son apparition *fut plus tardive*, certainement elle ne venait pas de l'hôpital mais elle se développa spontanément (*sic*).

Il suffit de rapprocher ces deux assertions pour juger à quel point la dernière est peu autorisée ; je passe.

Durant la même période, les mêmes accoucheurs, soignaient les blanches et les négresses, logées les unes et les autres dans le même corps de bâtiment, celles-ci au premier étage, celles-là au troisième. Les communications ne pouvaient avoir lieu que par le service médical. Il est néanmoins constant que *la fièvre n'apparut jamais chez les négresses*, même alors que l'on eut transporté quelques blanches malades dans leurs pavillons, et que la fièvre disparut temporairement de l'hôpital.

Bien certainement il existe des observations. J'en pourrais citer qui sont en désaccord avec celle de Parry. Néanmoins celle-ci n'en conserve pas moins sa valeur. Dans l'épidémie de Philadelphie, les négresses restèrent réfractaires, dans d'autres épidémies elles furent décimées tandis que les blanches résistèrent beaucoup mieux. Or Parry a soin de faire remarquer que la maladie sévissait avec une physionomie assez particulière, à son avis du moins car il n'a fourni qu'un résumé qui ne saurait avoir la valeur d'observations détaillées. Les caractères dominants étaient la rapidité d'évolution, l'intensité des phénomènes nerveux et la présence d'un épais dépôt grisâtre, diphthéritique sur la muqueuse des voies génitales.

Sans rien trancher on peut bien supposer que le germe ou un des germes vivants de la maladie trouvait chez les femmes de couleur un terrain défavorable à son développement, tandis que dans les faits différents, le germe pouvait fort bien être également ou inversement nuisible pour les négresses et les blanches. Je me garderai bien d'ailleurs de hasarder une explication sérieuse de cette seule observation, mais je n'ai pas voulu passer outre sans indiquer qu'il n'y a rien là en opposition avec la doctrine de la transmissibilité des contages; qu'il ne saurait y avoir tout au plus, si le fait se confirmait plus tard, qu'une preuve de la résistance de certaines espèces, je devrais dire races, en tout conforme avec ce qui a été déjà observé chez dès animaux de la même famille.

A ce propos, je veux insister encore sur l'indemnité remarquable de certains individus vis-à-vis de tel ou tel contage. Personne ne songe à la contredire en fait, pas plus qu'on ne peut nier que certains autres individus sont d'une susceptibilité extrême à toute sorte de contagion. On a créé des mots pour caractériser les différentes conditions qui font qu'un sujet est accessible ou non accessible à la maladie : la *réceptivité*, la *non-réceptivité*, l'*opportunité morbide*, l'*idiosyncrasie*, le *sujet réfractaire*, etc....., sont des termes dont se paie la science impuissante jusqu'à ce jour à éclaircir les mystères de la pathogénie générale. L'explication est encore à trouver, mais on ne doit pas ignorer que plus d'un pas a été fait dans cette voie par la pathologie expérimentale.

On sait que toutes les chances de succès des opérations de laboratoire reposent sur le choix d'un animal réactif : ainsi la septicémie, qui agit si rapidement inoculée au lapin, au cobaye, aux grands herbivores, rencontre des espèces réfractaires à des degrés divers, telles que le chien, le mulot, le chat : l'homme lui résiste jusqu'à un certain point ; il peut même en triompher.

Le chien et la poule sont refractaires au charbon ; j'ai déjà dit que le mouton d'Afrique selon M. Chauveau est dans le même cas. Mais il est telles conditions dans lesquelles cette résistance cesse d'exister. Le chien nourri exclusivement de végétaux prend assez facilement la bactéridie ; la poule refroidie à la température normale de l'homme est admirablement inoculable et meurt rapidement. Quant au mouton d'Afrique, l'assertion de M. Chauveau, inattaquable dans le fait, trouvera probablement son explication un jour. Affaire de race, affaire d'inoculation primitive dans l'origine, c'est-à-dire dans les ascendants des animaux refractaires : voilà bien des inconnues à débrouiller.

La vaccination préserve de la variole dans certaines limites ; la syphilis diminue ses ravages, elle semble décroître d'intensité ; certaines affections réputées contagieuses à l'excès ont disparu, d'autres se raréfient ou s'atténuent et sur le terrain où se sont épuisés nombre de contages, semblent germer de nouvelles maladies contagieuses.

Les causes de la résistance, obscures autant que les conditions de la vie chimique et physiologique intime des tissus, ont parfois leur source dans la thérapeutique. Le sulfate de quinine, le mercure, les antiseptiques changent assurément l'état des tissus et des organes ; ils modifient leur réaction vis-à-vis des germes morbides dont ils arrêtent ou modèrent l'action. Je disais tout à l'heure que le chien résiste bien à la septicémie. Qui ne connaît cette maladie qui atteint la race canine au moment du sevrage, c'est-à-dire au moment où le jeune chien essaie de l'alimentation animale qu'il puise tout entière d'ailleurs dans des débris de toute sorte souvent à demi-putréfiés ? Il semble qu'il essaie la résistance de ses tissus contre la septicémie et souvent cette lutte qu'il soutient dans des conditions défavorables, à une époque où ses muqueuses peu aguerries protègent mal le milieu intérieur, se termine à son désavantage. L'alimentation animale lorsqu'elle est écartée ou retardée à un âge plus avancé a un effet beaucoup moins funeste ; en tout cas lorsque l'animal sort vainqueur de cette épreuve dangereuse, il jouit d'une indemnité merveilleuse à tout accident morbide du même ordre.

Le rôle du milieu intestinal, par rapport à la septicémie est bien connu, il doit être souvent d'une extrême importance ; j'ai cité ailleurs le remarquable travail de M. Humbert sur ce sujet où quelques faits de ce genre sont mis en évidence parfaite. M. Pasteur a nettement établi que l'épidémie des vers à soie s'élaborait dans l'intestin et que les microbes infiltraient d'abord la muqueuse digestive pour gagner ensuite la profondeur des tissus et des organes. Il suffit de quelques heures pour que, après la mort, les vibrions septiques de l'intestin du cheval aient pénétré dans la circulation générale. Au bout de vingt heures on le rencontre dans la veine cave.

Epidémie. — Encombrement.

Je laisse à propos de la définition de ce mot toute discussion de côté. Il importe peu qu'Hippocrate ou ses commentateurs, amis de la tradition historique, lui attribuent une signification en rapport avec la *constitution médicale*, que des auteurs modernes plus prudents s'abstiennent de la définir, que d'autres moins discrets ou plus hardis bravent les traditions et montrent une tendance accusée à rapprocher l'épidémie de la contagion par les liens d'une étroite affinité. Je tiens seulement à fixer le sens que l'on s'accorde à lui donner dans le cadre restreint de la fièvre puerpérale, toute querelle grammaticale ou historique écartée.

Le mot d'épidémie, appliqué à la fièvre puerpérale, éveille aussitôt l'idée de l'apparition simultanée ou rapidement successive de la maladie, sur un grand nombre de nouvelles accouchées occupant un milieu *limité*, comme une salle d'hôpital, une maternité ou un espace plus étendu comme un quartier, une ville, une région. Les trois termes importants de la définition comportent donc la triple notion : 1° de nombre, 2° de simultanéité ou de succession interrompue, 3° de milieu plus ou moins limité; en trois mots: *nombre, temps, lieu.*

D'après la façon dont je me suis efforcé de faire comprendre la contagion et d'après les données successives qui m'ont conduit de la notion de la cause à l'étude de ses qualités spéciales et à son mode de transmission, il est bien entendu que l'épidémie n'est que le phénomène résultant d'une propagation plus large de la contagion, d'une multiplicité plus ou moins grande des faits de transmission, la cause et le mécanisme restant tels que je les ai étudiés précédemment.

Ceci posé, quelles sont les circonstances dominantes et nécessaires de l'épidémie?

Ce sont sans contredit l'existence d'un foyer générateur du germe épidémique et en deuxième lieu la diffusion de ce germe. Une circonstance unique semble tout résumer pour les anciens comme pour les modernes: c'est l'*encombrement.* Effectivement ce mot résume non l'idée de la cause réelle, mais l'ensemble des conditions qui lui donnent une intensité en rapport avec ce que nous savons de l'épidémie. En d'autres termes l'encombrement n'est que l'accumulation dans un milieu donné des germes morbides en quantité énorme; partant il est un générateur puissant de l'infection. Dans la pathogénie générale, l'encombrement a joué de tout temps un rôle prépondérant: la peste, le typhus des camps, etc., aussi bien que la fièvre puerpérale semblaient uniquement dus à l'accumulation des individus, de même que les épidémies de bestiaux paraissaient relever d'une cause identique.

Il en est de ce fait comme de celui de la contagion, de l'influence de l'air, du milieu. La démonstration précise de l'élément étiologique intime manquait. Ce que j'ai déjà dit dans les chapitres précédents me dispense de m'expliquer plus longuement sur ce qu'il faut, à mon avis, entendre par l'*encombrement*. En résumé, l'*encombrement* crée l'*épidémie*, parce que : 1° il multiplie les germes morbides; 2° il multiplie les contacts ; 3° il s'oppose à l'aération suffisante, à l'oxygénation du milieu, et j'ai déjà dit de quelle importance est l'abondance de l'oxygène au point de vue des germes septiques; 4° parce que les conditions générales propres à l'agglomération elle-même influent sur la résistance des femmes en portant atteinte au fonctionnement physiologique normal.

Il resterait à étudier les physionomies diverses des épidémies ou plutôt les processus morbides qui paraissent spéciaux à certaines d'entre elles.

La forme diphthérique de la plaie, la septicémie rapide, la suppuration des séreuses, les désordres plus localisés dans le système sanguin, etc. Je ne suis pas en mesure de spécialiser ce qu'ont de particulier ces différentes manières d'être de la maladie, mais je pense qu'on peut arriver à une solution satisfaisante de la question par des recherches du genre de celles qui servent de base à ce travail pour les cas où il semble y avoir prédominance de telle ou telle localisation, de tel ou tel processus, je n'y insisterai pas; je crois, d'autre part, que la forme diphtérique qui est propre à la plaie vaginale a sa raison d'être dans la présence de microbes vulgaires, dont l'abondance extrême dans le milieu expliquerait l'action énergique à la surface des tissus lésés, et la formation de ces sortes de dépôts grisâtres, véritables eschares dont j'ai pu, chaque fois que j'ai eu l'occasion, constater la nature vraie, j'en ai parlé déjà à propos de l'étude de la plaie. Quant à la formation de pseudo-membranes diphthériques vraies, je ne l'ai jamais rencontrée.

La septicémie foudroyante, j'ai tout lieu de le croire, est le fait de quelques cas isolés d'origine septique singulièrement maligne et pouvant être comparés sinon assimilés aux deux que j'ai rapportés. Elle doit encore se produire dans les épidémies très graves lorsque les germes septiques les plus virulents sont arrivés à se développer.

Enfin quant à la manière dont naît l'épidémie tout le monde la connaît. C'est l'apparition d'accidents légers d'abord, poussées insidieuses qui annoncent la viciation progressive du milieu, tels que érysipèles, lymphangites, abcès du sein, ophthalmies, métro-péritonites, dont on se rend assez facilement maître, etc. M. Viollet et M. Quinquand dans leur travail que j'ai déjà cité ont bien décrit ce mode qui paraît spécial aux maternités.

Dans un autre mode c'est l'introduction dans le service d'accouchement d'une affection septique, érysipèle ou autre, c'est surtout l'arrivée d'une femme déjà empoisonnée par l'infection, comme on l'observe souvent dans les cas de dystocie grave, qui ont nécessité des opérations en ville, opérations souvent pratiquées sans le moindre souci de préservation de la femme. La parturiente reste en travail pendant deux, trois, quelquefois quatre jours et plus, les membranes sont rompues, le fœtus est putréfié, la putridité a déjà aux trois quarts envahi la malheureuse quand elle arrive à l'hôpital. J'ai vu plusieurs faits de ce genre durant mon externat à la Clinique. Je me souviens entre autres d'une pauvre femme qui, après avoir été torturée pendant plus de trois jours par différents praticiens et par la sage-femme, arriva dans un état désespéré. Lorsque M. Depaul fit l'extraction de la tête du fœtus, qui était horriblement décomposée, il s'écoula un flot de liquide putride èt des gaz en abondance, à tel point que la salle entière fut remplie d'une odeur fétide insupportable. La malade ne survécut que quelques heures, mais certainement elle remplissait toutes les conditions désirables pour créer une épidémie immédiate si on n'y avait pourvu.

Voici comment prit naissance une épidémie de fièvre puerpérale dans le service de la maternité de l'hôpital Cochin où, jusqu'au 23 mars, l'état sanitaire avait été excellent.

N° 46. — Une femme se présente pour accoucher. L'enfant est gros et le bassin est légèrement rétréci. La mère est en travail depuis 3 jours. Les membranes ont été rompues artificiellement depuis plus de 48 heures. De nombreuses tentatives d'extraction par le forceps ont été faites par plusieurs praticiens en ville. Au moment où elle arrive, le vagin donne issue à un liquide exhalant une odeur extrêmement putride. Température à 40°. Le travail s'effectue difficilement. L'enfant meurt pendant le travail.

Température à 41°. Etat général très altéré. Facies spécial. Pouls fréquent et petit. C'est alors que la femme est couchée au n° 46. Peu après surviennent des symptômes graves. Le ventre de la malade est douloureux. Péritonite aiguë. Succèdent les différentes phases de l'infection puerpérale, qui évolue en l'espace de 5 jours, durant lesquels la température s'est maintenue entre 40 et 41°. — Mort.

A l'autopsie on constate le développement d'une lymphangite et d'une péritonite. Il y a également de la phlébite ; on constate de plus ce qu'on n'avait que soupçonné pendant la vie : une rupture de l'utérus.

N° 45. — Le jour où cette femme était couchée au n° 46, une autre femme était en travail. C'est une multipare très vigoureuse. Accouchement régulier. On la place au n° 45 après la délivrance. On observe bientôt une fétidité particulière des caillots et des lochies. La malade, évidemment contaminée, présente 2 jours après de la métropéritonite Ces accidents puerpéraux s'accompagnent de phénomènes cérébraux graves, auxquels la femme résiste grâce à sa constitution robuste et à un traitement énergique.

N° 47. — Le 1ᵉʳ avril, une autre femme accouche. Accouchement régulier. Déchirure du périnée. On la couche au n° 47, c'est-à-dire au voisinage des lits qu'occupaient peu auparavant les deux malades dont je viens de parler. Le 3, l'infection s'annonce par des frissons, auxquels succèdent tous les symptômes de la péritonite. Lochies fétides. A ces symptômes alarmants succède une amélioration passagère. Le dimanche, 4 avril, recrudescence de la maladie. Sueurs abondantes, frissons, vomissements. La malade présente aussi des phénomènes métastatiques. Elle a de l'iridochoroïdite, des phlyctènes suppurées sous-épidermiques ; le membre inférieur droit est œdématié. L'infection s'est étendue jusqu'aux articulations ; le coude droit est très douloureux. Il y a des symptômes de phlébite. L'état général n'est guère plus satisfaisant. La coloration du visage indique une anémie profonde. — Mort. (On trouvera l'observation détaillée de ce cas au chapitre des observations.)

N° 43. — Au même moment était au n° 43 une femme qui avait eu un accouchement prématuré spontané. Le travail, accompagné d'hémorrhagies énormes, avait été suivi de nouvelles hémorrhagies. Les caillots expulsés du vagin sont fétides. La malade est prise de frissons, de dyspnée. En même temps apparaissent les symptômes de la péritonite. — Mort. (Voir également les observations.)

De ces 4 malades donc, 3 ont succombé, la première (n° 46) avec les traumatismes considérables que j'ai signalés, et la deuxième (n° 47) avec une infection caractérisée. Quant à la troisième (n° 43), c'était une femme extrêmement anémiée, qui aurait probablement sans cela résisté à l'infection, et, en tous cas, chez laquelle l'affection a évolué avec une grande lenteur, sans phénomènes phlegmasiques. Au moment où elle a été atteinte, le germe épidémique avait déjà cédé à l'influence des moyens prophylactiques. Tout s'est donc arrêté là. On n'ignore pas que dans des circonstances semblables, ce ne sont pas deux, trois femmes qui meurent, mais un nombre malheureusement bien plus considérable. En outre, la constitution médicale générale était des plus mauvaises, et la statistique était chargée de décès par maladies contagieuses de toute nature.

A ce propos, je dois rapporter le fait suivant, très intéressant au point de vue de l'étude étiologique :

Tandis que je m'occupais des recherches que j'ai consignées déjà ayant trait à l'action des germes infectieux chez les malades précédentes, une cinquième femme mourait dans des conditions qui, sans un examen attentif, eussent pu passer pour identiques. Cette femme était accouchée le 14 mars. Peu après elle éprouva quelques symptômes généraux, qui furent rapportés à une obstruction intestinale passagère. Néanmoins on la fit monter à l'infirmerie, où elle occupa le lit n° 42 pendant quelques jours. On la fit redescendre ensuite dans les salles. Elle fut prise alors de phénomènes typhiques, si bien que la première idée fut que cette femme, qui avait passé un ou deux jours à peine dans le voisinage des malades infectées, avait été elle-même contaminée pendant ce court séjour. Cependant la forme de la fièvre continue, sans rémission, laissait place à un autre diagnostic, qui fut justifié d'ailleurs par l'autopsie. Les organes génitaux, le péritoine, le système lymphatique et sanguin étaient indemnes, tandis qu'on constata nettement les lésions typiques de la fièvre typhoïde. Mais le plus intéressant était ceci : j'avais cultivé le sang des deux dernières femmes qui moururent (n°ˢ 47 et 43). Je cultivai également celui du n° 48, et tandis que les cultures se rapportant aux malades qui succombèrent à l'infection me démontrèrent l'existence du germe spécial, celle du sang de la malade atteinte de fièvre typhoïde me donna un germe tout différent et que je n'ai jamais rencontré dans la septicémie. J'aurai plus tard l'occasion de revenir sur cette observation. Le résultat de mes recherches fut donc nettement explicite à tous égards et me démontra la valeur incontestable de l'expérimentation.

Je reviens aux différentes manières dont l'épidémie est créée. Ce qui précède est spécial à l'hôpital, mais dans la ville ou à la campagne, les relations diverses que j'ai rapportées l'établissent bien, il n'y a que deux modes possibles : la transmission directe, telle que je l'ai étudiée, par l'accoucheur, la sage-femme ou une toute autre cause, et un mode plus général comme celui qui ressort de l'étude des épidémies en Amérique et certaines fois en Angleterre, très probablement aussi en France dans les années fécondes en maladies infectieuses, l'infection par l'air, que j'ai à peine envisagée pour les milieux limités et dont je vais maintenant étendre l'étude à un grand milieu, en essayant de déterminer le mécanisme de la contagion à ce nouveau point de vue.

II.

CONTAGION PAR UNE VOIE AUTRE QUE LA PLAIE.

Cette partie du sujet comporte l'étude de certains cas
d'infection survenant véritablement en dehors de la contamination de la plaie chez des femmes avant le travail
même, et, dans certaines mesures, atteignant des individus qui ne sont nullement en état de puerpéralité.

Je professe le plus grand respect pour les faits observés
par des savants du plus grand mérite, tels que MM. Depaul, Tarnier, Hervieux, et il me semble injuste de rejeter
ces faits sans examiner si, dans les circonstances ordinaires de la pathologie générale, il ne se présente rien de semblable. Je crois qu'il est facile d'y trouver plus que des
analogies, des similitudes absolues.

Et d'abord envisageons les faits eux-mêmes. Il s'agit de
jeunes sages-femmes empoisonnées par le séjour au milieu
des malades pendant une période épidémique, de pleurésies purulentes contractées pendant la grossesse, de véritables infections purulentes, d'arthrites suppurées multiples (le rhumatisme puerpéral de Lorain), contractées dans
un milieu toxique. C'est encore la question de la contagion

des nouveau-nés qui revient avec les épidémies de péritonite et une mortalité énorme, sans plaie aucune, même en l'absence de phlébite ou de lymphangite ombilicale. Ce sont d'autres maladies infectieuses, l'ictère grave, entre autres, survenant durant la gestation ; ce sont encore, si l'on considère l'obstétrique vétérinaire, les péripneumonies contagieuses frappant simultanément les vaches et les veaux, ou les épidémies de septicémie chez les agneaux restant au contact de brebis atteintes épidémiquement d'infection puerpérale dans certains troupeaux (Hervieux, Hutchinson).

Tous ces faits sont vrais, et l'on peut ajouter, ils ne présentent rien qui ne soit d'accord avec ce que nous savons des maladies transmissibles. Le germe morbide existe incontestablement, la plaie n'est pas indispensable à son introduction dans l'organisme.

Voici d'abord les observations les mieux établies.

Je cite textuellement M. le professeur Depaul : « Pendant une épidémie de fièvre puerpérale à la Maternité, une élève sage-femme était chargée d'une nouvelle accouchée atteinte d'une métro-péritonite des plus graves ; un matin, cette élève en donnant à la malade les soins spéciaux que nécessitait sa situation *fut vivement impressionnée et comme suffoquée par les émanations qui s'échappèrent lorsqu'elle souleva la couverture du lit.* Le soir même un frisson intense se déclara, le ventre devint très douloureux, le pouls petit et fréquent ; il survint des vomissements verdâtres, de la diarrhée, enfin tous les symptômes d'une fièvre puerpérale des mieux caractérisées ; la mort arriva en quarante-huit heures. On rencontra à l'autopsie les altérations que présentait habituellement les cas de ce genre ; seulement le

tissu utérin n'était pas altéré. La jeune fille était vierge. »
(Union médicale 1855.)

M. Tarnier, qui cite ce passage dans sa thèse, regrette
que les rapports du début du mal avec l'époque menstruelle ne soit pas signalée. Assurément il y aurait un
intérêt réel à connaître ce point, mais le fait même de la
coïncidence des règles n'est pas indispensable.

M. Depaul se demande si la maladie n'est pas contagieuse même en dehors de l'état puerpéral et du temps des
règles. Certes, je ne doute pas un instant de la conviction
de mon savant maître, peu d'hommes ont eu, comme lui,
la courageuse loyauté de citer à la tribune académique les
déboires de la pratique personnelle et de livrer à une critique souvent malveillante l'appréciation des faits, tout en
lui signalant un danger.

J'oserai aller plus loin et je demanderai s'il existe une
autre maladie que la *septicémie* la plus maligne, capable
de foudroyer de la sorte et en quarante-huit heures ? Quelle
zymose, si infectieuse soit-elle, tue de cette façon ? Si l'on
en excepte le choléra, la peste, et certaines maladies dont
la malignité est restée traditionnelle, et si l'on considère
les conditions spéciales d'identité dans le développement
épidémique d'accidents puerpéraux aussi terribles, il ne me
paraît pas possible d'en méconnaître la nature.

Quand on songe à ce milieu infecté où l'on voit mourir
une femme sur quatre (octobre 1855) et trente-une sur
trente-deux, au mois de mai de la même année, époque où
la malignité de l'épidémie obligeait à faire le vide dans les
salles, où cinquante-neuf femmes périssent en moins d'un
mois, où la putréfaction envahit tout, où toute plaie
devient gangréneuse, où les émanations des malades sont
susceptibles de suffoquer par leur seule odeur, je demande

comment, dans une pareille atmosphère, les constitutions les plus fortes peuvent résister à de si effroyables influences. A plus forte raison l'organisme frêle d'une jeune fille, surtout au moment de la perturbation qu'entraîne l'époque menstruelle, la femme la mieux constituée même, le médecin, s'ils sont sous le coup d'un de ces troubles passagers si fréquents qui rompent l'équilibre physiologique aux changements de saison, période éminemment épidémique, seront impuissants à éviter l'atteinte de l'infection.

Je n'hésite pas à croire aux faits avancés par M. Hervieux, je doute encore moins des assertions de M. Tarnier.

Le premier de ces deux maîtres éminents a vu l'infection sévir sur des élèves sages-femmes; il ne craint par d'affirmer qu'il a été lui-même victime de la contagion. Barnes confirme le fait par sa propre expérience.

Dans sa thèse, M. Tarnier rapporte deux cas nouveaux du plus haut intérêt. Durant une épidémie deux élèves sont prises au moment de leurs règles, toutes deux ont les symptômes certains de la maladie : frissons, fièvre, péritonite, phénomènes nerveux graves. L'une meurt en sept jours et l'autopsie confirme le diagnostic, l'autre résiste après une longue maladie.

Assurément, ici, il ne faut pas songer à incriminer une plaie qui n'existe pas, ou tout au moins, même en faisant jouer à la surface utérine mise en état de réceptivité par la congestion menstruelle, aux liquides exhalés par la matrice le rôle de milieu favorable au développement du germe morbide, faut-il encore reconnaître que cette circonstance n'a pas toujours existé et, qu'en tout cas, elle s'éloigne singulièrement des conditions d'une plaie ordinaire.

M. Tarnier est bien près de croire à une action septique qui s'exerce sur les voies génitales, dans la fièvre puerpérale, mais, fidèle au principe de l'essentialité, il aime mieux s'en tenir à un mécanisme plus général de la contagion. C'est ici que l'induction lui inspire une opinion qui certes n'a rien d'incompatible avec les faits : « Il est plus probable, dit-il, que les poumons par leur étendue leur activité offrent des conditions plus faciles à l'absorption et que souvent, sinon toujours, c'est par eux qu'a lieu l'empoisonnement. »

Hormis les questions d'importance, de fréquence, cette doctrine est en harmonie avec l'observation ; je le répète. Dans la dernière discussion à l'Académie une place a été réservée à ces cas qui ne sont explicables que par l'intoxication interne, c'est-à-dire par la voie respiratoire ou intestinale. Quel autre mécanisme d'ailleurs pourrait être invoqué pour expliquer la contagion de la plupart des maladies épidémiques telles que la variole, la scarlatine, etc. ? Bien souvent il faut s'en tenir à cette hypothèse. La combattre serait nier le rôle de l'air, et le rôle de ce véhicule n'est certes pas à mettre en doute ; je pense l'avoir prouvé. Dans les conditions ordinaires, on le sait fort bien, le tissu vivant se défend. Comme la surface granuleuse et vivace d'une plaie, comme l'épithélium en mue constante de la peau, de l'intestin ou d'une muqueuse quelconque, l'épithélium pulmonaire résiste à l'accès des organismes contenus dans le courant d'air respiratoire ; le milieu oxygéné et surchauffé du poumon en détruit ou en paralyse un grand nombre, c'est un fait d'expérimentation ; l'intestin se protège d'une façon analogue. Tant que son vernis épithélial est intact, tant que l'effort, le mouvement vital se fait vers l'extérieur, tant que la chûte incessante des cellules entraîne dans le milieu intestinal les germes qui auraient tenté de pénétrer les éléments anatomiques, l'absorption septique est impossible. L'intégrité et la vitalité du tissu le protègent contre l'invasion des organismes.

Il est surabondamment démontré que les microbes pullulent au sein des matières de la digestion, à tel point qu'après la mort la défense naturelle des tissus ne s'opposant point à leur immigration dans l'organisme, il se répandent partout à profusion. J'ai dit ailleurs que seize heures après la mort on en rencontre dans la veine cave du cheval, mais il n'en est pas ainsi pour tous les animaux; l'homme non-plus n'est pas dans ce cas. Dans la plupart des autopsies on ne rencontre point de germes dans les liquides, à moins que la maladie qui a déterminé la mort ne fût de nature septique. Or si une cause quelconque détruit l'intégrité de la muqueuse, ou augmente la proportion des germes, soit d'une façon absolue par l'introduction directe de substances septiques par la voie digestive, soit d'une façon relative par arrêt du cours des matières fécales, les conditions de la lutte deviennent inégales et la septicémie se produit. Schweninger en 1866, Hemmer, Coze et Feltz en 1869, Meyer, Legros et bien d'autres ont par des expériences radicales mis le fait hors de doute. En 1873 M. Humbert, dans sa thèse de doctorat sur la septicémie intestinale, explique de cette façon les accidents qui surviennent dans la hernie étranglée, l'obstruction intestinale, la typhlite, etc. Il est vrai que la *stercorémie*, mot qui ne résout rien, semble suffire à la plupart des auteurs que je viens de citer, et lorsque Stich, cité par Griesinger, dit que l'organisme animal porte toujours dans le contenu de l'intestin (peut-être aussi dans celui de l'exhalation pulmonaire) les matériaux de l'intoxication putride, il n'a rien démontré.

Il faut toujours en revenir aux découvertes plus récentes,

aux beaux travaux de Pasteur, pour subsituer à une théorie vague un fait absolument précis.

Là ou les microbes septiques existent dans l'intestin, ils existent dans l'eau, ils existent enfin dans l'air, lorsque l'atmosphère est viciée par des centaines de foyers putrides (1).

Quoi d'étonnant alors que la contagion s'opère par le véhicule aérien ou par la voie intestinale ?

Pour ce qui est du poumon en particulier, ne voit-on pas chez les ouvriers vivant dans un milieu souillé de poussières inertes, végétales ou minérales, ces particules pénétrer le poumon et, à la faveur des congestions nées de l'irritation chronique que leur présence détermine, traverser l'épithélium, pénétrer le parenchyme et déterminer des lésions chroniques? L'anthracose pulmonaire n'a pas une autre origine. Pourquoi les organismes animés n'agiraient

---

(1) Ces microbes, quels sont-ils? Sont-ils tous septiques? Que doit-on entendre par septicémie? Voilà tout autant de questions auxquelles il serait difficile de répondre d'une manière absolue. A la vérité, Pasteur a, dans une circonstance, isolé un organisme qu'il a merveilleusement décrit et dont l'action est mortelle à coup sûr pour les petits et même pour certains animaux. Mais cet organisme n'est pas le seul, on en connaît au moins trois différents au laboratoire de l'école normale, et quand je dis connaître, cela signifie qu'ils ont été isolés, déterminés avec leurs principaux caractères.

Les Allemands, un grand nombre d'entr'eux du moins, adeptes des idées de Billroth, semblent ne voir partout que la septicémie. Tout organisme pénétrant l'économie par une plaie est septique ; le microbe qui détermine la suppuration est septique. Si par le mot *Septique*, ils prétendent définir uniquement la nature des accidents infectieux des plaies, c'est bien, mais je me suis expliqué précédemment à ce sujet. Je devais y revenir ici pour établir qu'il n'est pas nécessaire qu'un germe pénétrant une plaie, pour être infectieux, soit de nature septique dans le sens vraiment scientifique du mot.

ils point de même? La preuve est faite de leur affluence dans le courant d'air respiratoire.

Gerhardt a démontré que la pleuro-pneumonie dans certaines de ses formes, la forme purulente plus particulièrement surtout chez celle qui a sévi à certaines époques dans les maternités des femmes enceintes, était souvent due à des infarctus septiques ou pyogéniques. Les travaux de Macdonald plaident dans le même sens.

Et quant à la muqueuse génitale au moment de la menstruation, il est un fait d'observation quotidienne c'est que les maladies saisonnières atteignent surtout les femmes à la période menstruelle; l'érysipèle est dans ce cas. Je me suis attaché cette année à m'édifier à cet égard et j'ai rencontré peu d'exceptions.

Il n'est même pas toujours nécessaire que la desquamation étendue de la muqueuse utéro-vaginale laisse un vaste champ libre à l'infection venant du dehors ; j'ai déjà fait allusion à la septicémie survenant à la suite d'ulcérations des polypes utérins. Cette année j'ai vu, ai-je déjà dit, mourir une jeune femme dans ces conditions, la surface ulcérée n'avait pas un centimètre carré de surface, et on voyait à la coupe les veines et les lymphatiques enflammés partir de ce point et gagner la surface séreuse. Il y avait une péritonite généralisée avec une vaste suppuration. Durant la vie il s'était produit des hémorrhagies et on avait eu beaucoup de peine à désinfecter les voies génitales à l'arrivée de la maladie. Il fallut pratiquer pendant quelque temps des injections phéniquées fortes au nombre de sept et huit par jour ; elle se rétablit rapidement. La situation ne s'aggrava qu'au moment où elle passa dans un service de chirurgie pour être opérée; dès le lendemain les phénomènes d'infection, disparus depuis plus de dix jours, reparurent, et elle succomba rapidement avant d'avoir été débarrassée de son polype. L'examen et les cultures du sang du pus me démontrèrent la présence des microbes septiques. Des inoculations faites avec le sang furent positives.

Je n'hésite donc pas à admettre dans les circonstances spéciales d'*infection excessive du milieu*, et de prédispositions spéciales telles que l'époque menstruelle, un catarrhe gastro-intestinal peu grave en soi, en dehors même de ces conditions chez un individu en état de réceptivité actuelle, que la contagion de l'affection *médiate* par l'air et la voie digestive ou *immédiate* par la muqueuse utérine pendant les règles, doit être considérée comme un fait positif d'ordre rationnel et en accord avec le mode de contagion de beaucoup d'autres maladies transmissibles; en tout cas, l'explication en est naturelle et raisonnable. — Si de pareils faits ne se présentent pas à notre époque, c'est que justement les conditions infectieuses internes, les épidémies meurtrières ont disparu de nos maternités. — Et puis, sommes-nous en mesure d'affirmer la nature exacte du poison qui existait alors? Des observations de ce genre n'ont pas été reproduites récemment; mais d'après ce que nous savons, il est permis de s'en tenir à l'idée de la septicémie telle que nous la connaissons, ou plutôt telle qu'elle se présente sous une de ses formes chez les nouvelles accouchées.

Un dernier mot à ce sujet.

Je tiens à ne pas m'éloigner de mon principal thème, mais il m'est difficile de passer outre sans faire une courte excursion dans le domaine de la pathologie médicale.

Il existe une affection dont la dénomination diffère assez de l'idée générale de son entité, la méningite *cérébro-spi-*

nale épidémique, cette maladie que les anciens avaient désignée par le nom bien préférable à mon avis de *fièvre purulente* (suppurative fever des Anglais).

Elle est, comme chacun sait, caractérisée par des suppurations diffuses dans les plèvres, les articulations, les séreuses méningées. J'en ai, cette année, observé un cas remarquable auquel j'ai déjà fait allusion, chez un homme qui est entré à l'Hôtel-Dieu avec tous les signes d'une pleuro-pneumonie. Le lendemain de son entrée il fut pris d'arthrites multiples (il mourut en moins de deux jours au milieu d'un état général très grave). L'autopsie montra l'existence de vastes suppurations dans la plèvre et les articulations, ainsi qu'une méningite cérébro-spinale, avec des traînées et des flaques purulentes.

A côté de ces faits il en existe d'autres du même ordre. J'ai présenté successivement, le mois dernier, à la Société anatomique, trois observations avec pièces à l'appui, d'infection purulente de cause interne ayant leur source, deux dans une pneumonie avec lymphangite suppurée, et la troisième dans une suppuration spontanée d'un kyste hydatique de très petit volume. M. Verneuil a signalé ces faits depuis plus de dix ans, et j'ai retrouvé cinq autres observations, publiées en Allemagne, de pneumonie suivie d'infection purulente, avec arthrites, méningite et phlébites métastatiques. Je n'y insiste pas ; ces faits sont publiés et je ne pourrais que répéter des observations bien connues. Ce qui me frappe le plus, c'est la façon épidémique en quelque sorte dont ces cas se montrent, et c'est surtout dans les années signalées par l'abondance des épidémies de toute nature. Cette année-ci a été remarquable par le chiffre élevé de la mortalité occasionnée par des épidémies infectieuses. La statistique démontre que la constitution médicale était des plus mauvaises.

Ce qui me frappe encore, c'est la coexistence de faits du même genre chez les accouchées, et je m'explique très bien les observations que j'ai déjà citées dans les maternités encombrées de malades infectées.

Assurément, je n'ai pas pu faire de recherches spéciales de chacun des cas que je rappelle, au point de vue du germe morbide, mais j'ai poursuivi avec le plus grand soin et le plus grand intérêt l'étude microbiologique de mon malade atteint de *méningite cérébro-spinale*.

J'ai trouvé dans le sang de cet homme, avant et pendant la vie, l'organisme en chapelets et en couples composés de grains volumineux identiques à ceux de l'organisme isolé, chez la malade de la Maternité qui fait l'objet de l'observation.

En présence de ce concours d'une preuve à laquelle je ne m'attendais pas, je me suis demandé, en somme, qu'est-ce qui sépare bien nettement la forme suppurative de la fièvre puerpérale à localisation dans les séreuses, de la fièvre purulente ou méningite cérébro-spinale, sinon l'existence de la plaie là, et son absence ici : comment ne pas songer alors à un rapprochement entre cet exemple, dont la force s'augmente des faits nombreux du même ordre que je viens d'établir précédemment, d'une part, et entre la contagion observée chez les femmes enceintes avant l'accouchement, chez les nouveau-nés quelque temps après leur naissance, chez les sages-femmes de la Maternité, et chez les animaux même, d'autre part ? Ici, il y a non seulement identité probable de la cause, mais aussi identité de lésions ; en outre, la plaie manque dans les deux cas. De plus, nous voyons dans certains de ces faits l'infection débuter par le poumon pour se généraliser ensuite, et qui sait si beaucoup de pleurésies purulentes ne débutent pas ainsi ?

Qu'en conclure ? Qu'il n'y a qu'une seule maladie caractérisée par la septicémie ou la suppuration ? Ce serait une erreur et une hypothèse hasardée. Mais il me semble que ce n'est pas aller trop loin que d'admettre qu'au sein d'un foyer épidémique septique, et dans d'autres conditions où le foyer ne peut être aussi nettement déterminé, il se produit des infections peut-être différentes dans la nature du germe morbide, mais dont certaines ont pour processus constant la suppuration (et ici je ne reviens pas sur ce que j'ai déjà dit à ce sujet) ; la localisation en est variable, mais chose importante par-dessus tout, la contagion s'établit par une voie physiologique, poumon ou intestin, sans qu'il soit besoin d'une plaie.

Quelles sont dont les conditions favorables à la contagion dans ces cas ? D'abord, la présence et l'introduction du germe, c'est bien entendu, et ensuite un état général mauvais. L'état physiologique des femmes pendant la gestation, cet état si originalement défini par M. le professeur Peter dans ses cliniques, est bien comparable à la déchéance physique, à l'altération générale profonde observée antérieurement chez les sujets qu'atteignent les diverses espèces d'infection purulente spontanée, ou les phlegmasies aiguës qui s'accompagnent rapidement de suppuration.

Après la délivrance les mêmes causes existent, il est vrai, et elles s'accroissent même de toutes les circonstances de l'accouchement : choc traumatique, pertes de quantités notables de sang, etc. Mais une condition nouvelle est surajoutée, c'est l'existence de la plaie. Or, en laissant à la contagion médiate toute son importance, il me semble bien difficile de ne pas accorder à la plaie une prépondérance réelle, et, en tout cas, rien ne peut enlever aux faits matériels leur valeur. Que l'absorption ne se fasse pas uniquement par la plaie utérine, soit; mais il n'est pas contestable que c'est par cette voie seule que l'on peut suivre mathématiquement pour ainsi dire, et pas à pas, d'après les recherches dont j'ai donné les résultats, la marche visible, constatable de l'infection.

Malgré que la doctrine de la contagiosité de la fièvre puerpérale paraisse aujourd'hui une notion courante, vulgaire même, pour l'immense majorité des accoucheurs français aussi bien qu'étrangers, il n'en faut pas moins reconnaître qu'elle compte quelques réfractaires, Bruce, Mathews Duncan, Hodge, Meigs, Parry, etc.

Il m'eût été facile d'amonceler nombre de faits militant en faveur de la contagion, dans lesquels on peut dire qu'elle se montre évidente, indiscutable et tels, que l'affirmation positive de cette doctrine en ressortirait d'une manière irréfragable. Les livres, les journaux en sont semés en quelque sorte, et il n'est peut-être pas d'accoucheur sincère qui n'ait à citer une ou plusieurs observations, dont la bizarre étiologie et les circonstances spéciales qui l'ont accompagnée ne dénote à un haut degré le caractère contagieux de l'infection puerpérale.

Je l'ai déjà dit ailleurs, il n'est pas de discours, de discussions dans les sociétés savantes, de monographies sur la matière qui ne laisse à un esprit impartial la conviction de cette vérité. J'ai envisagé ainsi la question tout à l'heure en essayant de formuler méthodiquement, d'après les faits et l'opinion des auteurs, les conditions et les modes divers de la transmissibilité de la fièvre puerpérale.

Mais je veux maintenant essayer de vider cette vieille querelle entre les contagionnistes et les non contagionnistes.

Dans ce but j'ai lu, et avec le plus grand soin, les travaux des auteurs que j'ai nommés plus haut. J'ai médité les discussions qui ont donné lieu à de telles vues en opposition si formelle avec l'opinion admise, et je n'ai pas été longtemps à constater que leurs objections sont toutes de *sentiment*, et nullement basées sur des expériences ou des observations probantes.

Que disent-ils en effet ? La fièvre puerpérale peut ne pas régner épidémiquement dans une salle, dans un hôpital, après l'apparition d'un cas avéré, grave, mortel même. Il n'est pas soutenable que le médecin, la sage-femme, la nourrice soient des véhicules empoisonnés qui transportent de l'une à l'autre de leurs clientes le germe fatal qui produira la mort. Je cite textuellement Parry, qui accepte, lui, l'idée de l'inoculabilité de la fièvre puerpérale et dans cette limite seulement admet la maladie comme contagieuse : « Il n'est pas admissible que la route du médecin puisse devenir une large traînée de sépulcres, et que son ministère qui devrait être une bénédiction puisse se changer en une malédiction (*curse*). » Eh bien, quelque éloquente que puisse paraître à l'accoucheur américain cette supposition si pénible, au cœur du médecin, que de faits malheureusement viennent l'appuyer, que de témoignages la confirment, dont je n'ai rappelé qu'un petit nombre d'exemples !

Mais personne n'a jamais dit que toute femme doit être contaminée par l'approche du médecin ou le voisinage de

la nourrice, même supposés porteurs de germes ; on n'a
jamais nié qu'il n'y eût des sujets réfractaires, que certaines conditions ne fussent indispensables à la contagion, que telle ou telle circonstance pût la favoriser
ou l'entraver. On ne peut mettre en doute qu'un germe
morbide ne se diffuse dans un milieu sain, par exemple, et
que cette diffusion n'en diminue notablement les dangers;
que l'aération, enfin, et en dehors de la *qualité* du sujet,
son état de santé antérieure, sa résistance, les soins de
propreté et autres dont on l'entoure, les précautions prises
par le médecin ou bien les pratiques thérapeutiques mises
en usage, etc., que tout cela ne modifie, selon toute apparence, le rôle des germes et leur intensité d'action.

On voit quelle place est donc naturellement réservée à
l'*exception apparente, avec faits négatifs. Mais soyons sévères à l'exception* suivant le précepte de Pascal, rappelons-
nous qu'un ou plusieurs faits négatifs ne peuvent prévaloir contre un seul fait positif observé avec tout le soin
et dans toutes les conditions désirables. Et si un seul fait
judicieusement observé a une valeur réelle, combien plus
encore des milliers de faits semblables ne doivent-ils pas
entraîner la conviction ?

Sans vouloir m'étendre sur ce point si connu de la transmissibilité des maladies reconnues contagieuses, je rappellerai en deux mots que pareilles objections ont été subies
contre l'idée de la transmission de la variole, de la fièvre
scarlatine, de la fièvre typhoïde, de la fièvre jaune, du
typhus, etc., c'est-à-dire des affections reconnues aujour-
d'hui pour les plus incontestablement transmissibles par
contagion médiate ou immédiate. Que si les partisans
quand même de la spontanéité ont voulu voir dans les cas
exceptionnels de résistance à la *contagion médiate* la preuve

de la priorité de l'acte organique, du rôle primitif indispensable de l'économie pour la production de la maladie, le principe que je rappelais tout à l'heure leur est applicable à tous égards, car ils ne basent leur raisonnement que sur les exceptions pour affirmer une règle si fortement établie. Du reste, y a-t-il encore aujourd'hui des partisans bien convaincus de la spontanéité des maladies infectieuses auxquelles je faisais allusion tout à l'heure ? J'en doute. La doctrine de la transmissibilité n'ôte à l'organisme vivant rien de sa manière d'être ou de réagir, de résister à l'action du contage ou de la subir. Elle ne prétend nullement nier qu'un organe malade primitivement, un point irrité où faible ne fournisse à la localisation morbide un terrain favorable où le germe évoluera de préférence. C'est la loi du *locus minoris resistentiœ*, qui reste aussi vraie que jamais. En définitive il y a des organismes réfractaires pour chaque maladie ; il y en a qui l'étant hier ne le sont plus aujourd'hui, c'est-à-dire dont les conditions de réceptivité ont changé, et cela dans une limite de temps indéterminée. Il y a des organismes qui réagissent différemment, pour ce qui est des manifestations générales, sous la même influence morbide. Le tableau symptomatique est obscurci alors par l'intensité plus ou moins grande du trouble physiologique anormal, et par la localisation variable. C'est d'ailleurs le propre des maladies infectieuses de se *diffuser*, d'affecter l'économie tout entière. Mais si cette diffusion même est cause de l'obscurité qui règne dans le tableau physionomique des symptômes, l'identité de nature de la maladie d'un sujet à l'autre reste établie par ce fait *que* le germe transmis au premier est élaboré par lui et *généralement* susceptible de contaminer le second tant qu'il est vivant, qu'il conserve ses propriétés spéciales.

Nous ne connaissons pas les lois qui régissent l'existence des germes, leurs modifications leurs conditions de vie ou de mort, et partant nous ignorons dans quel cas ils sont plus ou moins nuisibles, dans quel cas ils produisent tel ou tel phénomène local ou général dans un milieu vivant ; et ce qui précède est vrai de toutes les maladies contagieuses ou inoculables. Un sujet vacciné devient vaccinifère, un varioleux fournit la contagion variolique inoculable, la salive du chien enragé, le mucus du cheval morveux ou farcineux communiquent la rage, la morve, le farcin, mais, je le rappelle, pas toujours, pas dans toutes les conditions, pas à tous les sujets indifféremment. La loi n'en est pas moins générale, les cas négatifs ne peuvent et ne doivent pas servir de thème à une doctrine qui tendrait à intervertir l'importance des faits et à les accaparer au profit de l'exception qui deviendrait alors injustement la règle.

DEUXIÈME PARTIE

Prophylaxie. — Thérapeutique.

Je n'ai pas l'intention d'écrire un grand chapitre de thérapeutique ni surtout de faire un historique des traitements mis en usage contre la fièvre puerpérale. L'extension que j'ai donnée aux différentes parties de ce travail ne me le permet pas. Je me contenterai donc de poser en principe un fait que la nature de l'étiologie fait suffisamment ressortir: c'est la nécessité d'une prophylaxie sévère à l'endroit des causes d'infection émanant de l'extérieur, et, j'ajouterai, des moyens préventifs contre celles qui préexistent déjà dans l'utérus. Ce n'est pas tout : la nature étiologique met encore en relief la qualité du traitement interne qui devra être employé. C'est aux antiseptiques qu'il faudra nécessairement s'adresser, je veux dire à toute cette classe de médicaments sur le rôle et sur l'action desquels on est loin d'être fixé : les fébrifuges, les préparations quiniques en premier lieu.

Au point de vue de la prophylaxie, la première question qui se présente est la question des maternités. La gravité des épidémies qui ont sévi de tout temps sur les services des femmes en couches, épidémies que l'accoucheur se sentait impuissant à juguler à moins d'évacuer les salles, à donné dès l'abord l'idée de substituer aux grandes agglomérations de femmes des services limités, des pavillons, des baraquements et, en désespoir de cause, devant l'inefficacité de ce système, on en a été reduit à Paris et à l'étranger à envoyer les femmes en travail chez des sages-femmes de la ville où on supposait que l'infection était moins à redouter.

Il est possible que dans les conditions ordinaires cette pratique parût meilleure, surtout avant le jour où l'antisepsie fut introduite dans l'obstétrique. De nouvelles conditions ont surgi de part et d'autre, et l'établissement de telle sage-femme qui faisait un petit nombre d'accouchements et se trouvait par cette raison dans un état de salubrité satisfaisant, a dû changer d'aspect dès qu'on y a créé ce que j'ai défini déjà : l'encombrement. Dès lors des statistiques qui se trouvaient vraies, et qui montraient nettement la supériorité de l'accouchement en ville sur l'accouchement à l'hôpital au point de vue des accidents, ont pu être renversées par des statistiques nouvelles, celles-ci plaidant en faveur de l'hôpital contre les petits établissements privés de la ville.

Le travail de M. Le Fort, qui renferme les documents les plus complets au sujet de cette question, est un plaidoyer éloquent contre l'hôpital. Il s'appuie sur des chiffres et des autorités telles qu'il n'y a pas lieu de douter un instant qu'à l'époque où ce travail fut écrit, comme à l'époque où toutes les Sociétés d'obstétrique d'Angleterre et d'Allemagne tonnaient contre l'hôpital, contre la *Maternité* c'est-à-dire contre l'agglomération, le fait dominant était précis : le danger était plus grave dans les grands établissements, comparaison faite avec les résultats de la pratique en ville.

Depuis, je le repète, le résultat paraît changé tout en faveur de l'hôpital ou du moins de certains hôpitaux, ce qui en tous cas démontre qu'aux avantages bien reconnus des maternités, auxquels les devoirs humanitaires faisaient presque une loi de renoncer, sont venus s'ajouter les avantages sanitaires si désirés. Les statistiques de nos services hospitaliers montrent que les conditions sont telles que rien ne laisse à désirer, puisque ces statistiques sont meilleures que celles de la ville.

Je pense que personne n'est assez aveuglé pour ne point vouloir reconnaître que si la chirurgie a changé notablement d'aspect depuis l'introduction de l'antisepsie, pareille transformation s'est opérée dans l'obstétrique, ce qui s'explique d'ailleurs par l'identité presque absolue des conditions de l'une et de l'autre.

Il suffit de consulter le travail très consciencieusement fait de M. de Beurmann (1879) pour être édifié sur les prétendus avantages des accouchements en ville. La mortalité est plus considérable chez les sages-femmes que dans les maternités, et en particulier que dans le service spécial de M. Siredey, à Lariboisière. Une des bonnes raisons mises en avant par l'auteur pour expliquer les statistiques si supérieures en apparence, à l'avantage de l'accouchement en ville, c'est celle-ci : les sages-femmes renvoient prématurément les accouchées, souvent à la veille d'accidents qui se développeront dès le lendemain de leur sortie, ou bien elles les envoient directement à l'hôpital, où l'on verra figurer la maladie ou le décès sur la statistique générale de l'établissement hospitalier. Faut-il conclure avec l'auteur que *d'une façon absolue* l'hôpital vaut mieux ? Non. Qu'on y combat plus aisément les causes d'infection ? Plutôt. Mais je crois surtout que sa supériorité vient de la manière dont on prévient l'infection elle-même quand on use des moyens réellement efficaces. Le milieu hospitalier qui de prime abord peut être considéré comme généralement mauvais, surtout pour les services de maternité entretenus dans les hôpitaux ordinaires au voisinage des salles de médecine et de chirurgie, peut devenir un milieu aussi bon que possible à certaines conditions.

Ce qui fait l'infériorité réelle de l'accouchement en ville, c'est la qualité du personnel et le défaut des éléments nécessaires pour prévenir ou combattre les accidents qui sont de nature à créer une prédisposition morbide. Les déchirures, les hémorrhagies, le travail trop prolongé, faute d'intervention, et par suite les contusions profondes des parties, le manque de précautions au point de vue de la propreté ou de la soustraction des causes d'infection, voilà des conditions mauvaises desquelles l'hôpital se met mieux à l'abri que l'établissement privé d'une sage-femme. Il faut bien reconnaître dès lors que la supériorité relative due au défaut d'encombrement est compensée dans une certaine mesure par ces défectuosités.

A l'heure qu'il est, cette question n'est même plus en jeu et si l'on veut bien consentir à ouvrir les yeux, on verra qu'il en est des malades de Lariboisière comme des malades des autres hôpitaux. Ce que M. de Beurmann disait à son point de vue spécial est applicable d'une façon générale à la plupart des établissements.

A l'Hôtel-Dieu, on reçoit dans les différents services des femmes en état d'infection ; beaucoup viennent de chez les accoucheuses de la ville. Il en est entré, dans le service de M. Moutard-Martin, cette année, un certain nombre. Dans celui de M. Empis, on en a reçu plusieurs également, aussi bien que dans les autres services. Je n'ai pas fait de stati-

stique à cet égard, mais je suis persuadé que si l'on se donne
la peine de relever dans chaque hôpital le nombre des accouchées tombées malades au sortir de chez des sages-
femmes ou envoyées directement par elles, et si l'on compare ensuite au nombre total des accouchements qui sont
pratiqués chez elles, les résultats seront bien différents de ce
que l'on suppose. Il sera alors démontré que puisque dans
une maternité il n'y a que cinq, six décès, sur neuf cents
accouchements comme à Cochin, si des constatations analogues prouvent de même la supériorité de l'accouchement
à l'hôpital, sur l'accouchement en ville, il devient surtout urgent de reporter toute l'attention sur les moyens à mettre
en usage pour améliorer les maternités plus encore, car, en
définitive, l'avantage est de leur côté.

Les causes réelles de cette amélioration, je les ai déjà dites.

Je laisse la parole à mon maître, M. le Dr Lucas-Championnière, qui dans son, livre sur la chirurgie antiseptique,
rend compte de la statistique de l'hôpital Cochin dans les
termes suivants : « A l'hôpital Cochin, en l'année 1878, il
s'est fait 770 accouchements, dont un bon nombre de
grandes opérations. Il y a eu 5 morts dont 2 seulement par
maladies puerpérales, les 3 autres comprennent une phthi-
sique, arrivée tout à fait au dernier période, morte vingt
et un jours après l'accouchement; une malade venue d'un
service de médecine avec une péricardite aiguë, et qui
vécut quatre jours; une éclamptique morte deux heures
après son entrée.

« Résultat : aucun décès d'opéré.

« Mortalité brute, 0,694.

« Mortalité puerpérale, 0,232 pour 100.

« Ce qu'il y a de plus remarquable, c'est que j'ai fait

examiner toutes les femmes en travail, toutes mes opérées par des élèves chaque matin.

« Je fais toucher pendant tous les temps des opérations, et la mortalité de mes opérées est plus basse que celle des femmes normalement accouchées.

« Mes résultats en 1879 ont été moins bons. La statistique est d'abord écrasée par quelques cas de femmes apportées mourantes à l'hôpital ; mais, en outre, il y a quelques morts qui, selon moi, eussent été évitées si l'observation de la méthode avait été suffisamment rigoureuse.

« Jusqu'à ce jour, 20 novembre, le chiffre des accouchements s'est élevé à 685.

« Il y a eu 11 morts. Cela donne une mortalité apparente de 1,60.

« Mais il serait bien injuste d'accuser l'hôpital des morts suivantes :

« Trois femmes arrivées avec des ruptures de l'utérus diagnostiquées et délivrées sans peine par la crâniotomie et l'embryotomie ; une application de forceps ; une éclamptique apportée mourante et succombant peu après son entrée ; une tuberculeuse qui mourut avec des lésions pulmonaires, péritonite tuberculeuse, etc.

« En réalité, les morts de malades soignées et du fait de l'accouchement ont été de 6, ce qui donne 0,89 pour 100.

« Encore, parmi les six, il y en a deux qui toujours sont des cas exceptionnellement malheureux en dépit du milieu, *deux insertions vicieuses du placenta*. Ces femmes, arrivées dans de déplorables conditions, épuisées par les hémorrhagies, ne purent se remettre et succombèrent rapidement après l'accouchement.

« Le chiffre vrai qui exprime la mortalité de l'établissement est 4, soit 0,58 pour 100, trois accouchées normales et une femme qui avait subi une délivrance artificielle.

« Ces deux années ont présenté un nombre considérable de cas difficiles. La seule année 1879 a 5 insertions vicieuses du placenta.

« L'éclampsie n'a pas manqué et aussi d'autres complications de la grossesse.

« Les opérations pratiquées ont été pour ces deux années 1878 et 1879 :

« Application de forceps, 62, aucune mort ; plus une fuite sur une femme atteinte de déchirure de l'utérus apportée de la ville et qui mourut peu après ;

« Versions, 15 ;

« Un seul cas de mort pour une insertion vicieuse du placenta ;

« Accouchements provoqués, 8, pas de mort ;

« Délivrance artificielle, 11 cas, une mort d'accidents puerpéraux ;

« Céphalotripsie, 4, pas une mort ;

« Une femme était atteinte de rupture de l'utérus évidente, la tête a été broyée pour la délivrer facilement et rapidement : elle est morte deux heures après ;

« Embryotomie, 1 seul cas, guéri.

« Une embryotomie a été pratiquée pour délivrer une femme mourante de rupture de l'utérus, qui succomba une heure après.

« Ainsi, la mortalité pour les traumatismes, sauf la délivrance artificielle, a été absolument nulle, par conséquent moindre que pour les accouchements normaux, et cependant on a là un chiffre respectable de 91.

« J'appelle toute l'attention, en passant, sur les trois cas de ruptures de l'utérus, venus de la ville, et sur l'éclamptique, apportée presque morte. Cela fait connaître un des modes nombreux suivant lesquels le compte de la mortalité des accouchements de la ville est faussé aux dépens de la réputation des hôpitaux, et sur lequel je reviendrai en temps et lieux.

« On peut considérer sans doute comme un beau résultat cette réduction de la mortalité puerpérale qui donne en réalité, comme cas de morts, 6 pour 1,455, c'est-à-dire environ 0,41 pour 100.

« Pour moi, je me déclare satisfait de ce résultat comme début et parce que j'ai pu faire, dans une large mesure, de l'instruction sans danger, mais j'estime qu'on peut faire bien mieux encore.

« Dans mon service, je suis loin d'avoir obtenu tout ce que je cherche. Une foule de détails m'échappent encore, trompent ma surveillance ; j'ai la conviction absolue que sur les trois morts observées cette année, deux au moins auraient pu être évitées, quoique je ne puisse dire exactement en quoi nous avons failli. Il est impossible de donner au lecteur par le détail tous les desiderata que j'observe. Et cependant pour arriver ailleurs à ce même résultat, il faudrait réformer absolument les mœurs des chefs de services, des administrations et des élèves. C'est pour les accouchées plus que pour tous les autres blessés qu'il est indispensable d'appliquer le principe antiseptique partout :

« Je regrette de voir consacrer des sommes considérables à des établissements hospitaliers qui n'en ont réellement pas besoin. Il y a mieux à faire. Avec un espace suffisant, raisonnable et dans les conditions rigoureuses de propreté antiseptique, on améliorera immensément les mauvais et vieux établissements, et on en fera de suffisants, de parfaits même, sans un grand luxe d'invention.

« Le pavillon de M. Tarnier, à la Maternité de Paris, indique le sens dans lequel on peut chercher les constructions nouvelles. Pour ma part, je crois qu'on peut faire plus simple encore et que l'isolement rigoureux a de sérieux inconvénients, et j'estime qu'il y a bien des locaux qui peuvent être très bien utilisés aux conditions suivantes :

« Supprimer l'eau pure des services d'accouchements, supprimer tous les épithèmes porte-germes ;

« Désinfecter tous les linges par la chaleur, désinfecter tout extemporanément avec l'eau phéniquée ;

« Ne point tourmenter les organes génitaux de la femme dans un but antiseptique ;

« Lui assurer le repos ;

« Assurer la nourriture suffisante ;

« Assurer le repos de la femme à la fin de sa grossesse ;

« Exiger l'antisepsie de tout le personnel qui entoure les accouchées.

« On prend mille précautions inutiles et on néglige celle-là. Si un interne sait se purifier suffisamment, il peut vaquer à toutes ses occupations, faire les autopsies qui sont de son devoir, faire de l'anatomie et examiner ses malades sans danger. S'il est négligent des précautions antiseptiques, il aura beau se condamner à des quarantaines, il viendra toujours un moment où il empoisonnera ses accouchées. Des gens qui ne font jamais d'autopsie en tuent souvent beaucoup plus que des anatomistes soigneusement antiseptiques.

« A Paris, toutes les habitudes des élèves sont à réformer ; je ne leur en fais aucun reproche. Il leur est matériel-

lement impossible d'être chirurgicalement propres à l'hôpital. Dans l'intérêt des malades, dans l'intérêt de l'enseignement qu'il faut rendre compatible avec la sécurité du
patient, des réformes sont urgentes. On pourrait presque
les indiquer d'un mot.

« Non seulement on n'oblige personne à se laver les
mains, mais c'est une chose presque impossible à faire à
l'hôpital.

« Une administration libérale et intelligente, soucieuse
des désirs des chirurgiens, nous a rendu facile la chirurgie
antiseptique dans les hôpitaux de Paris. Nous la croyons
très disposée à favoriser par tous les moyens la pratique
de l'accouchement antiseptique. »

Le désir et l'espoir en même temps exprimés par M. Cham-
ionnière, sont comme l'écho de ce qui s'est passé à
l'étranger où, de tout temps, ce dont il s'est agi surtout,
c'est de préserver les plaies de la putridité, de désinfecter
l'utérus, de le déterger des débris putrides qu'il contenait.
L'antisepsie est une vieille invention, on peut le dire.

Semmelweiss ne faisait pas autre chose que ce que font
aujourd'hui la plupart des accoucheurs français et étrangers, lorsqu'il obligeait de se laver les mains avec une solution d'eau chlorurée à la dose d'une once Cl. Ca. p. 1,000
d'eau.

Wieger agissait également dans le même sens. Son antiseptique à lui, c'était la potasse caustique d'abord, puis
l'eau acidulée, et enfin il imita Semmelweiss et adopta
l'eau chlorurée qui jusque-là paraissait réaliser l'idéal de
l'antisepsie.

La brosse à ongles n'est pas non plus d'invention nouvelle, et les deux accoucheurs que je viens de nommer exi-

geaient que les élèves l'employassent pour nettoyer les mains d'une manière irréprochable.

Depuis que Lister et Callender ont mis en avant l'acide phénique expérimenté ensuite par d'autres et que Munassein a démontré que les germes finissaient par périr dans le milieu phéniqué, cet agent a été accepté comme meilleur que les autres antiseptiques plus anciens. Beaucoup de chirurgiens cependant et d'accoucheurs lui ont déclaré une guerre implacable. On se demande en vain quelle est réellement la cause de leur obstination à préférer tout autre agent à *l'acide phénique ;* c'est une *querelle personnelle* qu'on lui fait, on ne veut en essayer à aucun prix et on aime mieux cent fois user de tous les liquides possibles réputés à tort ou à raison comme antiseptiques plutôt que de se conformer à la méthode dans toute la rigueur de ses indications. Or les mêmes médecins qui refusent d'utiliser l'acide phénique font usage au même titre des désinfectants les plus variés tels que le permanganate de potasse à des doses très insuffisantes, l'alcool trop étendu et si prompt à se volatiliser, etc. Il y en a qui pour le vagin et l'utérus conseillent la *désinfection* par l'infusion de feuilles de noyer ; parlez-leur de l'acide phénique si vous voulez provoquer un *tolle* et entendre formuler la proscription absolue de ce médicament ! « Y a-t-il un meilleur, un plus puissant désinfectant, antiseptique même, que la feuille de noyer ? »

Eh bien, il faut faire justice, il me semble, du pour et du contre, et puisque, en fin de cause, il nous faut un antiseptique pour faire de l'*antisepsie*, que tout le monde juge nécessaire, car tout le monde combat la septicémie, il s'agit de savoir quel est le meilleur. Je ne veux pas me livrer à une longue discussion, mais enfin, à moins de faire usage des désinfectants connus, à des doses extrêmement fortes, je ne crois pas que l'on obtienne, à proportion égale, les mêmes résultats avec tous, qu'avec l'acide phénique. Il est bien certain que l'alcool pur, comme l'emploient certains médecins après l'opération de l'*empyème* ; le chlorure de zinc à dose caustique et tous les agents qui cautérisent fortement la surface d'une plaie sont de puissants antiseptiques, les plus puissants peut-être. Mais peut-on employer l'*alcool pur*, le *chlorure de zinc*, le *nitrate d'argent*, etc., etc., dans les mille occasions où l'antisepsie s'impose dans l'*obstétrique* courante ? Evidemment, non. Il nous faut un corps qui puisse servir à différents usages, qui, même dilué, soit encore un désinfectant puissant, sans danger et d'emploi facile. La solution phéniquée au centième est déjà de nature à remplir ces conditions. S'il est vrai que les germes ne périssent pas tous instantanément au contact d'une solution même forte, je l'ai essayé bien des fois, il n'en est pas moins indiscutable qu'ils meurent au bout d'un certain temps, et cela d'une manière absolue, à tel point qu'il serait presque ridicule de répéter ce que j'ai entendu dire plusieurs fois, c'est que des organismes vivent très bien dans une solution phéniquée. Il est vrai qu'on n'indique pas la dose. Peut-être au quatre ou cinq millième les bactéries existent-elles, je n'en ai pas fait l'expérience, mais assurément dans une solution au centième cela n'est pas. Et on arriverait à me démontrer qu'un germe inconnu, ou rare, arrive à *ne point mourir* dans une solution de cette nature, que cela ne prouverait rien, ou pas grand'chose, car ne point mourir ce n'est pas non plus vivre absolument, et il est fort à croire que cet organisme assez résistant pour ne pas mourir ne pourra ni se multiplier ni se reproduire dans un pareil milieu. Dans ce cas, le but atteint est le même, puisqu'on pare à l'une des nécessités de l'antisepsie qui peut se formuler de plusieurs façons, mais qui, en somme, se résume en ceci : empêcher le développement des germes. Il me semble que le but est atteint. Lorsque, par des injections bien faites et répétées, on arrive à imprégner les tissus de l'agent préservateur, n'at-on pas créé un obstacle à la septicité ? Obtient-on les mêmes résultats avec tous les antiseptiques ? Cela est loin de me paraître démontré.

Dire d'autre part que l'acide phénique est le *seul*, l'*unique* agent désinfectant connu ? C'est aller loin, trop loin, assurément. Demain, peut-être, un agent supérieur nous sera révélé. Mais, jusqu'ici, malgré les nombreux essais pour lui substituer d'autres désinfectants plus agréables en quelque sorte, l'acide *thymique*, l'acide *salicylique*, l'acide *borique*, les plus sincères chirurgiens en sont restés ou revenus à l'acide phénique. Il peut être infidèle, il ne réalise pas tout l'idéal que nous rêvons, mais, enfin, il est le meilleur.

Dans les lignes que j'ai citées de M. Championnière, se trouve contenue en essence la *prophylaxie* de l'infection dans l'accouchement. Je vais reprendre en peu de mots cette étude et en terminer avec elle, car, comme le fait observer avec raison R. Lee, puisqu'il n'est pas possible d'atteindre le germe morbide une fois qu'il est introduit dans l'économie ou, plutôt, puisque nous ne connaissons pas un agent sûr qui puisse jouer dans l'intérieur de l'organisme le rôle que l'acide phénique remplit suffisamment à l'extérieur, multiplions les mesures antiseptiques extérieures, *garantissons la plaie, prévenons l'entrée des germes, détruisons-les sur place.*

L'indication se trouve ainsi posée dans son ensemble

1° Prévenir l'introduction des germes (antisepsie avant l'accouchement).

2° Paralyser leur action (antisepsie après l'accouchement).

3° Leur fermer les portes d'entrée : veines, lymphatiques, trompes (emploi de moyens qui favorisent la contraction utérine).

La première de ces indications comporte toutes les précautions à prendre à l'endroit de l'utérus et à l'endroit de tout ce qui peut être mis en contact avec lui, en un mot : *préserver* les voies génitales de toute impureté, telle est la formule. Il me semble que pour être rationnel dans cette pratique, *il faut se comporter, à l'égard du milieu qu'on veut protéger, avec la même rigueur que lorsqu'on veut prévenir l'entrée des germes dans un ballon de culture.* Les quelques données que j'ai ajoutées à la fin de ce travail sous forme d'appendice, fourniront les éléments précieux de ce que doit être l'antisepsie utérine. Bien entendu que le moyen seul est changé, mais la préoccupation du résultat à obtenir est la même dans les deux cas.

A. J'ai dit que les organismes pouvaient *préexister dans l'utérus.* On voit en outre, souvent, des femmes qui sont sujettes à la fin de leur grossesse à un écoulement purulent dans lequel l'examen révèle des organismes. Voilà donc déjà un ennemi à combattre avant même l'accouchement.

B. Durant le travail, surtout s'il est prolongé ; à plus forte raison, si les membranes ayant été rompues depuis longtemps, le fœtus étant mort, le liquide amniotique et le fœtus lui-même ont subi un degré plus ou moins avancé de putréfaction ; chaque fois qu'un cas de dystocie oblige à attendre, etc., la femme reste exposée à des contacts septiques. L'air, les linges, les mains, etc., en sont les véhicules. Les instruments, dans l'opération, le sont au même titre, à moins des précautions suivantes.

Désinfecter le vagin avant l'accouchement, à l'arrivée de la femme, avec une solution phéniquée tiède au cinquantième ou au soixantième, si l'on veut, mais il est bien certain qu'une solution phéniquée même au quarantième serait préférable et elle est sans danger aucun. De plus, tiède, elle ne modifiera en rien le travail régulier de l'utérus. Le véritable avantage d'une telle injection n'est pas l'action instantanée peut-être, mais c'est l'action continue, permanente. Il me semble qu'on en doit attendre un bon résultat.

Exiger que durant tout le travail, autant que possible, la vulve de la parturiente soit recouverte d'une compresse *épaisse*, imbibée d'une solution phéniquée assez forte et exprimée ensuite, le but étant uniquement de faire autour des parties génitales une atmosphère aseptique.

Que tout élève, toute sage-femme, tout médecin, se soit à l'avance lavé les mains dans une solution phéniquée au centième, et que la main ou le doigt introduit dans le vagin soit imbibé d'huile phéniquée selon les formules diverses que l'on trouvera dans le livre de M. Championnière : *La chirurgie antiseptique.*

Il serait fastidieux d'entrer dans des détails trop minutieux ; je m'arrête sur ce chef de la désinfection des assistants et des élèves ; la question est trop importante pour que j'aie la prétention de la juger en si peu de mots. Que l'on compare la pratique de certains praticiens avec celle de certains autres. Spencer Wells interdit absolument l'entrée de son pavillon à qui que ce soit : ses ovariotomisées guérissent. Dans tel hôpital tous les élèves touchent les femmes en travail, sans la moindre précaution, il y a des accidents ; dans tel autre on arrive à ne permettre le toucher à qui que ce soit, à tel point que l'instruction obstétricale semblait à un moment devoir être mise en balance avec la vie des femmes, et il était question de savoir si on ne ferait pas un véritale cordon sanitaire autour des bâtiments de femmes en couches. Je fais allusion en ce moment au pavillon de l'hôpital Cochin, dont le règlement est véritablement draconien. Les internes habitant l'hôpital même ne peuvent pas y pénétrer d'après l'instruction, et aucun élève n'en devrait suivre la visite...

Enfin, dans d'autres services de maternité, on peut permettre l'examen des femmes, même à un grand nombre d'élèves, sans préjudice aucun, grâce à l'emploi des moyens de purification. En Allemagne, cela ne se pratique qu'ainsi. Je n'aurai qu'à citer Fritsh, Schulein, Munster, Schede, Bishoff, Schücking, etc., pour trouver des défenseurs ardents de la méthode antiseptique en obstétrique.

La désinfection des instruments, des voies génitales après une opération et *d'une façon générale après tout accouchement*, telles sont les précautions élémentaires qui complètent la pratique rationnelle de l'antisepsie. Si l'on a soin de donner à toute femme après la délivrance une injection phéniquée froide, ou à demi-tiède, outre qu'on purifie définitivement les voies génitales, on peut se mettre à l'abri de la nécessité de répeter ces injections, quoique cela paraisse sans inconvénients, et on pourra se contenter de faire ce que fait M. Championnière, c'est-à-dire d'appliquer sur la vulve une compresse fortement phéniquée. Mais si l'on veut s'en tenir à ce moyen seul, dans toute circonstance, il me paraît impérieusement commandé par la raison de purifier le vagin et l'utérus, *avant* et *après* l'accouchement : Cette pratique est courante et adoptée après chaque opération, ou pendant l'opération ou, encore, pendant un travail un peu long, elle donne d'excellents résultats ; je ne vois pas pourquoi on ne se conformerait pas à l'indication absolue et pourquoi on ne l'érigerait pas en principe. Donc injection avant l'accouchement, injection après la délivrance. Compresse à demeure sur l'entrée du vagin. Tels sont les trois éléments de la pratique antiseptique ratiounelle à mon humble avis dans l'accouchement.

L'introduction, dans les voies génitales, d'un objet quelconque doit être précédée de la désinfection de cet objet : sondes, dilatateurs, excitateurs, tampons, etc. L'huile phénique, la solution phéniquée aqueuse, répondent à cette nécessité.

Aussitôt que la fétidité des lochies apparaît, deux éléments de recherche se présentent tout d'abord :

1° Y a-t-il plaie ; y a-t-il rétention de quelques lambeaux du placenta ou des membranes?

2° N'y a-t-il que la décomposition putride des lochies, sous l'influence de l'introduction des germes?

Pour ce qui est d'élucider la cause, rien n'est plus simple. En se conformant aux méthodes d'examen que j'ai indiquées, on arrivera vite à s'édifier sur l'existence et la nature des microbes introduits dans le canal vagino-utérin.

Au point de vue de l'étiologie de la putréfaction, il ne sera pas difficile de se rendre compte de l'oubli ou de la négligence ou de l'insuffisance de la désinfection pour remonter à la cause.

Il y a même une question d'un intérêt puissant qui s'offre dès l'abord; c'est celle de la délivrance artificielle. Il s'agirait de savoir si une antisepsie sévère de l'utérus et du vagin ne suffirait pas à prévenir tout accident même lorsqu'on permettrait le séjour. du placenta dans l'utérus. Si cette pratique était exempte de dangers, on en arriverait à supprimer l'introduction de la main de l'accoucheur dans les cas d'adhérence anormale; la délivrance se ferait seule tardivement. Je n'ai pas de matériaux qui me permettent de juger un sujet aussi important, mais la théorie semble devoir être d'accord avec une pratique semblable, et ainsi s'expliqueraient ces faits de rétention prolongée du placenta sans septicémie dans les rares cas empruntés à la pratique rurale, résultat qui comporte comme condition essentielle l'absence de putréfaction, partant l'absence de germes dans les voies génitales.

En tout état de cause, lorsque des débris placentaires sont restés dans l'utérus, l'antisepsie est indiquée dans toute sa rigueur.

Lorsque des lambeaux de membranes sont restés adhérents malgré la lenteur et le soin mis en œuvre pour en achever l'extraction complète, il est bon de suivre la méthode ordinaire. On attache avec un fil l'extrémité pendante des membranes, on désinfecte avec soin et on les retire dès que la séquestration s'en fait naturellement.

Si la fétidité est due à la décomposition des lochies ou de caillots, l'indication ne varie pas.

S'il y a une plaie extérieure, toute l'attention doit se porter d'abord sur cette plaie.

On a proposé des moyens nombreux tous du même genre d'ailleurs et visant uniquement l'antisepsie de la plaie.

Le cautérisations au moyen d'une solution d'acide phénique concentrée, et les différentes pommades antiseptiques en font principalement les frais.

Fehling a expérimenté avec Credé de Leipzig le composé suivant :

Acide salicylique, 1. Amidon, 5.

Les résultats ont été très satisfaisants.

Pour ce qui est des injections pendant et après l'accouchement c'est un des sujets de conflit qui ont été le plus fréquents dans ces dernières années.

Je ne voudrais pas recommencer cette discussion sur l'utilité ou la nocuité des lavages intra-utérins. Que d'objections n'a-t-on pas fait à cette méthode !

Les uns ont dit qu'il y avait danger d'introduction des liquides dans le péritoine par les trompes.

Les autres ont prétendu que l'on provoquait des accidents toxiques par l'emploi de l'acide salicylique ou de l'acide phénique.

D'autres encore ont apporté des observations d'introduction d'air dans les sinus suivies de mort, d'hémorrhagies post partum, etc., etc.

Enfin, et j'en passe beaucoup, la plus grave objection est: *l'inanité de la méthode.*

De tout ce long procès il résulte que la méthode donne d'excellents résultats lorsqu'elle est employée avec soin et prudence et que d'autre part beaucoup de ceux qui usent des injections prétendues antiseptiques sont dans des conditions tout opposées à celles qui sont indispensables et que je ne m'arrêterai pas à détailler.

On trouvera dans les recueils de ces quatre dernières années, des journaux d'obstétrique français et étrangers, le *dossier complet* de la question des lavages antiseptiques du vagin et de l'utérus. On verra comment certains accoucheurs les comprennent et combien ils sont loin de réaliser le nécessaire seulement. M. Joanny Rendu dans un travail de 1879, a donné un résumé satisfaisant de l'historique, et on pourra ensuite, en puisant comme je l'ai fait, aux sources directes apprécier de quel côté se trouve la vérité.

Zweifel sur 184 accouchements, dont 13 cas de dystocie avec opération, n'a pas eu un seul cas de mort, et il a eu très peu de morbidité dans le nouveau pavillon construit sous sa direction à Erlangen. Or en 1876 la statistique donnait 22 femmes malades pour 100. Les conditions y sont très mauvaises et j'ose dire que Zweifel, comme Bischoff, comme Schucking, n'a pas appliqué rigoureusement la méthode antiseptique. Il en est de même de Spiegelberg dont la statistique est cependant tout aussi belle puisque sur 900 accouchements pratiqués à l'époque du printemps il y a 4 cas de mort seulement. Le reproche que je leur adresse ce n'est pas de ne pas employer des solutions suffisamment fortes, des agents suffisamment antiseptiques ; non, au contraire, ils ne craignent pas de faire un fréquent usage de solutions au vingtième au quinzième même, d'exiger que les femmes en couches prennent des bains phéniqués ; ils désinfectent soigneusement le personnel etc., etc.

Mais ce qui me paraît faire défaut partout, c'est la *rigueur soutenue* de la méthode.

Telle que je la comprends, elle devrait être instituée de façon que, à un moment quelconque, la multiplication des organismes par conséquent la décomposition des lochies ne fût possible. Fritsch, de Halle, est celui qui a peut-être le mieux entendu cette condition *sine qua non* d'un bon résultat. Il recommande 3 injections dans les vingt-quatre heures avec une solution à 2/100 ou 3/100 dans l'utérus de façon à baigner, à imprégner absolument la muqueuse, du liquide désinfectant.

La fétidité disparaît en deux jours au plus tard et ses tables dressées avec soin montrent que la température s'abaisse immédiatement. J'avoue que je préfère cette méthode continue aux solutions concentrées de Schücking (5/100) aux lavages inutilement répétés à tout propos et qu'on évite par l'antisepsie des mains et des instruments, et surtout par la compresse à demeure durant l'accouchement, ou même aux pulvérisations de Spiegelberg.

Comment faut-il pratiquer les injections? Voilà la question importante.

La *lenteur*, la *force modérée du courant* et l'*introduction de la sonde dans l'utérus* voilà les trois conditions indispensables du lavage intra-utérin pratiqué immédiatement après l'accouchement. Un liquide froid a en outre l'avantage de favoriser la contraction utérine et, c'est une des indications que j'ai posées en commençant : *agir de façon à obstruer les voies d'absorption.*

Il me semble que si on était pénétré de la nécessité de faire la désinfection *immédiate*, de ne pas attendre les signes ordinaires de la décomposition des lochies ou des débris placentaires on éviterait dans l'immense majorité des cas la nécessité de l'intervention tardive et de la mise en œuvre toujours plus difficile et moins exempte de dangers, de la désinfection utérine. C'est cette raison qui m'a fait y insister autant. Une fois les accidents apparus il n'en faut pas moins user des mêmes moyens, puisque seuls ils promettent un résultat réel.

L'instrument usité en pareille circonstance est la sonde utérine à double courant préalablement désinfectée qui empêche le séjour d'une grande quantité de liquide antiseptique dans l'utérus en contact avec des voies d'absorption qui pourraient, surtout si la solution employée est forte, déterminer des accidents toxiques.

On a cité des cas assez nombreux de ces accidents.

M. Championnière en rapporte plusieurs tout au long dans son livre.

Dans deux mémoires intéressants, Küstner (1) et Fritsch ont attiré l'attention sur les dangers d'intoxication possible par l'emploi des injections désinfectantes pratiquées dans la cavité utérine.

Dans le cas de Küstner, qui fut suivi de mort, l'autopsie montra que la surface utérine était intacte et qu'aucune lésion ne pouvait être imputée au cathéter; les accidents étaient donc dus à l'introduction du liquide injecté dans le sang par les sinus de la matrice insuffisamment rétractée.

Dans cette occasion et dans trois cas observés par Fritsch, les symptômes furent analogues, hormis l'intensité; c'étaient les signes d'un empoisonnement aigu : stupeur, contraction des pupilles, respiration haletante (40 par minute), pouls extrêmement rapide et imperceptible (jusqu'à 148 pulsations), spasmes cloniques des membres, opisthotonos, trismus, convulsion des muscles de la face, sueurs visqueuses, etc., l'amélioration ne survenant qu'au bout d'un quart d'heure environ. Il y eut, dans un cas, rejet de matières noires par la bouche et coloration noirâtre de l'urine au bout d'une heure après l'injection.

Dans les autres cas de Fritsch, les symptômes apparurent atténués; l'injection avait été faite *immédiatement après* la délivrance, tantôt avec de l'acide phénique, tantôt de l'acide salycilique dans la proportion de 1 *d'acide pour* 20 *d'eau.* La conclusion des deux auteurs est qu'il ne faut employer les lavages intra-utérins que lorsqu'on a quelque

(1) Centralblatt für Gynäkologie, nᵒˢ 14 et 15, 1878. Edinburgh med. Journ., 1878, 1ʳᵉ partie, p. 281.

raison d'appréhender les accidents septiques et toujours avec de grandes précautions, en ayant soin de ne mettre en œuvre qu'un courant très faible.

Je n'accepte pas cette manière de voir, qui vient à l'encontre de mes appréciations exposées précédemment, mais il est bien plus simple de n'employer que des solutions faibles, telles que 1/50, 1/60. La sonde à double courant prévient le séjour des liquides dans l'utérus et, considération fort importante, si l'antisepsie est pratiquée *immédiatement* après la délivrance, pourvu qu'on l'ait entretenue rigoureusement pendant tout l'accouchement, bien certainement il me paraît inutile de faire pénétrer l'injection dans l'utérus. Une bonne irrigation pratiquée avec l'appareil Eguisier dans le vagin et ne pénétrant guère au delà du col, peut et doit suffire, à condition que la désinfection de la première portion du conduit vaginal soit entretenue ultérieurement.

Les conditions hygiéniques du local ne m'occuperont pas. Le savant Traité d'hygiène de M. Proust renferme à cet égard tout ce que l'on peut désirer d'excellent.

L'isolement des malades, la désinfection des habits, des objets de literie, des pièces de pansement, ont été récemment étudiés dans un mémoire publié dans la *Gazette médicale* (1880). Priestley recommande spécialement aux médecins qui ont dû subir le contact de germes infectieux, les règles imposées dans ce cas par Swayne, Winn-Williams, c'est-à-dire l'étuvage à haute température des habits, les bains turcs, la désinfection de tout le corps et des vêtements, en un mot.

Je consacrerai peu de mots à l'étude du *traitement interne*.

C'est ici que la difficulté d'atteindre le germe morbide éclate dans toute sa réalité.

Les indications du traitement sont de deux ordres :

1° Combattre l'agent infectant dans l'économie;

2° Favoriser son élimination.

Je laisserai le deuxième de suite de côté, car la voie la plus rapide, celle à laquelle on s'adresse de préférence dans tout essai pour provoquer une crise révulsive, est l'intestin, et dans le cas actuel, des contre-indications formelles s'élèvent contre un procédé qui, en portant vers le petit bassin l'effort organique, prédispose à la péritonite.

Il faut même éviter la diarrhée en raison de ses effets nuisibles. On sait que l'intestin renferme des germes septiques; pour peu que la désinfection fût insuffisante, on aurait à lutter contre ce mode de contagion réellement de nature à être pris en considération.

D'ailleurs, les crises intestinales *artificielles* sont-elles réellement utiles ? Je ne veux pas m'inscrire contre les heureux effets d'une élimination spontanée du poison par l'intestin, et je ne suis pas assez fixé sur la cause réelle de ces éliminations se produisant au cours d'une maladie infectieuse, pour les juger ici d'une façon absolue. Je m'en tiens donc à l'indication dominante : *prévenir tout mouvement anormal des viscères abdominaux, empêcher la congestion de se porter vers le petit bassin.*

Les lavements phéniqués remplissent, en outre, un but doublement utile : ils désencombrent le gros intestin sans produire un grand tapage du côté du bassin, et ils concourent à l'antisepsie interne. Il est bon, je crois, d'en faire un usage exclusif après l'accouchement, surtout lorsque apparaissent des phénomènes d'obstruction passagère ou d'infection.

Les solutions phéniquées à 1/100 peuvent servir à cet usage.

La thérapeutique interne se compose de plusieurs agents différemment appréciés par les médecins, mais concourant au même but.

L'alcool (thèse de Faugeyron), *le sulfate de quinine*, comme le quinquina très employé par Beau autrefois, actuellement par M. Championnière, et dont les résultats paraissent réels lorsqu'on l'administre à dose assez élevée et qu'on persiste assez longtemps ; *l'aconit* usité par M. Depaul sous forme de teinture ou d'extrait; *l'eucalyptus globulus* préconisé en Allemagne par quelques accoucheurs à la dose de 5 à 20 grammes de teinture alcoolique par jour, etc., etc. ..., tels sont les agents qui doivent, isolés ou combinés, donner quelques résultats dans la limite de ce qu'on peut attendre du traitement interne.

Playfair, Baird, Maclean, Broadbent, etc., ont essayé d'établir la supériorité de *la teinture de Warburg* sur les autres préparations fébrifuges. Ils ont cité des statistiques et des observations d'après lesquelles des guérisons auraient été obtenues là où tout avait échoué.

Bramwell, de Pesth, en est aussi très partisan.

C'est à la dose de une *demi-once* par vingt-quatre heures qu'ils administrent ce médicament dont voici la composition :

Sulfate de quinine....................	2 grammes.
Aloès hépatique et rédoaire.......... ãã	4 —
Racine d'angélique...................	0,10 centig.
Camphre..............................	0,10 centig.
Safran	0,15 centig.
Alcool	100 grammes.

Dose, 15 à 20 grammes par jour.

Cette médication est peu employée en France ; peut-être ses effets sont-ils réellement aussi remarquables que semblent le dire ses promoteurs.

L'acide salicylique, à l'intérieur, sous forme de sel, le plus souvent de *salicylate de soude*, a été employé dans les mêmes conditions   la dose ordinaire, c'est-à-dire de 4 à 8 grammes par vingt-quatre heures. La température s'abaisse sous son influence, mais elle remonte dès qu'on le supprime, surtout si cette suppression est intempestive.

Je signalerai encore le *veratrum viride* préconisé par Zertuche, et le *benzoate de soude* par Petersen et Osterloh. Le peu d'observations rapportées à l'appui de ces deux médicaments commande à leur égard une réserve absolue.

Il me faudrait encore entreprendre une énumération et une discussion peut-être des *topiques*, ou agents thérapeutiques locaux employés contre la métrite, la métropéritonite, la péritonite, etc. La méthode est diversement appliquée et les résultats sont aussi diversement interprétés.

Le cataplasme simple ou laudanisé, le collodion en badigeonnages épais, le vésicatoire, les onctions mercurielles ou iodurées, etc., constituent la majeure partie de ces éléments thérapeutiques.

Le vésicatoire que j'ai vu appliquer très hâtivement et aussitôt qu'apparaissent des signes manifestes d'infection, dans le service de M. Championnière, paraît dans ces conditions donner d'excellents résultats.

Je mets néanmoins en fait, résumant tout ce que j'ai déjà dit, que la thérapeutique pour être réellement fructueuse doit comporter trois éléments : désinfection locale, — traitement interne, — topique révulsif énergique, mais qu'à défaut des deux autres, c'est à la méthode désinfec-

tante qu'il faut s'adresser. Je ne crois pas aller non plus
trop loin en disant que vu la statistique si remarquable de
Cochin, il n'est pas exagéré de croire que la thérapeutique
n'y est pas étrangère. Je dois donc indiquer la méthode usi-
tée en toute occasion dans le service de M. Championnière,
et qui se résume en : 1º antisepsie par les solutions phéniquées ; 2º sulfate de quinine à la dose de 0,80 à 2 grammes
par vingt-quatre heures suivant la gravité ou la durée des
accidents ; 3º acide salicylique dans les cas plus particulièrement indiqués, à la dose ordinaire ; 4º vésicatoire dès
l'apparition des accidents.

APPENDICE.

Je n'ai pas voulu terminer ce travail sans indiquer d'une façon sommaire la *méthode pratique* que comportent des expériences de ce genre.

J'imagine que, malgré leur insuffisance, les notions qui suivent seront néanmoins de quelque profit à ceux qui, désireux de se livrer à des études analogues, en ignorent le *modus faciendi.*

Je tiens à dire tout d'abord que la manière d'opérer telle que je vais l'indiquer comporte un certain nombre de causes d'erreurs, restreint à la vérité, et que le nombre, la répétition patiente des expériences aussi bien que l'exécution minutieuse des détails de manipulation peuvent seuls en garantir l'exactitude.

Le peu d'instruction que je possède à l'endroit de la *technique*, je l'ai acquis dans le laboratoire de M. Pasteur; je le dois à son insigne bienveillance; je le dois aussi à l'obligeance de ses habiles préparateurs, MM. Chamberland et Roux. C'est par l'imitation consciencieuse de leur manière de faire que j'ai pu atteindre à une certaine habitude pratique dans la culture et la reconnaissance des organismes inférieurs.

Le désir de voir transporter, dans une certaine mesure, l'*étude des microbes de l'homme* dans le domaine de l'anatomie pathologique dont elle est le complément, m'a décidé à en résumer brièvement les principes; non pas qu'il faille espérer atteindre à l'absolue rigueur des expériences du maître, trop de conditions sont nécessaire pour cela, mais on pourra toujours, à l'aide de ces connaissances élémentaires, opérer avec une certaine précision dans les travaux d'investigation simple ou de contrôle.

Nous avons eu primitivement l'intention, mon ami M. Talamon et moi, de publier séparément cette note. La réflexion nous est venue qu'il serait plus utile de la consigner à la suite d'un travail fait d'après les préceptes qu'elle contient et que nous avons constamment mis en action dans nos recherches respectives.

La rédaction de cet abrégé de *technique microbiologique* est notre œuvre commune.

1° Recueillir sur le malade ou l'animal en expérience les liquides pathologiques purs, c'est-à-dire sans adjonction de germes venus du dehors ;

2° Placer les liquides supposés contenir des organismes dans des conditions de développement qui permettent de constater la forme typique, l'état adulte des microbes, toujours à l'abri de l'invasion extérieure;

Tels sont les deux préceptes auxquels il est indispensable de satisfaire pour éviter les causes d'erreur. C'est pour ne s'être pas absolument conformés à ces principes que la plupart des expérimentateurs ont vu leurs objections aussi bien que leurs prétendues découvertes démolies pièce à pièce, c'est le mot, par la rigueur expérimentale de Pasteur.

Le but final de la méthode est l'isolement d'un ou plusieurs organismes, mais ici, nous entrons dans une série de difficultés insurmontables pour tout autre que pour un spécialiste. A des connaissances chimiques approfondies, à une habileté opératoire obtenue par une longue habitude, il faudrait encore joindre tout un outillage dispendieux et une installation spéciale. Par dessus tout cela, une dépense de temps extraordinaire. Il n'a pas fallu moins de trois ans de laborieuses recherches à M. Raulin pour isoler et étudier complètement une mucédinée : l'Aspergillus niger. Il n'est arrivé à la cultiver seule qu'après de longs tâtonnements. Je rappellerai aussi les belles expériences de Pasteur, pour retirer la bactéridie charbonneuse de la terre. Il foudrait être témoin de l'activité qui se déploie dans le laboratoire de ce savant, de la proportion incalculable d'essais, d'analyses qui précèdent chaque série d'expériences pour être convaincu du nombre d'obstacles qui se dresseront devant tout anatomo-pathologiste qui voudra se livrer à de telles recherches Aussi bien n'est-il pas question ici de finesses d'observations, mais de manipulations accessibles à tous.

I. — On recueille le liquide que l'on veut ensemencer, à l'aide de tubes de verre effilés au chalumeau et fermés par un bouchon d'ouate. Ces tubes sont préparés de la manière suivante : on étire à la flamme d'un chalumeau à gaz un tube de verre de 5 à 6 millimètres de diamètre, de manière à former deux tubes, dont une partie effilée est à peu près capillaire, dont l'autre conserve le diamètre primitif. On est bien certain que dans les parties capillaires, grâce à l'élévation de la température, aucun germe exterieur n'existe; la partie cylindrique est alors flambée pendant une minute ou deux au chalumeau, puis bouchée avec un tampon de ouate. Cette ouate a été elle-même chauffée pendant deux heures au moins dans une étuve à 200 degrés; elle est ainsi parfaitement pure de tout germe organique. On sait que l'air, filtrant à travers la ouate, y dépose toutes les particules figurées qu'il tient en suspension. L'intérieur de notre tube ainsi bouché sera donc toujours rempli d'air, mais d'un air qui ne pourra y introduire aucun organisme susceptible de venir se développer dans le liquide recueilli et de modifier les résultats de l'expérience.

Les tubes ainsi préparés peuvent être conservés indéfiniment. Il est préférable cependant, quand on en a la facilité, de les faire soi-même au moment où l'on veut recueillir les liquides à cultiver.

Ces liquides peuvent être recueillis pendant la vie ou après la mort. Voici comment on procède quand on veut prendre le sang d'un malade pendant la vie : c'est, en général, par une ponction ou une incision au bout du doigt qu'on l'obtient. Le doigt ayant été préalablement lavé soigneusement à l'alcool, avec une lancette ou une épingle trempée dans l'acide phénique au vingtième, puis flambée à la lampe à alcool au moment de s'en servir, on fait une piqûre assez profonde au doigt, de façon à faire sourdre une grosse goutte de sang. On flambe alors rapidement le tube effilé, on en casse la pointe et on aspire une certaine quantité du sang. Pour être plus certain d'avoir un liquide parfaitement pur, il est bon de ne pas dépasser la partie capillaire du tube. On referme ensuite la pointe à la lampe. On peut, au lieu de laver le doigt à l'alcool, répandre un peu de collodion sur les parties qu'on veut ponctionner ; à travers la mince pellicule de collodion, on enfonce l'épingle ou la lancette ; le sang qui s'écoule n'est plus ainsi en contact avec la peau et les germes extérieurs qui pourraient se rencontrer à sa surface. Le procédé est le même, à part le détail du collodion, pour recueillir les liquides autres que le sang (sérosité des phlyctènes érysipélateuses, lochies, mucus nasal, pus, etc.).

Après la mort, les précautions ne doivent pas être moins minutieuses ; qu'il s'agisse de l'homme ou d'un animal inoculé, il ne faut opérer qu'avec des instruments flambés pendant quelques instants à la flamme d'une lampe à alcool. On met rapidement à découvert une veine ; on brûle alors soigneusement, avec une baguette de verre fortement chauffée, la surface du vaisseau au point où l'on va inciser. Il ne faut pas, en effet, qu'on puisse reprocher à l'opérateur d'avoir introduit dans la veine les liquides qui baignent sa surface extérieure. Une petite incision est faite à la veine avec le bistouri flambé ; on engage rapidement dans le vaisseau la pointe effilée du tube ; on la casse dans l'intérieur de la veine, on aspire la quantité de sang nécessaire, on retire le tube et on le ferme à la lampe.

II. — Il s'agit maintenant de cultiver ce liquide recueilli. Pour cela, deux choses sont indispensables : un liquide nutritif, des ballons appropriés.

A. — *Liquides de culture.* — Ces liquides peuvent évidemment être variés au gré de l'expérimentateur. Pasteur s'est servi de l'urine, du bouillon fait avec l'extrait de viande de Liebig, du bouillon de muscles de poules. Les Allemands ont employé l'humeur aqueuse, le sérum, etc.

On peut encore faire des liquides de culture avec la rate, le poumon, le cerveau d'animaux récemment tués. Il est indispensable que ces organes soient pris immédiatement après la mort, sinon on se crée des difficultés et des embarras de toutes sortes, par suite de la présence des germes des vibrions de la putréfaction qui pullulent rapidement dans ces organes. Les liquides albumineux tels que le sang, le sérum, peuvent être utilisés quand on veut cultiver les microbes dans la chambre humide et suivre, sous le microscope, les phases de leur développement. Mais ils ne peuvent guère servir dans les cultures ordinaires faites dans les ballons, à cause de la difficulté qu'on a de les éprouver en raison de leur prompte coagulation. En somme, dans la pratique usuelle, c'est l'urine, le bouillon de Liebig et le bouillon de muscles de poule qui donnent les meilleur résultats.

C'est dans la préparation de ces liquides que l'expérimentateur doit s'astreindre à la plus grande rigueur, car c'est à ce moment qu'il est exposé aux ennuis et aux déboires les plus cruels. A tout instant, il est obligé de compter avec les germes qui flottent autour de lui, qu'il soulève forcément dans ses mouvements, dans ses manipulations, et qui, à la moindre négligence, vont s'introduire dans ses ballons, y pulluler avec une incroyable fécondité et annihiler le résultat de toute une journée de patience et de travail. Aussi ne saurions-nous être trop minutieux dans le détail des diverses opérations que nécessite la préparation des liquides de culture.

Dans un ballon de verre d'un litre environ de capacité, ballon qui a d'abord été soigneusement lavé à l'eau phéniquée, puis rincé à grande eau, on verse de l'eau distillée en proportion variable, suivant la quantité de bouillon que l'on veut préparer. Ce ballon est placé sur un petit fourneau à gaz ; il est séparé de la flamme par une toile métallique. On soumet cette eau à une ébullition prolongée pendant une demi-heure. On peut être certain qu'à la température de 100 degrés maintenue pendant ce temps, tous les organismes et tous les germes que contient l'eau sont détruits. En même temps ont péri tous ceux qui pouvaient encore être restés adhérents aux parois du ballon.

Dans cette eau ainsi purifiée, on introduit la substance nutritive, muscles, parenchyme, extrait de Liebig. Il est à supposer que cette substance contient les germes des vibrions de la putréfaction ou des bactéries vulgaires de l'atmosphère. Une nouvelle ébullition est donc indispensable. On la prolonge cette fois pendant une heure. On obtient ainsi un liquide plus ou moins trouble, mais qu'on peut regarder comme parfaitement privé de tout germe d'être vivant.

Ce liquide est filtré à plusieurs reprises sur des filtres en papier desséché pendant une heure dans l'étuve à 100 degrés, l'entonnoir de verre ayant été flambé pendant quelques instants à la flamme du chalumeau. Ces filtrations répétées sont nécessaires pour avoir un liquide absolument limpide. Cette limpidité permet en effet de se rendre compte du degré de pureté du liquide, le moindre trouble devant indiquer le développement de quelque organisme, sans qu'il soit besoin de recourir à l'examen microscopique.

Les filtrations achevées, la préparation n'est pas complète. Les microbes ne se développent pas en effet indifféremment dans tous les liquides. D'une manière générale, les liquides acides leur sont éminemment défavorables ; il n'y a guère que les mucédinées, les moisissures qui s'accommodent d'un milieu de ce genre. Il faut donc constater à l'aide du papier de tournesol la réaction du liquide obtenu. Si l'on ne connaît pas les propriétés et les habitudes du microbe que l'on veut cultiver, il peut être utile d'essayer des liquides de réactions diverses, alcaline, acidule, neutre; il faut, en tous cas, employer ces différents liquides si l'on désire étudier complètement l'organisme qu'on se propose d'isoler. Pour commencer, c'est dans un liquide neutre qu'il convient d'abord de tenter la culture, car c'est dans un milieu neutre qu'elle a le plus de chances de réussir; on essaiera ensuite un liquide alcalinisé, puis un liquide légèrement acidulé. Pour neutraliser ou alcaliniser le liquide de culture, on se sert, en général, d'un sel de potasse ou de soude.

Il ne faut pas oublier que dans ces nouvelles manipulations, filtration, neutralisation, l'adultération du liquide est possible, que des germes extérieurs ont pu y être introduits, soit à travers le filtre, soit par la solution alcaline employée. Il faut avoir présente à l'esprit l'erreur de Bastian, qui a pu croire à la génération spontanée obtenue dans l'urine alcalinisée, uniquement parce qu'il introduisait, sans s'en douter, des germes extérieurs par la solution de potasse. L'expérience de Bastian, en effet, comme l'a montré Pasteur, ne réussit plus, si au lieu d'une solution, on emploie un morceau de potasse solide chauffé préalablement au rouge. Le liquide de culture neutralisé ou alcalinisé doit donc une dernière fois être porté à l'ébullition pendant une demi-heure; puis le ballon est fermé rapidement avec un tampon de ouate préparée comme nous l'avons dit plus haut. La préparation du liquide de culture est dès lors achevée.

On peut le conserver dans un ballon de verre ordinaire,

fermé à la ouate ou à l'aide d'un bouchon de liège fortement flambé au chalumeau. Mais il est préférable d'employer l'appareil suivant qui, en même temps qu'il ferme plus complètement encore aux germes de l'air l'accès du liquide, facilite aussi le remplissage des ballons à culture dont nous allons parler tout à l'heure. Cet appareil se compose d'une cornue de verre à col recourbé, se prolongeant en un tube effilé; à l'extrémité du tube, un premier ajutage en caoutchouc adapte un nouveau tube plus étroit, qui se rattache par un deuxième ajutage en caoutchouc à un troisième tube de verre de calibre encore plus faible ; l'extrémité de ce tube se ferme à la lampe. La cornue, les tubes de verre et de caoutchouc sont lavés dans une solution phéniquée au dixième : on remplit ensuite à moitié l'appareil d'eau distillée ou d'eau ordinaire qui est soumise à une ébullition prolongée. La cornue et ses annexes se trouvent ainsi parfaitement purifiés de tout germe vivant. On n'a plus qu'à introduire le liquide de culture préparé comme nous l'avons dit ci-dessus. Une dernière ébullition assure la conservation indéfinie des liquides à l'état de pureté. On verra plus loin comment il faut opérer pour faire passer le liquide de la cornue dans les ballons à culture. Décrivons d'abord ces ballons.

B. — *Ballons à culture.* — Ces appareils, imaginés par Pasteur, se composent de deux parties : un petit ballon à fond plat, se rétrécissant en un col à étroite ouverture ; une sorte de bouchon creux, destiné à coiffer en éteignoir le col du ballon. Le couvercle s'allonge, à sa partie supérieure, en un petit tube qui doit donner accès à l'air dans l'appareil. L'intérieur du bouchon creux est travaillé à l'émeri, ainsi que la partie correspondante du col du ballon, de manière que les deux pièces s'adaptent à frottement.

Le tube à air est fermé avec de la ouate étuvée de la
même manière que le tubes destinés à recueillir le sang ou
les liquides à cultiver. On rince ensuite soigneusement le
ballon, et on porte les deux pièces séparément dans l'étuve,
les bouchons rangés côte à côte dans l'étage supérieur de
l'étuve, les ballons disposés dans le même ordre dans l'é-
tage inférieur. On chauffe l'étuve à 200 degrés au moins,
et l'on y laisse les ballons pendant vingt-quatre heures.
On refroidit alors lentement. Il s'agit maintenant d'introduire dans les ballons le liquide à cultiver.

On doit procéder à cette opération dans un local où l'air
reposé contient peu de germes en suspension ; il faut éviter tout ce qui pourrait agiter cet air, les portes ouvertes,
les grands mouvements ; un milieu humide est préférable.

Si le liquide à cultiver est conservé dans un ballon ordinaire, on débouche avec précaution le ballon, après avoir
flambé le goulot. Puis, avec une pipette soigneusement
rincée et flambée au chalumeau, on aspire le liquide et on
l'introduit dans chaque petit ballon à cultiver, qu'on recouvre à mesure de son bouchon creux. Il est inutile de
remplir complètement le ballon ; il suffit de le remplir au
tiers ou au quart de sa capacité. Si le liquide est contenu
dans la cornue décrite ci-dessus, on casse le bec effilé, et
après flambage au chalumeau, on verse rapidement le liquide dans chaque ballon, en bouchant à mesure. Pour
empêcher autant que possible l'entrée de l'air dans la cornue, il est bon, chaque fois qu'on a rempli un ballon, de placer sur le premier tube en caoutchouc une petite pince,
analogue à celle des burettes de Mohr, qui en obture complètement la lumière. L'opération terminée, on referme à
la lampe le bec de la tubulure de la cornue.

Les ballons remplis, il faut en faire l'épreuve. Il n'est

pas impossible, en effet, que pendant le transvasement du liquide quelque germe extérieur ne se soit introduit dans l'appareil. On doit donc s'assurer que les ballons ne renferment pas de germe susceptible de se développer en dehors de tout ensemencement régulier. Pour cela, on laisse les ballons pendant cinq à six jours dans l'étuve maintenue à la température constante de 35, 37, 38 degrés. Quand on ensemence, même après cette épreuve, il faut toujours avoir dans l'étuve quelques ballons témoins, afin d'être bien assuré que le liquide de culture ne donne pas d'autres organismes que le microbe ensemencé. La limpidité du liquide conservée au bout de cinq à six jours d'épreuve est la preuve de sa pureté; c'est la condition indispensable pour toute culture. Tout ballon qui se trouble est un ballon mauvais; il doit être impitoyablement rejeté. Si, en effet, on examine au microscope une goutte du liquide contenu, on y voit fourmiller des bactéries communes, le bacterium termo, un organisme que, dans le laboratoire de Pasteur, on appelle l'organisme 50, parce qu'il est tué par une température de 50 degrés. D'autres fois, c'est un germe de moisissure qui aura pénétré dans le ballon, et on verra se développer quelques mucédinées à la surface du liquide. Tous ces germes viennent de l'air et malgré les précautions prises ont réussi à s'introduire dans le ballon. Mais on comprend facilement que c'est là un accident qui peut être rare ou fréquent au gré du hasard ou des chances du moment, qui se produira dans certains cas une fois, deux fois sur dix ballons, qui dans d'autres, sur vingt ballons, ne se trouvera pas une fois. Les expériences de Pasteur ont, en effet, montré que les germes de l'air ne sont pas répandus uniformément partout; il n'y en a pour ainsi dire pas dans l'air au repos.

Avec les précautions prises, nous devons donc avoir beaucoup plus de chances pour qu'aucun germe ne pénètre dans le ballon, que pour qu'il s'en trouve précisément dans la petite quantité d'air que l'on emprisonne sous le bouchon creux au moment de la fermeture.

La limpidité et par suite la pureté du liquide, constatées après cinq à six jours d'épreuve, on peut ensemencer les produits recueillis par les procédés que nous avons indiqués ; sang, pus, humeurs quelconques. On casse le bout du tube effilé ; on souffle doucement par le bout garni de ouate de manière à faire perler une goutte du liquide à l'extrémité du tube, et on laisse tomber cette goutte dans le ballon à culture qu'on débouche et qu'on rebouche promptement après en avoir flambé le col. Tout cela doit être fait avec la plus grande rapidité pour éviter toute introduction de germes extérieurs. C'est ici qu'on peut se rendre compte de l'utilité du petit tampon de ouate qui obture la tubulure supérieure du bouchon creux. L'air, en effet, filtrant en toute liberté à travers le coton, il y a égalité de tension entre l'air contenu dans le ballon et l'air extérieur. Quand on débouche le ballon, l'air extérieur n'a donc aucune tendance à se précipiter dans l'appareil, comme il ne manquerait pas de le faire si la tubulure était fermée comme un flacon ordinaire. Les chances de pénétration de microbes atmosphériques sont diminuées d'autant, et on peut dire que, si on opère avec rapidité, elles sont nulles.

Le ballon ensemencé est alors placé dans l'étuve qui est maintenue à une température constante de 35 à 36 degrés, à l'aide du régulateur de Schlesing, modifié par d'Arsonval. Si au bout de vingt-quatre à trente-six heures le liquide est resté limpide, c'est qu'aucun organisme ne s'y est développé, soit parce que le liquide ensemencé ne contenait pas de germes, soit parce que le microbe en expérience n'a pas trouvé dans le ballon un milieu approprié à son développement. Si, au contraire, le liquide est troublé, il faut procéder à l'examen microscopique, et cela avec les mêmes précautions que nous venons d'indiquer pour l'ensemencement. On casse la pointe d'un tube [de verre étiré au chalumeau ; on le flambe et on l'introduit rapidement dans le ballon. Une certaine quantité de liquide monte par capillarité dans le tube. On porte cette goutte sur une lame, on la recouvre d'une lamelle, et on examine au microscope. Les objectifs n° 5 et n° 7 de Nachet, avec l'oculaire n° 1, suffisent pour se rendre un compte [exact de l'existence et de la forme même des micrococcus les plus petits.

Pour s'assurer de la réaction chimique du liquide, on en porte une goutte prise par le même procédé sur du papier de tournesol. Nous ne pouvons indiquer ici les autres manipulations que des chimistes seuls peuvent entreprendre pour s'assurer des modifications subies par le liquide sous l'influence du développement des microbes.

Telle est la manière dont on doit procéder à la culture des microbes si l'on veut obtenir quelque résultat sérieux. On voit, par la multiplicité des précautions à prendre, toutes les difficultés de ce genre de recherches. En présence des germes de toutes sortes répandus dans l'air qui menacent à tout instant ses cultures, qui, à tout instant, peuvent venir s'adjoindre à l'organisme qu'il a réussi à isoler, on comprend quelle réserve est imposée à l'observateur dans l'interprétation des faits dont il est témoin. Ce n'est pas une, c'est vingt cultures qu'il faut faire pour être assuré qu'aucune cause d'erreur n'est capable à elle seule de renverser tout un échafaudage péniblement élevé. Aussi ne saurions-nous mieux terminer qu'en citant ici les paroles mêmes de Pasteur, que devrait avoir toujours présentes à l'esprit quiconque entreprend quelque recherche dans cette voie : « Dans cet ordre de faits on est vite porté à croire qu'on a découvert quelque chose de nouveau; mais il ne faut pas se contenter de faire une ou deux expériences, quelques observations; il faut les répéter maintes et maintes fois, en prenant les précautions les plus minutieuses. Ce n'est qu'à cette condition qu'on arrive à des lois dégagées de toute cause d'erreur ou d'incertitude. »

INDEX BIBLIOGRAPHIQUE

(On consultera jusqu'en 1872 la Bibliographie de la thèse de M. Quinquaud; je me suis surtout occupé de coordonner les travaux depuis
cette époque.)

American Journal of Obstetrics. New-York, octobre 1877.

Archiv. für Gynäcologie. Bd. XI, H. 2.)

ARNOULD (J.). — Gaz. médic., t. XII, 19 juillet 1876.

ATTHILL. — Med. Press and Circular, avril 1877.

BAIRD (A.). — Edinburgh med. Journal, mai 1877, mars, avril 1879.

BARKER. — American Journ. of Obstetrics., vol. XI, 1879.

BEACH JONE. — American Journ. of Obstetrics., août 1877.

Berliner Klinische Wochenschrift. La fièvre puerpérale et les maisons
d'accouchements, 22 et 29 mars 1875.

BEURMANN. (de) — Thèse de Paris, 1879.

BILLROTH. — Traité.

BIRCH-HIRSCHFELD. — Archiv. für Heilkunde, vol. XXII.
— Berlin. Klinisch. Wochenschr. n° 10, 1877.

BISHOF. — Corresp. für Schweiz. Aertze, 1875.

BLACKE (Sophie-Jex). — Thèse de Berne, 1877.

BODÉ. — Thèse de Paris, 1876, 1877.

BOUHON. — Thèse de Paris, 1873.

BRUCE. — Brit. med. Journ., mai 1876.

BUHL. — Monatschrift, XXII, 1876.

BURDON-SANDERSON. — British. med. Journ., février 1878.

CHAMBERLAIN. — American Journ. of Obstetrics., 1878.

CHATELAIN. — Revue médicale de l'Est, avril 1875.

CHAUVIN. — Thèse de Paris, 1868.

CHEVANCE. — Thèse de Paris, 1878.

CLAPPERON (James) — Obstetrical Journal, n° 37, 1876.

CONRAD. — Revue des sciences médicales, 1876.

COSTE. — Thèse de Paris, 1876.

CROCKER. — Boston med. and surg. Journ., 1877.

DARCY. — Thèse de Paris, 1877.

Davis. — Philadelphia med. and surg. Reports, mai 1878.

Desnos. — Annales de gynécologie, 1874.

Dublin. — Journ. of medic. scienc., septembre 1878.

Duncan. — Med. Times and Gazette, janvier 1879.

D'Espine. — Thèse de Paris, 1872.

Faugeyron. — Thèse de Paris, 1874.

Feignaux. — Gaz. obstétric., avril 1880.

— Bull. de l'Acad. de Belgique, avril 1878.

Feltz. — Revue médicale de l'Est, janvier 1879.

Fiertz. — Corresp. blatt. für Schweizer Aertzte, n° 45, 1876.

Frank. — American Journ. of Obstetrics, 1878.

Frankenhœser. — Corresp. Blatt. Schweize, n° 11, p. 320.

Garsholz. — The Obstetric. Journal, n° 42.

Gerber. — Archiv. für die Heilkund, vol. XXII.

Gervis. — Saint-Thomas Hospit. Reports., vol. VI, 1875.

Halle (Fritsch de). — Allgem. Wiener med. Zeitung, 1876.

Haussmann. — Centralblatt, 1874.

Hayem. — Revue des sciences médicales, 1879.

Hecker. — Arch. für Gynäkol., 1875.

Heiberg. — Virchow's Archiv., vol. CVI.

— Berlin. Klin. Wochens., 1877.

Hervieux. — Traité de la fièvre puerpérale.

Hildebrandt. — Soc. de méd. scient. de Kœnigsberg, 1877.

— Berlin. Klin. Wochen., 1878.

Hirschwald. — De la genèse des affections puerpérales contagieuses, 1876.

Holmes. — Puerperal fever.

Hottenier. — Soc. de biologie, 1879.

Hunter. — Archiv. de tocologie, 1877.

Huntley. — British. med. Journ., 1875.

Hutchinson. — The Lancet, 1876.

Jacquemier. — Dict. des sciences médicales, art. Accouchement prématuré.

Kehrer. — Giessen, 1876.

Knox Dawies. — British med. Journ., 1876.

Koch. — Recherches sur l'étiol. des malad. infect. traum. Leipzig, 1878.

Komorowski. — Des infect. intra-utér. imméd. Paris, in-8.

Krohn. — Ugelschrift for Lœger, avril 1876.

Lang. — Corresp. Blatt. f. Schweiz. Aertzte, 1876.

Lee (Robert). — British med. Journ., 1875.

Lefort — Des maternités, 1860.

Lehnebach. — Allg. med. Centralzeit, 1878.

Lister. — Edinburgh med. Journ., 1879.

Lucas-Championnière. — Chirurgie antiseptique, 1880.

Loehlein. — Zeitschrift für Geburtshülfe und Gynækologie, 1877.

Luhe. — Archiv. für Gynækologie, XI Bd.

Lusk. — Transact. of the internat. congr. of Philadelphia, 1876.

Maclean. — Boston med. and surg. Journ., 1878.

Macdonald. — Edimburgh med. Journ., 1877.

Med. Times and Gazette, 1876, 1878.

Miller (Hugh.). — Edimburg med. Journ., 1878.

Minor. — Amer. Journ. of the med. sciences, 1875.

Obstetric. Society of London, 1876.

Olshausen. — Archiv. für Gynækologie, Bd. IX.

Orth. — Archiv. für anat. and patholog., 1873.

—   Berlin. Klin. Wochens., 1877.

Osterloh. — Deutsche Zeitschrift für prakt. med., 1875.

—   Berlin. Klin. Wochen., 1874.

Parry. — Amer. Journ. of the med. sciences, 1875.

Peter. — France médicale, 1874.

Petersen. — Centralb. für die med. Wissenschast., 1878.

Playfair. — Traité des accouchements.

—   Transact. of the obstetric. Society of London, 1875.

Polasson. — Thèse de Paris, 1879.

Post. — New-York med. Journ. et Ann. supp. to the obst. Journ.,
     1876.

Priestley. — British med. Journ., 1876.

Proust. — Traité d'hygiène.

Quinquaud. — Thèse de Paris, 1872.

Reibel. — Thèse de Paris, 1877.

Rivista clinica di Bolonia, 1878.

Robinson. — Philadelphia med. and surg. Report., 1878.

Rokitanski (Karl-Jun.). — Stricker's Jahrbücher, 1874.

Roth. — Bayern. Intell. Blatt., 1877.

Schroder. — Zeitschrift fur Geburtshülfe und Gynækologie, 1877.

Schuking. — Berlin. Klin. Wochen., 1877.

—   Centralbl. fur Gynækologie, 1877.

Soyka. — Prager med. Wochenschrist, 1878.

Spiegelberg. — Centralbl. fur Gynækologie, 1877.

Spöndlin. — Corresp. blatt. fur Schweiz. Aertze, 1876.

Tédenat. — Thèse de Lyon, 1878.

Tilt. — Transact. of the obstetric. Society of London, 1874.

Underhill. — Edinburgh med. Journ., 1878.

VAILLANT. — Thèse de Paris, 1873.

VIOLLET. — Thèse de Paris, 1875, 1876.

WALKER. — Amer. Journ. of Obstetrics, 1878.

WARMING. — Hospital's Tidende, 1879.

WELLS (Franck). — Obstetric. Journ., 1876.

WERNICK. — Centralblat fur die medic. Wissenschaft, 187 .

WINCKEL. — Pathologie et thérapeutique des suites de couches; in-8, 1878.

ZEZTUCHE. — Philadelphie med. and surg. Report., 1878.

ZWEIFEL. — Berlin, Wochenschrift, 1878.

Paris. — A. PARENT, imp de la Faculté de Médecine, r. M.-le-Prince, 29-31.